動画でわかる
スクイージング
安全で効果的に行う排痰のテクニック

 編著 宮川哲夫 高知リハビリテーション専門職大学学長・教授

中山書店

序　文

　本書は，筆者が最も興味のある呼吸ケアのなかの「体位排痰法とスクイージング（squeezing）」に焦点をあてて執筆しました．体位排痰法は，すでに1908年に報告され，十分なエビデンスがないまま，長い間アートの域を出ないものの1つでした．従来の古典的体位排痰法（頭低位やパーカッション）に対する懐疑から始まり，数々の論文を基に臨床と研究を重ね，これをサイエンスにしたいと常に心がけて参りました．このたび私のこれまでの成果をまとめて，ここに1冊の本にすることができました．本書は6章からなり，スクイージングを施行する際に必要な知識と技術とそのエビデンスに重点をあてて執筆しました．スクイージングの手技は決して難しいものではありません．呼吸器の解剖・生理を知って，呼吸器の病態を理解し，アセスメントできれば，技術はあとから自然とついてくると思います．

　今は，EBM（evidence-based medicine：科学的な根拠に基づいた医療）の時代です．エビデンスに基づいた数々のガイドラインやプロトコルが示されています．しかし，それは料理本とは違い，決まりきったことをルーチンに行うのではありません．個々の症例のデータ，モニター，胸部X線，胸部CT，フィジカルアセスメントなどにより，目の前にいる患者さんの状態を把握し，今できる最良の呼吸ケアを施行することを目指すものです．個々の症例を十分にアセスメントし，その症例の問題点を考え，呼吸理学療法の方法，頻度，効果，限界，リスクなどについて検討すべきです．それには確かな知識，技術，判断力が必要で，エビデンスに基づいた臨床判断は，専門家としての判断，患者による選択，臨床試験のデータ，医療資源の4つの因子に基づいて行わなければなりません．

　エビデンスがないから行わないという考え方は，間違っています．いろいろなガイドラインには，必ず専門家の一致した見解が述べられています．それは，現在は十分なエビデンスは認められていなくても推奨したいものです．エビデンスがないのは効果がないのではなく，エビデンスを出すために必要な論文が少ないためです．著者は，数多くの論文に目を通して，エビデンスをまとめました．一読されると，こんなに多くの研究がなされ，有効性も証明されているのかをご理解いただけると思います．そして，本書を読んで正確な手技を行ってください．スクイージングは手技的なものですから，施行者の技術の差が出やすくなります．また，正確な手技を行わないと，有効に改善するものもかえって悪化させたり，合併症を併発することにもなりかねません．

　スクイージングをより理解していただくために，動画も参考にしてください．今まで，多くの呼吸ケア従事者に対し，講演と手技のデモンストレーションをしてきましたが，それだけでは臨床で行うには不十分でした．そこで，いろいろな病院でベッドサイドティーチングを行うことにしました．実際の患者さんを評価し，目の前で治療することを取り入れた教育を行って，初めて臨床に生かせることを学びました．そのため，動画には実際の手技だけではなく，筆者が臨床で手技を行っている動画も含まれています．

　今後，呼吸理学療法のアウトカムの集積には，短期間の生理学的エンドポイントだけでなく，疾患の進行，罹病率，死亡率，HRQOL（健康関連QOL），患者の満足度，入院期間，医療費などの長期の臨床的アウトカムをみなければなりません．そのためには，エビデンスに基づいたガイドラインによる大規模ランダム化比較試験が必須であると思います．変化する社会・国民のニーズに合わせた，より専門性の高い呼吸ケアの確立を心から望みます．

Ask not what your profession can do for you;
ask what you can do for your profession.
—John F Kennedy—

2005年2月

宮川　哲夫

CONTENTS

序文 iii

第1章　スクイージングを理解する
1　スクイージングを理解する 2

第2章　エビデンスの評価と適応
1　呼吸理学療法のエビデンスと適応 8

第3章　呼吸器の解剖とメカニズム
1　気道の構成と機能 38
2　気管・気管支の構成と機能 42
3　肺・肺胞の構成と機能 46
4　排痰のメカニズム 48
5　気道クリアランス 53
6　換気のメカニズム 54

第4章　アセスメントと評価
1　体位排痰法施行時のアセスメントとその手順 58
2　呼吸状態の評価 60
3　呼吸のフィジカルアセスメント 63
4　グラフィックモニターによる評価 72
5　動脈血液ガスによる評価 76
6　画像診断による評価 80
7　循環の評価 86
8　ウィーニング 89
9　栄養状態の評価 92

第5章　スクイージング・体位排痰法のテクニック

1. スクイージング・体位排痰法の基本　DVD▶❶〜❸ 96
   （体位変換の手順／スクイージングの基本手技／バギングの実際）
2. 上葉のスクイージング　DVD▶❹ 104
3. 中葉・舌区のスクイージング　DVD▶❺ 106
4. 下葉のスクイージング　DVD▶❻ 108
5. 後肺底区のスクイージング　DVD▶❼ 110
6. 両側後肺底区のスクイージング　DVD▶❽ 112
7. 中枢気道に痰がある場合のスクイージング　DVD▶❾ 113
8. スクイージングの応用手技　バイブレーション，シェイキング　DVD▶❿⓬ 115
9. スクイージングの応用手技　スプリンギング　DVD▶⓫ 117
10. 咳の介助法，ハフィング，気管圧迫法　DVD▶⓭〜⓯ 119
11. 背側肺のエアーエントリーの改善法　ポストリフツ　DVD▶⓰ 123

第6章　アプローチの実際

1. 非挿管下の頸髄損傷患者にスクイージングと排痰介助を施行した例　DVD▶⓱ 126
2. 長期人工呼吸からの離脱目的で腹式呼吸とスクイージングを施行した例　DVD▶⓲ ... 131
3. 抜管の評価時に腹式呼吸とスクイージングを施行した例 135
4. 人工呼吸中の荷重側肺障害患者に腹臥位とスクイージングを施行した例　DVD▶⓳ ... 139
5. 重度の荷重側肺障害患者に腹臥位とスクイージングを施行した例 145

文献一覧 150
索引 155
謝辞 160

※ DVD▶● の付いている項目は付録のDVDにて動画を見ることができます．

第1章 スクイージングを理解する

1 スクイージングを理解する

スクイージングの目的と効果

スクイージングは体位排痰法の手技の1つである．排痰体位をとり，胸郭を呼気時に圧迫する（スクイーズする）ことにより，排痰効果を促す．従来から行われてきたパーカッション（日本では排痰を目的に「タッピング」として行われることが多い）やバイブレーションなどに比べ，患者に侵襲が少なく，より排痰効果が期待できる手技である．

呼吸理学療法で行う手技は，スクイージングも含めて用手的に施行するものが多いため，施術者により安全性，均一性に差が出やすい．しかし，本書で述べる呼吸器のメカニズムや十分なアセスメント，モニタリングを踏まえ，正確な手技を施行すれば，安全で効果的な排痰を促すことができる．

呼吸理学療法の目的

呼吸理学療法には，1) リラクセーション，2) 呼吸練習，3) 呼吸筋トレーニング，4) 胸郭可動域訓練，5) 運動療法，6) 気道クリアランスがある．その目的は，①換気とガス交換の改善，②酸素化の改善，③気道内分泌物の除去，④肺合併症の予防・治療，⑤人工呼吸器からの離脱や早期離床を促進，⑥息切れと運動耐容能の改善，⑦HRQOL（健康関連QOL）の改善，⑧急性増悪や再入院の減少，があげられる．一言でいうと「換気とガス交換の改善＝組織に必要な酸素を，いかに効率よく運搬するか」である．

組織に必要な酸素を，効率よく運搬させるには，酸素運搬能の低下を予防しなければならない．以下の計算式から，酸素運搬能が低下する原因が，1) 心拍出量の低下，2) 動脈血酸素分圧の低下，

- 酸素運搬量 (oxygen delivery；DO_2)：
  $DO_2 = CO \times CaO_2$
- 酸素消費量 (oxygen consumption；VO_2)：
  $VO_2 = CO \times (CaO_2 - C\bar{v}O_2)$
- 酸素摂取率 (oxygen extraction ratio；ERO_2)：
  $ERO_2 = VO_2/DO_2 = (CaO_2 - C\bar{v}O_2)/CaO_2$
  - CO（心拍出量）＝ HR（心拍数）× SV（1回拍出量）
  - CaO_2（動脈血酸素含量）＝（Hb × 1.34 × SaO_2）＋（PaO_2 × 0.003））
  - $C\bar{v}O_2$（混合静脈血酸素含量）＝（Hb × 1.34 × $S\bar{v}O_2$）＋（$P\bar{v}O_2$ × 0.003））

Hb：ヘモグロビン，SaO_2：動脈血酸素飽和度，PaO_2：動脈血酸素分圧，$S\bar{v}O_2$：混合静脈血酸素飽和度，$P\bar{v}O_2$：混合静脈血酸素分圧

上記より，酸素消費量＝酸素運搬量×酸素摂取率の式が成り立つ．

3) 貧血であり，そのため酸素運搬能の改善には，肺，心臓，血液の機能が重要であることがわかる．

また，急性呼吸不全では②～⑤が目的となり，体位排痰法などを含む気道クリアランス法が主に施行される．慢性呼吸不全では⑥～⑧が目的となり，運動療法を中心に施行される．

気道クリアランス法の効果

気道クリアランス法とは，過剰な気道内分泌物を速やかに除去し，気道の閉塞や抵抗を減少させ，換気の改善を図るものである．気道クリアランスの詳しいメカニズムは第3章で述べる．

気道クリアランス法には，**表1**に示したものがある．

気道クリアランス法のなかで，臨床の場で最も多く用いられているものは，体位排痰法である．

表1に示した気道クリアランス法の背景にある共通した排痰の生理機能は，「critical opening

pressure」である．critical opening pressureにより気管支を閉塞したプラグ痰を突き破り，末梢気道にエアーエントリー（換気）を行い，次に呼気流量を増大させて末梢から中枢に痰を移動させる．この喀痰のメカニズムを理解することが気道クリアランス法を施行するうえで重要である．

スクイージング，体位排痰法の発展

体位排痰法の最も古い報告は，1908年に『Lancet』に記載されている．それは排痰体位，パーカッションとバイブレーション，そして咳とハフィングから成り立っており，1940～50年代には確立され，現在も大きな変化はないまま用いられている．

スクイージングについては，1918年のインフルエンザ流行時の施行例に関する報告が最も古い．上部胸郭に，バイブレーションを加えながらスクイージングし，スプリンギングを併用することにより，10,000例の対象者の死亡率を5％から0.25％に低下させたという．また，肺炎6,258例に施行した結果，30～60％の死亡率が10％に減少したと報告されている．スクイージングの効果としては，肺炎，COPD（慢性閉塞性肺疾患），喘息発作時，上腹部術後，気管支拡張症における排痰効果，肺機能の改善，酸素化の改善，無気肺の改善，胸郭可動性の改善を報告している．

上記の報告によると，肺の全体的な換気の改善を目指していたにすぎず，排痰体位とスクイージングの併用は行っていない．そこで，筆者は排痰効果をより改善させるために，排痰体位をとり，排痰区域に相当する胸郭をスクイージングする方法を開発した．また，evidence-based medicine（EBM）が求められる時代であったため，1998年には1966年からの英語論文約2,000件を対象にメタ分析を行った．さらに2000年には新しい論文を追加して分析し，その後，本書のために2004年までの論文を追加して分析した（メタ分析結果を含めたエビデンスに関しては第2章で述べる）．その結果，従来の頭低位を含む無理な排痰体位とパーカッションによる合併症や危険性について報告されており，これらは必ずしも有効な方法ではないことがわかった．

臨床でのスクイージングの効果

上記を踏まえて，臨床でのスクイージングの評価を行うため，急性呼吸不全や慢性呼吸不全の患者を対象にスクイージングとパーカッションの比較を行った．その結果，安全性や有効性からみても，スクイージングのほうが優れていることがわかった．パーカッションは十分なエビデンスがないだけでなく，患者への侵襲が大きい．一方，スクイージングは，患者への侵襲を最小限におさえ，虚脱した肺胞へのエアーエントリーの改善と，痰の移動に有効な呼気流量を得ることが可能である（第3章参照）．

さらに，無気肺，肺炎，人工呼吸器装着患者，外科術後（心臓外科，肺外科，食道外科，上腹部外科，脳外科），胸部外傷，気管内異物，喘息発

表1　気道クリアランス法

① 体位排痰法（排痰体位，排痰手技〈スクイージング，バイブレーション，パーカッションなど〉，咳）
② 呼気陽圧（positive expiratory pressure；PEP），持続的気道内陽圧（continuous possitive airway pressure；CPAP）
③ Flutter 弁™，Acapella™，RC-cornet™
④ 自原性排痰法（autogenic drainage）
⑤ 自動周期呼吸法（active cycle of breathing techniques；ACBT）
⑥ バッグによる加圧換気（hyperinflation）
⑦ 呼吸練習（incentive spirometry；IS）
⑧ 気管支鏡による気道内分泌物の吸引
⑨ kinetic bed 療法（p.11参照）
⑩ 肺内軽打換気法（intrapulmonary percussive ventilation；IPV-1™）
⑪ 高頻度胸壁圧迫法（high frequency chest wall compression；HFCC）
⑫ 咳の介助器具（Cough Assist™）
⑬ 運動，早期離床
⑭ 加湿療法，吸入療法，薬物療法　　　　　　など

作，慢性呼吸不全の急性増悪，脊髄損傷，新生児の呼吸障害，気道熱傷，脳血管障害，慢性気管支炎，気管支拡張症，びまん性汎細気管支炎，嚢胞性肺線維症，神経筋疾患，脳性麻痺などに適応させ，その有効性を証明してきた．

しかし，スクイージングについて否定的な意見を述べている論文もある．危険性を伴ったり，効果が得られる手技を行えていないとするものだが，これは，知識不足や技術不足といった理由だけでなく，十分なアセスメントを行わずに施行していたり，モニタリングを怠るなどしたためであると思われる．

また，現在，米国ではこのスクイージングが注目されているため，今後のさらなる発展を期待したいと思う．

安全で有効なスクイージングを施行するために

呼吸理学療法に関する研究論文を厳密に算定し分析すると，ほとんどの論文は研究デザインが貧弱であり，必ずしも十分なエビデンスがあるとはいえないのが現状である．

EBMとは，「個々の患者をケアする際の意志決定をその時点で得られる最善のエビデンスに基づいて行う医療」である．その手順は，疑問点をキーワードで表し，文献検索をきめ細かく行い，得られた文献の信憑性について批判的吟味を行う．そしてその文献の結論を目の前の患者に適応できるかどうかを注意深く判断する（第2章参照）．

また，エビデンスのレベルの高さは研究デザインにより決まるが，必ずしもランダム化比較試験（RCT）である必要はない．領域によってはRCTを施行するのが難しいものもある．EBMではその時点で最も信頼できるエビデンスを使えばよいと規定しているだけである．そして，たとえ最善のエビデンスを手に入れたとしても，そのエビデンスが目の前にいる患者に使えるかどうかはまた別問題である．EBMとは，情報取得の仕方，扱い方，知識の体系的な運用（考え方）であり，エビデンスとは，知見，情報（知識）である．臨床

医学にはエビデンスは必要であるが，エビデンスだけでは臨床は行えない．すなわち，スクイージングを臨床に活かすかどうかは，看護師の知識，技術，判断に負うのであり，効果が得られない場合には，なぜなのか十分に考察することが大切である．

今後，安全で有効なスクイージングを施行するためには，以下のことが必要であると思う．

- 専門的な視点から患者をアセスメントする能力
- 目の前の患者によりよいEBMに基づく技術を施行する能力
- 呼吸ケア全般をコーディネートできる能力
- 均一・安全・有効なケアを行うためのマニュアルやクリニカルパスの作成（業務指針）
- コミュニケーション

体位排痰法（スクイージング）の適応・不適応

適応条件

体位排痰法（スクイージング）の適応条件は，痰の量が1日30ml以上（1回の吸引で5ml以上）存在し，痰の喀出が困難な場合（粘稠な痰，末梢気道に痰が存在，挿管中，換気不全，咳が困難）である．上記に該当しない場合は適応にならない．

適応となる疾患

体位排痰法が有効と思われる疾患は，無気肺，肺炎，人工呼吸器装着患者，外科術後（心臓外科，肺外科，食道外科，上腹部外科，脳外科），胸部外傷，気管内異物，喘息発作，慢性呼吸不全の急性増悪，脊髄損傷，肺膿瘍，新生児の呼吸障害，気道熱傷，脳血管障害，慢性呼吸不全に関しては慢性気管支炎，気管支拡張症，びまん性汎細気管支炎，嚢胞性肺線維症，神経筋疾患，脳性麻痺，脳血管障害などである．

ARDS（急性呼吸窮迫症候群）は体位排痰法の効果が明らかではない疾患だが，酸素化の改善には腹臥位が有効である．しかし，生命予後には影

響しない．また，ARDSの場合は，基礎疾患によってその有効性が異なる．気道内分泌物の多いARDSには有効である．

体位排痰法施行時には，合併症への注意が必要である．主な合併症は，低酸素血症，不整脈，血圧の変動，頭蓋内圧（ICP）の上昇，気管支攣縮，疼痛である．

不適応（禁忌）となる疾患

血行動態が不安定な疾患，未処置の気胸，肺出血，肺梗塞，脳浮腫，ショックなどがある場合は行ってはいけない．その理由として合併症があげられるが，主なものとして，低酸素血症，気管支攣縮，不整脈，ICPの上昇，疼痛，血圧の変動，肺出血，外傷，嘔吐がある．

体位排痰法の適否を判断する際の限界の指標として，血行動態や呼吸動態の悪化（RR〈呼吸数〉10回/分，HR〈心拍数〉20回/分，BP〈血圧〉30mmHg以上の変化），不整脈，呼吸困難，疼痛，意識レベルの低下，ICPの上昇，SpO_2（パルスオキシメータによる酸素飽和度）や$S\bar{v}O_2$（混合静脈血酸素飽和度）の低下がある．

また，頭低位やパーカッションでは重症不整脈が発生しやすい．喘息発作時やCOPDの急性増悪時にパーカッションを行うと気管支攣縮を増強させる．小児へのパーカッションでは，無気肺を引き起こしやすく，新生児へのパーカッションでは，脳障害を引き起こし死亡した例もある．頭低位やパーカッションは患者への負担も大きく，有効なエビデンスもないため，筆者は行っていない．

人工呼吸中の体位排痰法施行時の注意点

人工呼吸中に最も辛いのは，喀痰に伴うものである．ICUで日常行われる処置による酸素消費量は，安静時に比べ，体位排痰法で38％，胸部X線撮影・更衣・体位変換・清拭・身体的検査などで約20％の増加を認める．収縮期血圧と心拍数の二重積（心筋酸素消費量）でみても体位排痰法では約20％の増加があり，最も侵襲が大きい．そのため，体位排痰法を施行する際は，人工呼吸器のモードを確認し，呼吸サイクルに同調させて行う．また気道内圧，1回換気量，グラフィックモニターの確認も重要である．

スクイージングの手順

スクイージングを行う際のおおまかな手順を以下に示す．詳細は別項で述べる．

❶ 痰の貯留している原因，病態，重症度，緊急度，リスク，中止基準について主治医と話し合い，体位排痰法を行う利点と注意点を確認する．

❷ 痰の貯留している原因や肺区域を評価し，排痰体位を決める．評価は，フィジカルアセスメント，動脈血液ガス分析（酸素化能），画像診断（胸部X線，胸部CT），呼吸モニター，循環の指標などをもとに行う（第4章参照）．

❸ 十分なアセスメントを行った後，排痰手技（スクイージング）を施行する．

❹ スクイージングだけでは，痰が移動しない場合には，バギングや，スプリンギング，バイブレーションなどの応用手技を併用するとより効果的に排痰を促すことができる（第5章参照）．

❺ 排痰手技を施行しているときは，モニタリング（酸素化能〈SpO_2，$S\bar{v}O_2$，PaO_2〉，血行動態〈心電図，血圧，中心静脈圧，頭蓋内圧，肺動脈圧，心係数〉，グラフィックモニター，気道内圧計，換気モニター，$ETCO_2$〈呼気終末二酸化炭素濃度〉，$PaCO_2$〈動脈血二酸化炭素分圧〉など）しながら安全に行う．さらに，胸郭の動き，手への反応をよく観察し，聴診をしながら痰の移動を確認する．

❻ 痰が中枢気道に移動してきたら，咳をさせて痰を除去する．咳では侵襲が大きい場合はハフィング（第5章参照）や吸引をして痰を除去する．痰が中枢気道に移動してくると，手にラトリング（ガラガラという音）を感じる．

❼ モニタリングやフィジカルアセスメントによる再評価をして，排痰手技の効果を判定し，今後の施行頻度や体位変換を考える．

第2章

エビデンスの評価と適応

 呼吸理学療法のエビデンスと適応

各手技の実際は第5章を参照

呼吸理学療法に関する研究論文を厳密に算定し分析すると，ほとんどの論文は研究デザインが貧弱であり，必ずしも十分なエビデンスがあるとはいえない．ただし，臨床医学ではエビデンスは必要であるがエビデンスだけでは臨床は行えない．

Evidence-based medicine（EBM）とは，「個々の患者をケアする際の意志決定をその時点で得られる最善のエビデンスに基づいて行うこと」である．その手順は，第1章でも述べたが，疑問点をキーワードで表し，文献検索をきめ細かく行い，得られた文献の信憑性について批判的吟味を行う．そしてその文献の結論を患者に適用できるかどうかを注意深く判断する．また，エビデンスにはレベルがあり，症例報告，症例集積，症例対照研究，コホート研究，ランダム化比較試験（RCT），二重盲検RCT，メタ分析・システマティックレビュー*の順にレベルが高くなる．

EBMではその時点で最も信頼できるエビデンスを使えばよいと規定しているだけである．しかし，たとえ最善のエビデンスを手に入れたとしても，そのエビデンスが目の前にいる患者に使えるかどうかは別問題である．エビデンスに基づいた臨床判断は，専門家としての判断，患者による選択，臨床試験のデータ，医療資源の4つの因子に基づいて行われなければならない．

ここでは，スクイージングや体位排痰法を含めた呼吸理学療法に関する主なエビデンスを紹介する．どのような有効性が認められたのかを理解し，実践で役立ててほしい．もちろん，これらを臨床に活かせるかどうかは，看護師の知識，技術，判断によるところも大きい．そして，効果が得られなかった場合には，なぜなのか十分に考察することが重要である．

本章では，ケアの難易度ごとにレベル分けをし，さらにエビデンスレベルを推奨レベル（Grade）と論文評価（Level）に分類した（**表1**）．以下，それぞれのテーマごとに表にまとめているが，自分の知識や技術レベル，患者の臨床上の問題により，適用できそうな内容を判断し，ケアに役立ててほしい．また，取り上げた研究論文・文献はp.150にまとめてあるので，詳細を知りたい方はそちらを参考にしていただきたい．

エビデンスの限界と見解

- 呼吸理学療法に関する研究論文は研究デザインが貧弱であり，二重盲検法デザインは少ない．
- ランダム化比較試験のほとんどは2つの方法論の比較によるクロスオーバーデザインである．
- サンプルサイズが小さく，20症例以上のものは少ない．
- アウトカムに関しては，痰の喀出量，呼吸機能，放射線エアゾルによる気道クリアランスなどの生理学的エンドポイントで短期間のものである．
- 疾患の進行，罹病率，死亡率，HRQOL（健康関連QOL），患者の満足度，入院期間，医療費などの長期の臨床的アウトカムをみたものは少ない．
- 呼吸理学療法の手技が報告者によって異なっており，施行者の手技や方法の差が結果にも表れている．
- 今後，対象疾患，呼吸理学療法のいろいろな方法を統一した大規模ランダム化比較試験が必須である．

表1 本章でのエビデンスの評価方法

ケアの難易度 (Care Level)	1	技術の習得なしに容易に行える．あるいは機器は必要としない． ➡体位変換，パーカッション，バイブレーション，バギング，咳などの手技で行える．薬物療法，吸入療法，吸引など，一般の病院にある物品・器具を用いて行えるレベル．
	2	簡単な技術の習得で行える．あるいは一般的な機器が必要となる． ➡スクイージング，スプリンギング，ポストリフツなどの体位排痰法や呼吸練習などの包括的な呼吸理学療法の手技で行える．IS，PEP，IPPB，CPAP，NPPV，バイブレータなどの器具を用いるレベル．
	3	熟練した技術の習得が必要である．あるいは特殊な機器が必要となる． ➡新生児や重症患者など特殊な症例に行う手技．気管支鏡，kinetic bed，ECMOやCC，$S\bar{v}O_2$などの測定器など，特殊な器具を用いるレベル．
推奨レベル (Grade)	A	推奨された手技の有効性を示す強い根拠があり，**必ず行うべき**である．
	B	推奨された手技の有効性を示すまずまずの根拠があり，**通常は行ったほうがよい**．
	C	推奨された手技の有効性は不明であり，実施に関しては**個々の施設，症例によって判断する**．
	D	推奨された手技は無効もしくは危険性があり，**通常は行わないほうがよい**．
	E	推奨された手技の危険性や無効性を示す強い根拠があり，**絶対行うべきでない**．
論文評価 (Level)	Ⅰ	1つ以上の，適切な手法によるランダム化比較試験（RCT）やメタ分析による根拠が示されている．
	Ⅱ	1つ以上の，適切にデザインされた非ランダム化比較試験，あるいはコホート研究や症例対照研究（複数の施設であることが望ましい），または複数の経時的変化に基づく研究，または対照のない研究で劇的な結果が示されている．
	Ⅲ	単なる臨床経験や，症例報告，実証研究以外の研究結果（動物実験，*in vitro*の実験，生理学的病理学的理論など），専門委員会のレポートなどに基づく，権威ある専門家の意見が示されている．

※**IS**：インセンティブ・スパイロメトリー，**PEP**：呼気陽圧，**IPPB**：間欠的陽圧呼吸，**CPAP**：持続的気道内陽圧，**NPPV**：非侵襲的陽圧換気，**kinetic bed**：持続的体位変換，**ECMO**：体外式模型人工肺，**CC**：クロージングキャパシティ，$S\bar{v}O_2$：混合静脈血酸素飽和度

排痰体位および体位変換による無気肺と肺炎の予防と治療

多くの論文・文献を踏まえて筆者が推奨する事項や留意事項は次に示すとおりである．

- 排痰体位（患側上の側臥位）は，体軸を中心に丸太を転がすようにして患側を上にする．無理な排痰体位（特に頭低位）は必要ない．体位変換は，左右側臥位（不可能であれば40°～60°の側臥位）を1～2時間ごとに繰り返す．体位変換は酸素化の改善をみながら施行する．
- 腹臥位呼吸管理がARDS（急性呼吸窮迫症候群）患者の酸素化能を改善するという数多くの報告があった．この効果を確かめるためにヨーロッパで行われたRCTでは，一時的な酸素化能の改善がみられたが，死亡率や在院日数などの予後に関する効果は示されなかった．
- 過去の報告では，腹臥位の時間は30分～20時間と報告者によって異なり，多くは2～8時間ほどである．腹臥位による皮膚障害（褥瘡など）などの合併症も増えるため，ルーチンに行う必要はない．適応は荷重側肺障害（下側肺障害）で，背側肺に限局した障害がある場合である．
- 無気肺の改善には，critical opening pressureが重要である（p.3参照）．

*****メタ分析**：分析の分析という意味であり，RCT論文をまとめて，オッズ比（OR）や効果量（ES）で分析し，結果のまとめは定量的である．メタ分析の見方は，ORは1より小さくて，95％信頼区間（95％CI）に1が入らなければ有効と判断する．ESは0ならば2群間に差はなく，正の値ならば有効（増加）であり，負の値ならば無効（低下）である．また，95％CIに0が含まれなければ有効と判断する．ESが0.2（－0.2）以下では効果が小さく，0.5（－0.5）では中等度，0.8（－0.8）以上では大きいと判断する．
システマティックレビュー：明確で焦点のしぼられた疑問から出発し，網羅的な情報収集から集められた情報を批判的に吟味し，それらの情報を要約したもの．結果のまとめが定量的であるかは問わない．

エビデンスの評価と適応

● **Care level 1**　技術の習得なしに容易に行える．あるいは機器は必要としない．

対象・介入方法	結果	評価・考察
〔酸素化に有効な排痰体位〕 一側肺障害で人工呼吸中の10例 ➡ランダム化クロスオーバー試験，背臥位と左右の側臥位の比較[1]	酸素化は患側を上にした側臥位で改善，4例の症例は死亡した．	● Grade B，Level I 酸素化は改善するが，生存率には影響しない．サンプルサイズが小さいため，今後の研究が必要である．
〔排痰体位と肺炎発生率〕 人工呼吸中の86例 ➡半座位39例，背臥位47例の肺炎発症率の比較[2]	半座位の肺炎発症率が減少した．死亡率には影響しなかった．	● Grade B，Level I 人工呼吸中はなるべく半座位を保つようにする．
〔酸素化に有効な排痰体位〕 一側肺障害の35例 ➡1秒率※70%以上の23例と1秒率70%未満の12例に分類し，左右の側臥位と背臥位，座位で酸素化（A-aDO$_2$※）の比較[3]	体位の変化では動脈血液ガス，呼吸機能には影響はなかったが，1秒率70%以上の群では，1秒量※と酸素化（健側下の側臥位と患側下の側臥位での差）には逆相関が認められた．	● Grade C，Level II 一般に「一側肺障害では健側下の側臥位で酸素化が改善する」といわれるがそうではない．新生児・小児では健側下の側臥位では下側の胸郭がつぶれて酸素化が悪くなる．また，胸水が50%以上ある場合ではその定説には従わない．そのため，症例によって判断すべきである．
〔パーカッションを付加した排痰体位の有効性〕 下葉の無気肺で人工呼吸中の17例 ➡教科書的排痰体位と修正した排痰体位をとり，喀痰溶解薬の吸入療法，パーカッション，吸引を施行した[4]	胸部X線，動脈血液ガス，治療回数の差は認めなかった．	● Grade D，Level II 排痰体位にパーカッションの付加価値はない．

● **Care level 2**　簡単な技術の習得で行える．あるいは一般的な機器が必要となる．

該当するものなし

● **Care level 3**　熟練した技術の習得が必要である．あるいは特殊な機器が必要となる．

対象・介入方法	結果	評価・考察
〔腹臥位の有効性〕 ARDSで人工呼吸中の304例 ➡腹臥位と背臥位のRCT[5]	腹臥位では一時的な酸素化能の改善がみられたが，死亡率や在院日数などの予後に関する効果は示されなかった．	● Grade B，Level I 腹臥位では，皮膚障害（褥瘡など）などの合併症も増えるため，ルーチンに行う必要はない．
〔酸素化に有効な排痰体位〕 一側肺障害の44例 ➡左右の側臥位で酸素化とクロージングボリューム（CV）の比較[6]	23例は健側下の側臥位で酸素化が改善した．18例はその反対であった．健側下の側臥位での酸素化の改善は健側肺のCVに逆相関した．3例は不変であった．	● Grade C，Level I 酸素化の改善は健側肺の換気割合に依存するため，症例によって判断すべきである．
〔腹臥位の安全性〕 重篤な呼吸不全でECMO（体外式模型人工肺）での心肺補助中の93例 ➡腹臥位の後向きコホート研究[7]	合併症の発症率は，18%にカニューレからの出血，2%に胸腔内ドレーンの抜去．事故抜管や褥瘡の発生はなく，82%は生存．	● Grade C，Level II 重篤な呼吸不全に対するECMO施行中も腹臥位は安全に行える．

※**1秒率**：最大吸気位から一気にできる限り早く最大呼気位まで呼出する量（努力性肺活量；FVC）に対する1秒量の割合，**A-aDO$_2$**：肺胞気-動脈血酸素分圧較差，**1秒量**：最大吸気位から最初の1秒間で呼出した量

kinetic bed※（持続的体位変換）および2時間ごとの体位変換による呼吸機能の改善

多くの論文・文献を踏まえて，筆者が推奨する事項や留意事項は次に示すとおりである．

- 2時間に1回の体位変換とkinetic bedの効果については，死亡率，肺炎発症率，在院期間，人工呼吸器装着時間，酸素化，中枢神経系の障害，酸素消費量（VO_2），二酸化炭素排出量（VCO_2），最高気道内圧の差はない．
- kinetic bedは左右40°，1日に120回で行う．kinetic bedは，2時間ごとの体位変換よりも効果が高い．死亡率には差はないが，肺炎の発生は低下する．
- 敗血症や閉塞性肺疾患において肺炎の発生率，死亡率，在院期間，人工呼吸器装着時間には差はないが，kinetic bedのほうがICU在室時間は有意に短くなる．
- ARDS（急性呼吸窮迫症候群）で痰の吸引量が1日40mlを超える症例では，排痰体位は有効である．また，人工呼吸器関連肺炎（VAP）の発症率は減少し，酸素化や浸潤陰影の改善も大きい．しかし，主な合併症・問題点に頭蓋内圧の上昇，不整脈の発生，ライン・ドレーンや四肢牽引の困難があげられる．
- 人工呼吸中の従来の体位排痰法（頭底位やパーカッションなど）は酸素化を低下させる．

● **Care level 1** 技術の習得なしに容易に行える．あるいは機器は必要としない．
該当するものなし

● **Care level 2** 簡単な技術の習得で行える．あるいは一般的な機器が必要となる．
該当するものなし

● **Care level 3** 熟練した技術の習得が必要である．あるいは特殊な機器が必要となる．

対象・介入方法	結果	評価・考察
〔肺炎，無気肺に有効な体位変換〕 頭部外傷，脊髄損傷，外傷で牽引中の65例 ➡2～4時間ごとの体位変換とkinetic bedの比較[8]	kinetic bedでは肺炎，無気肺の発生は減少したが，ARDS，無気肺，肺炎の人工呼吸期間や死亡率には差は認めない．	● Grade B，Level I kinetic bedは肺炎，無気肺の予防には有効であるが，肺炎の治療には有効でない．牽引中でもkinetic bedは使用可能である．
〔kinetic bedの有効性〕 急性呼吸不全（敗血症，COPD※，薬物中毒，脳卒中）の83例 ➡2～4時間ごとの体位変換とkinetic bedの比較[9]	kinetic bedでは敗血症やCOPDにおいてICUの在室期間は短縮したが，肺炎の発症率，人工呼吸期間や死亡率には差は認めない．	● Grade B，Level I kinetic bedは敗血症やCOPDのICU在室期間は短くするが，肺炎の予防や死亡率の改善には有効でない．
〔体位変換の有効性〕 人工呼吸中で重症頭部外傷の49例 ➡2～4時間ごとの体位変換とkinetic bed（頭部を10°～20°挙上位に保持）の比較[10]	死亡率，中枢神経系の罹病率，ICU在室期間および在院日数，$A\text{-}aDO_2$において両群の差はない．	● Grade B，Level I 重症頭部外傷において2～4時間ごとの体位変換やkinetic bedの有効性には差がない．

※**kinetic bed**：持続的に体軸を中心として左右に体位変換を行い，体動制限を除くことにより，血行をよくし，血栓や肺炎，無気肺などの合併症を防ぐために開発されたベッド，**COPD**：慢性閉塞性肺疾患

対象・介入方法	結果	評価・考察
〔肺炎に有効なkinetic bed〕 外傷による呼吸不全（頭部外傷，肺挫傷，腹部外傷）の99例 ➡2〜4時間ごとの体位変換とkinetic bedの比較[11]	kinetic bedでは下気道感染，肺炎は有意に減少したが，ICUの在室期間や挿管期間には差はない．	● Grade B, Level I kinetic bedは外傷患者の肺炎および下気道感染の予防には有効である．
〔肺合併症に有効なkinetic bed〕 外傷で人工呼吸中の237例 ➡kinetic bed（137例）と体位変換（100例）の比較[12]	血液ガス，呼気終末陽圧（PEEP）や間欠的強制換気（IMV）の差はないが，kinetic bedのほうが肺合併症（肺炎，無気肺）を減少させ，挿管およびICUの在室期間，血液ガスや心拍出量の測定回数，呼吸ケアの医療費を減少させた．	● Grade B, Level I kinetic bedは外傷患者の肺合併症（肺炎，無気肺）の予防に有効である．
〔体位変換と肺炎発生率〕 急性呼吸不全（敗血症，COPD，薬物中毒，脳卒中）の124例 ➡2〜4時間ごとの体位変換とkinetic bedの比較[13]	死亡率，肺炎発生率，ICU在室期間および在院日数，人工呼吸装着期間において両群の差はないが，kinetic bedでは敗血症において肺炎の発症率は有意に減少した．	● Grade B, Level I kinetic bedは敗血症の肺炎の予防に有効である．
〔体位変換の有効性〕 ARDS※で人工呼吸中の103例 ➡2時間ごとの体位変換とkinetic bedのRCT[14]	ガス交換，肺炎発生率，胸部X線所見，在院日数，人工呼吸器装着期間，生存率に関して，両群に差は認めない．肺炎が発症すると呼吸ケアの介入が増加した．	● Grade B, Level I 疾患を選択すれば生存率などは改善すると思われる．角度と頻度に関しては今後の研究が必要．
〔パーカッションを付加した排痰体位と体位変換の有効性〕 ARDSで人工呼吸中の19例 ➡2時間ごとの左右側臥位（1群），2時間ごとの左右側臥位に15分間のパーカッションと排痰体位（2群），kinetic bed（3群），kinetic bedに2時間ごとのパーカッション（4群）の4群の比較[15]	4群間で，酸素消費量，二酸化炭素排出量，最高気道内圧，呼気終末ポーズ，1回換気量，死腔換気率の差は認めない．排痰体位とパーカッションを併用した群で痰の喀出量が増加した．	● Grade B, Level I ARDSで1日の痰の吸引量が40mlを超える症例にはパーカッションを付加した排痰体位は有効であるが症例数が少ない．
〔人工呼吸器関連肺炎に有効な体位変換〕 人工呼吸中の70例 ➡ランダムに分類したkinetic bedの群（35例）とアパッチスコアで重症度が同じで体位変換した群（35例）の比較[16]	kinetic bedでは酸素化能，人工呼吸器関連肺炎の発生，浸潤陰影の改善，ICU在室期間においては有意に改善したが，生存率，死亡率，人工呼吸器装着期間については差を認めない．	● Grade B, Level I 人工呼吸中のkinetic bedは，人工呼吸器関連肺炎の予防に有効である．

※ ARDS：急性呼吸窮迫症候群

バギング（肺過膨張手技）による呼吸機能の改善

多くの論文・文献を踏まえて，筆者が推奨する事項や留意事項は以下に示すとおりである．

● 吸引やバギングで頭蓋内圧（ICP）は30mmHg以上増加するが，脳灌流圧（CPP），血圧は変化しない[17]との報告や，バギングでICPは5mmHg増加するが，CPPは変化しない[18]との報告があるが，血行動態が不安定なときには注意が必要である．

● 無気肺の改善には，健側胸郭を固定しバギングを行い，選択的に虚脱肺を再拡張させる方法が最も安全で有効な方法である．いったん，critical opening pressureで粘液栓痰を突き破

り，末梢気道へのエアーエントリーが改善されれば，次にバギングと虚脱肺のスクイージングを併用することにより，容易に無気肺は改善する．気管支鏡においても選択的に虚脱部位に送気する方法が無気肺の改善には有効である．いずれにせよcritical opening pressureによる末梢へのエアーエントリーが重要となる．

- 新生児のバギングは慎重に行うべきであり，必ず換気量や圧のモニタリングが必要である．わずか1回の大きい換気量で肺損傷をきたすので，熟練者が行うべきである．
- バッグ加圧後，急に手を離す方法は呼気流量が速くなり，痰が移動しやすい．

● **Care level 1** 技術の習得なしに容易に行える．あるいは機器は必要としない．

対象・介入方法	結果	評価・考察
〔バギングを付加した排痰体位の有効性〕 2施設の人工呼吸中の18例 ➡側臥位で吸引した群（1群）と側臥位にバギングを併用して吸引を行った群（2群）の比較[19]	2群では有意に痰吸引量，静的コンプライアンスが増加した．平均動脈圧，心拍数，酸素化能，二酸化炭素排泄能には差を認めない．	● Grade B, Level I 人工呼吸中の患者へのバギングは，血行動態に影響を与えず，より効果的な痰吸引が期待できる．
〔バギングの危険性〕 敗血症ショックによる人工呼吸中の13例 ➡バギングの血行動態に与える影響を検討[20]	バギングにより1回拍出量指数が上昇したものは9例，低下したものは4例であり，どちらもわずかな変動であった．1回拍出量指数低下群では左室拍出仕事指数が有意に高かった．	● Grade B, Level I 人工呼吸中の敗血症ショックの患者へのバギングは，血行動態の影響はわずかである．
〔バギングの有効性〕 人工呼吸中の急性肺障害 ➡気道内吸引，体位変換と吸引，体位変換とバギングと吸引の3群で比較[21]	3群ともPaCO$_2$※，動的コンプライアンスは有意に改善したが，PaO$_2$/FIO$_2$※，血圧，心拍数において差はなかった．SṽO$_2$※においては3群間で差があった．	● Grade B, Level I 3群間でSṽO$_2$に差を認めたので，再リクルートメントが必要である．
〔有効なバギングの方法〕 テスト肺 ➡15人の理学療法士のトライアル（11回）．テスト肺を用いてバッグによる加圧後急速に手を離す方法で3種類の蘇生バッグのRCT[22]	バッグによる加圧後，急に手を放す方法は呼気流量を増加させた．また，バッグの大きさは大きいほうがより呼気流量は速くなった．	● Grade B, Level I 気道内分泌物は，少なくともI/E比（吸気：呼気比）が0.9以下であり，吸気流量より呼気流量が10％速ければ移動する．そのため，バッグは大きいほうが効果的であるがその分侵襲も大きい[23]．
〔バギングの有効性〕 人工呼吸中の冠動脈バイパス術後の100例 ➡術後4時間以内に4分間の徒手によるバギング（肺過膨張手技）を施行．RCT[24]	静的コンプライアンスは6m*l*/cmH$_2$O（15％），PaO$_2$/FIO$_2$は56mmHg（17％）と有意に増加し，A-aDO$_2$※は29mmHg（17％）と有意に低下した．	● Grade B, Level I 静的コンプライアンスや酸素化は改善したが，臨床的な意義は不明である．

※PaCO$_2$：動脈血二酸化炭素分圧，FIO$_2$：吸入気酸素濃度，SṽO$_2$：混合静脈血酸素飽和度，A-aDO$_2$：肺胞気-動脈血酸素分圧較差

対象・介入方法	結果	評価・考察
【バギングを付加した排痰体位の有効性】 無気肺の35例 ➡ バギングと吸引（1群），教科書的な排痰体位にバギングと吸引（2群），修正した排痰体位にバギングと吸引（3群），修正した排痰体位にバイブレーションとバギングと吸引（4群），この4群の胸部X線所見,喀痰量,酸素化能を比較[25]	修正した排痰体位にバギングと吸引を施行した群が，胸部X線所見，喀痰量，酸素化能が最も改善した．	● Grade B, Level I バイブレーションの付加価値はない．また，教科書的な排痰体位は有効でない．
【バギングを付加した排痰体位の有効性】 外傷で人工呼吸中の46例 ➡ 排痰体位を20分のみの群と排痰体位をとり20分ごとに40mmHg，3秒以下の6回のバギングを4セットの群，それぞれ2時間ごとに施行[26]	院内肺炎の発生，人工呼吸器装着期間，ICUの在室期間，呼吸機能，死亡率に差を認めない．	● Grade C, Level I 排痰体位とバギングの併用が院内肺炎の発生を減少させるかは不明である．今後の研究が必要である．
【バギングの有効性】 1968〜1995年までの11論文中の7論文 ➡ バギングによる酸素化と静的コンプライアンスに与える影響を検討[27]	効果に関しては十分に結論づけることはできなかった．	● Grade C, Level I 今後，多施設におけるRCTが必要である．
【有効なバギングの排痰体位】 人工呼吸中の20例 ➡ 側臥位でのバギング（1群）と35°〜45°の頭低位でのバギング（2群）の比較[28]	2群のほうが呼気流量と痰の喀出量が増加し，静的コンプライアンスの改善も大きかった．	● Grade C, Level I 対象に重症な症例（ARDS※，慢性呼吸不全急性増悪，頭部外傷，血行動態の不安定な症例；平均動脈圧75mmHg以下や体位変換で血圧変動15mmHg以上，心拍数120以上）が含まれていないため，症例によって判断する必要がある．

※ARDS：急性呼吸窮迫症候群

● **Care level 2**　簡単な技術の習得で行える．あるいは一般的な機器が必要となる．
　該当するものなし

● **Care level 3**　熟練した技術の習得が必要である．あるいは特殊な機器が必要となる．

対象・介入方法	結果	評価・考察
【バギングを含む呼吸理学療法の有効性】 新生児で無気肺の46例 ➡ 呼吸理学療法（排痰体位，スクイージング，バギング，気管内吸引）施行群（25例）と非施行群（21例）のRCT[29]	呼吸理学療法施行群では無気肺の改善に1日（中央値）を要したが，非施行群では10〜15日間必要であった．また施行群において頭蓋内出血，肋骨骨折の合併症は認められなかった．	● Grade B, Level I スクイージングとバギングの併用は有効であり，モニタリングなどのリスク管理を徹底すれば，呼吸理学療法を施行しても血行動態が悪化することはない．

対象・介入方法	結果	評価・考察
【バギングを併用したスクイージングの有効性】 先天性心疾患術後の新生児50例 ➡シェイキングを施行した25例（1群）とバギングとスクイージングを併用した25例（2群）の体位排痰法の比較[30]	1群では呼吸理学療法施行平均日数10.8日で，無気肺の完全消失21例，一部改善が4例であった．2群では，呼吸理学療法施行平均日数6.5日で，全症例で無気肺が改善した．	● Grade B, Level I バギングを併用したスクイージングはシェイキングよりも有効である．モニタリングなどのリスク管理を徹底すれば，呼吸理学療法（体位排痰法）を施行しても血行動態が悪化することはない．
【バギングを付加した体位排痰法の有効性】 人工呼吸中で無気肺のある新生児34例（修正週数33.0±5.1日，体重1,082±521g） ➡スクイージングとバギングによる体位排痰法の効果[31]	34例の無気肺のうち28例が2日以内に改善した．	● Grade B, Level II 新生児の速い呼吸に同調させてスクイージングを施行するにはバギングとの併用が有効である．極低体重出生時においてもスクイージングは有効である．
〔無気肺に有効な気管支鏡による吸痰〕 人工呼吸中の無気肺に対する気管支鏡による吸痰の効果に関する5論文（357例）と気管支鏡にinsufflation法※を併用した7論文（76例） ➡無気肺の改善効果について検討[32]	気管支鏡による吸痰では，改善率19～81%，insufflation法を併用した場合の改善率は70～100%であった．	● Grade C, Level II 気管支鏡による吸痰は，区域，葉，一側肺の無気肺に有効で，区域以下の無気肺やエアーブロンコグラムには有効でない．BAL（気管支肺胞洗浄）はより末梢の粘液栓痰に有効である．insufflation法は気管支鏡に比べ改善率が有意に高い．また，急性肺障害に対する気管支鏡の使用は，低酸素血症，血行動態（不整脈，心拍出量，心拍数，血圧）の変動，頭蓋内圧の上昇を合併することがあるので注意が必要である．体位排痰法との有効性の比較では差を認めない．

※insufflation法：吹き込み法．バッグなどで10～75cmH$_2$Oの圧を5秒～2分加え，痰を突き破る方法である（critical opening pressure）．

呼吸理学療法による肺炎および無気肺の予防・治療と呼吸機能の改善

多くの論文・文献を踏まえて筆者が推奨する事項や留意事項は次に示すとおりである．

- 排痰体位にパーカッション，バイブレーションを併用した呼吸理学療法と対照群の比較では入院期間，発熱期間，胸部Ｘ線所見，努力性肺活量（FVC）の差は認めない．
- パーカッションでは1秒量が有意に低下する．
- 患側上の側臥位で酸素化は改善する．
- パーカッションとスクイージングの比較では，スクイージングのほうがより肺炎の発症率を減少させる．
- 呼吸理学療法に間欠的陽圧呼吸（IPPB）を併用しても入院期間，発熱期間，肺炎の改善に差はない．
- 人工呼吸器関連肺炎（VAP）の予防には，①閉鎖式吸引チューブ，②呼吸器回路のルーチンな交換をしない，③気管内チューブのカフの水溶性ジェルによる潤滑，④カフ上部（声門下腔）の吸引，⑤セミファーラー位での呼吸理学療法，⑥カフ上部および口腔内吸引を行い，カフ圧や量を一過性に上げてからの体位変換が有効である．

● Care level 1　技術の習得なしに容易に行える．あるいは機器は必要としない．
　該当するものなし

● Care level 2　簡単な技術の習得で行える．あるいは一般的な機器が必要となる．

対象・介入方法	結果	評価・考察
〔スクイージングの有効性〕 外科系ICUと救命救急センターの急性呼吸障害の222例 ➡パーカッション（110例）とスクイージング（112例）の肺合併症に与える影響の比較[33]	スクイージング群のほうが，有意に無気肺，肺炎が減少し，人工呼吸器装着期間，ICU在室期間が短縮した．	● Grade B, Level I 日常の看護ケアに導入することで有意にアウトカムが改善し，肺炎・無気肺の予防および治療に有効である．
〔パーカッションとバイブレーションの有効性〕 人工呼吸中の肺炎，無気肺の患者39例 ➡パーカッションあるいはバイブレーションを追加した群と排痰体位のみの群の比較[34]	パーカッションあるいはバイブレーション施行後および2時間後は酸素飽和度の低下を認めた．排痰体位では，肺炎においては患側上の側臥位で酸素化が改善した．	● Grade B, Level I パーカッションあるいはバイブレーションを追加するよりも排痰体位のみのほうが有効性が高い．
〔人工呼吸器関連肺炎に有効な呼吸理学療法〕 48時間以上の人工呼吸中の60例 ➡呼吸理学療法のRCT[35]	呼吸理学療法は人工呼吸器関連肺炎の発生を低下させる（OR：0.16，95% CI：0.03〜0.94）．人工呼吸器装着期間，ICU在室期間，死亡率の差は認めなかった．	● Grade B, Level I 呼吸理学療法は人工呼吸器関連肺炎の予防に有効である．
〔体位排痰法・呼吸練習の有効性〕 肺炎の54例 ➡コントロール群と体位排痰法・呼吸練習を施行した群を3日間（1日目はIPPB※を4時間ごとに行った）比較[36]	両群で入院期間，発熱期間，胸部X線所見，死亡率の差は認めなかった．	● Grade C, Level I 体位排痰法，呼吸練習，IPPBの併用は有効ではない．
〔体位排痰法・呼吸練習の有効性〕 急性肺炎の171例 ➡深呼吸，咳，運動による塞栓予防教育のみの群と体位排痰法・呼吸練習を毎日15〜20分施行した群の比較[37]	両群で入院期間，発熱期間，胸部X線所見，努力性肺活量の差は認めなかった．	● Grade C, Level I 体位排痰法，呼吸練習が肺炎の改善に有効であるかは不明である．
〔体位排痰法・呼吸練習の有効性〕 肺炎の32例 ➡コントロール群と体位排痰法・呼吸練習を退院するまで1日2回施行した群の比較[38]	両群で入院期間，抗生物質投与期間，息切れ，呼吸機能の差は認めなかった．	● Grade C, Level I 今後，施行頻度の検討が必要である．
〔呼吸理学療法の有効性〕 肺炎の145例 ➡早期離床（1群），座位で深呼吸20回を1日10セット（2群），座位で10cmH₂Oの呼気抵抗のブローボトルを1日20セットと1日10セット（3群）の3群の比較[39]	3群で在院日数の有意な減少が認められた（1群で5.3日，2群で4.6日，3群で3.9日）．しかし，発熱期間，CRP，呼気流量，肺活量，1秒量の差は認めなかった．	● Grade C, Level I どの方法が有効であるか結論づけられない．

※IPPB：間欠的陽圧呼吸

対象・介入方法	結果	評価・考察
（排痰に有効な呼吸理学療法） 慢性気管支炎で急性増悪の10例 ➡ランダム化クロスオーバー試験．フラッター弁（1群），側臥位でのハフィング（2群），排痰体位にパーカッションとバイブレーションを併用（3群）の3群の比較[40]	すべての群で喀痰出量が有意に増加したが，喀痰出量や酸素化，1秒量には差は認めなかった．	● Grade C，Level I 喀痰出量は増加しているが，どの方法が有効であるか結論づけられない．サンプルサイズが小さい．
（パーカッションの有効性） 慢性気管支炎の急性増悪の10例 ➡ランダム化クロスオーバー試験．排痰体位と咳を2日間施行した群（1群）と，2日目にパーカッションを追加した群（2群）の比較[41]	2群では1秒量が有意に低下した．酸素化や放射線エアゾルによるクリアランス法による差は認めなかった．	● Grade D，Level I パーカッションの付加価値はないと考えられる．

● **Care level 3**　熟練した技術の習得が必要である．あるいは特殊な機器が必要となる．
該当するものなし

呼吸理学療法が呼吸・循環・代謝に及ぼす影響

　多くの論文・文献を踏まえて筆者が推奨する事項や留意事項は次に示すとおりである．
● 従来の体位排痰法である頭低位やパーカッションは，不整脈や血行動態の変動に影響を与えたり，低酸素血症をきたすので禁止すべきである．その代わりに，体位変換や修正した排痰体位とスクイージングを用いるべきである．多臓器不全症の重症例にスクイージングを施行しても負担は少なく，安全に施行できる[42]．
● ARDS（急性呼吸窮迫症候群）や敗血症などの重症例では，従来の体位排痰法（頭低位やパーカッションなど）は，酸素消費量（VO_2）を最も増加させ，血行動態に影響を与えるので，薬物療法の併用やスクイージングを用いる必要がある．
● 冠動脈バイパス術後では，通常，体位変換直後に$S\bar{v}O_2$が5〜10％減少し，3〜5分以内にベースラインに戻るが，回復しない場合は心拍出量や酸素含量の低下，VO_2の増加を疑うべきで，再度，体位変換しなければならない．体位変換では，換気血流比の改善や気道内分泌物の移動を促進し，無気肺，肺炎が改善するが，重症患者では不整脈，血圧低下，心拍出量の低下，低酸素血症を合併しやすい．重症例ではモニターを見ながら，ゆっくり少しずつ体位変換させることが重要である．
● IABP（大動脈内バルーンパンピング）挿入時では，側臥位への体位変換を行ってもIABPの作動不良や合併症を認めない．
● 心係数の低い症例，肺動脈楔入圧の高い症例，駆出率（EF）の低い症例，胸部大動脈瘤術後症例では，肺合併症の発症率が高くなるので注意が必要である．
● 心筋梗塞や狭心症で冠血流が低下している症例では，頻脈となるような手技は避ける．
● ウィーニング時には自発呼吸によりVO_2が増えると，心拍出量や心筋酸素消費量が増加する．
● 狭心症や心筋梗塞の抜管後に過呼吸を行うと冠攣縮を誘発させることがある．また，呼吸困難になると，交感神経系をより興奮させるため，末梢血管抵抗を増やす方向に働き，肺うっ血の悪化につながる．

● **Care level 1** 技術の習得なしに容易に行える．あるいは機器は必要としない．

対象・介入方法	結果	評価・考察
【体位排痰法の血行動態への影響】 人工呼吸管理中で血行動態の安定している10例 ➡ランダム化クロスオーバー試験．35°～45°の頭低位にバギング・吸引を施行した群と側臥位にバギング・吸引を施行した群の比較[43]	側臥位のまま呼吸理学療法を20分間施行し，VO₂※，心係数（CI），平均動脈圧（MAP）の変化をみると，VO₂が施行前の5%以内に回復するまで7分間かかり，CI，MAPの変化はなかった．側臥位と35°～45°の頭低位では差を認めなかった．VO₂は，4例で吸引により50%増加し，1例で頭低位により61%も増加した．	● Grade C，Level II 血行動態の安定している症例には，側臥位も頭低位もVO₂，CI，MAPに影響を与えないが，症例によっては注意する．
【呼吸理学療法の有効性】 高齢の開胸術後の15例 ➡開胸術後6時間後に20分の吸入療法，体位変換，パーカッションを施行[44]	施行30分後にはPaO₂，SaO₂，PaCO₂は改善したが，血行動態は安定しているにもかかわらず，3例に不整脈を認めた．	● Grade C，Level II 血行動態が安定していても不整脈がみられることがあるのでモニタリングが必要である．
【パーカッションの危険性】 急性呼吸不全22例 ➡排痰体位とパーカッションの影響を比較[45]	痰の少ない10例においてはPaO₂が16.8Torr低下し，30分経過しても5.3Torr低下していた．痰の多い12例では低酸素血症にはならなかった．	● Grade D，Level II 痰の産生の少ない症例のパーカッションは低酸素血症を起こす危険性がある．
【体位排痰法の代謝と血行動態への影響】 人工呼吸中の重症患者23例 ➡ICUにおいて日常行われている処置を施行した場合の代謝および血行動態に与える影響を検討[46]	VO₂は，安静時に比べ体位排痰法で38%，胸部X線撮影，更衣，体位変換，清拭，理学的検査などで約20%の増加が認められる．心筋酸素需要の指標である二重積（p.5参照）でみても体位排痰法では約20%の増加があり，最も侵襲が大きかった．	● Grade D，Level II 体位排痰法は最も侵襲が大きいので注意が必要である．
【パーカッションの代謝と酸素化への影響】 人工呼吸中で心臓外科術後の患者55例 ➡排痰体位とパーカッション施行時の代謝と酸素化に与える影響を検討[47]	パーカッションを施行するとVO₂は231から346ml/分（52%の増加），酸素運搬量は990から1,122ml/分（17%の増加），酸素摂取率は0.24から0.32（35%の増加），血流量は7.2から8.1l/分と増加し，PaO₂は113から99mmHg，SvO₂は72から64%へと低下した．また，肺動脈圧，分時換気量，PaCO₂も増加した．	● Grade D，Level II パーカッションと排痰体位は代謝を高め，呼吸動態，血行動態に悪影響を及ぼすので，負担にならないように注意が必要である．
【排痰体位とパーカッションの不整脈への影響】 重症ICU患者72例 ➡排痰体位とパーカッションの不整脈に及ぼす影響を比較[48]	8例（11.1%）に重症不整脈が出現，18例（25%）に軽症不整脈が出現した．特に，高齢，急性心疾患において不整脈が出現する．重症不整脈の症例では血圧が低下し，呼吸数，心拍数が上昇した．	● Grade E，Level II 高齢，急性心疾患を合併した重症患者に対する排痰体位とパーカッションは禁止すべきである．

※VO₂：酸素消費量

1 呼吸理学療法のエビデンスと適応

● **Care level 2**　簡単な技術の習得で行える．あるいは一般的な機器が必要となる．

対象・介入方法	結果	評価・考察
【体位排痰法施行時の鎮静薬の影響】 人工呼吸中の術後重症患者の28例 ➡体位排痰法施行時にミダゾラム（麻酔薬）を投与し，代謝，血行動態，換気に及ぼす影響のRCT[49]	体位排痰法施行前にミダゾラム（0.015 mg/kg）投与を受けた15例とミダゾラム（0.030mg/kg）投与を受けた13例は，投与されていない群に比べ，VO_2，心拍数，収縮期血圧，心拍出量，VCO_2※の上昇を抑えられた．	● Grade B，Level I ミダゾラムの投与は，体位排痰法による代謝，血行動態，換気の増加を抑えることができる．
【体位排痰法の酸素消費量への影響】 人工呼吸中の冠動脈バイパス術後患者13例と腹部血管外科の7例 ➡体位排痰法の酸素消費量の増加するメカニズムについて，ミダゾラム（0.15mg/kg），臭化ベクロニウム（0.7mg/kg）を投与し，反応を検討[50]	側臥位ではVO_2，VCO_2，心拍数，収縮期血圧が増加し，それは酸素運搬量と酸素摂取率の増加によるものである．臭化ベクロニウム（筋弛緩薬）のみの投与では，体位排痰法によるVO_2，VCO_2，$PaCO_2$の増加を50%抑制でき，分時換気量や呼吸数の増加もみられなかった．	● Grade B，Level II 体位排痰法によるVO_2の増加は二次的なストレスや運動（筋活動の増加）によるものである．心拍出量や血圧の上昇は交感神経系のアウトプットの増加によるものである．VO_2の増加がみられる症例では筋弛緩薬の投与が望ましい．
【体位排痰法時の麻酔薬の影響】 人工呼吸中の重症患者（上腹部および開胸術後）の26例 ➡体位排痰法施行時に，フェンタニル（麻酔薬）1.5mg/kgあるいは3.0mg/kgを投与し，血行動態の反応を検討[51]	体位排痰法により心拍数，血圧，心拍出量，$PaCO_2$，VO_2，VCO_2は上昇し，分時換気量，pHは減少した．フェンタニル1.5mg/kgの投与より3.0mg/kgの投与で，体位排痰法施行時の血圧，心拍数の上昇を低下させるが，VO_2，VCO_2の上昇は抑制できなかった．	● Grade B，Level II 人工呼吸中の重症患者の体位排痰施行時には麻酔薬の使用でストレスを低下させる．
【体位排痰法施行中の鎮痛薬の影響】 集中治療中の患者23例 ➡体位排痰法施行中の代謝と血行動態に及ぼす鎮痛薬（アルフェンタニル）のRCT[52]	1群（11例）には体位排痰法施行前にアルフェンタニル30μg/kgを投与し，動脈圧が上昇した．2群（12例）には体位排痰法施行前にアルフェンタニル60μg/kgを投与し，心拍数，中心静脈圧，肺動脈圧，収縮期血圧が上昇した．代謝，酸素化の改善は認めなかった．	● Grade C，Level I アルフェンタニルは体位排痰法施行時の代謝と酸素化の改善には有効でなく，体位排痰法により代謝と血行動態の乖離がみられるので注意が必要である．
【ウィーニング時の虚血変化】 冠動脈疾患患者の83例 ➡人工呼吸器からの離脱中における冠動脈の虚血変化を検討[53]	8例に心電図に虚血変化が認められた．冠動脈疾患患者の10%は，人工呼吸器からの離脱時に虚血に陥る．自発呼吸により心筋酸素需要が二重積（p.5参照）で13%増加するが，虚血が存在すると二重積は35%増加する．	● Grade C，Level II 心電図に虚血変化が認められる症例の人工呼吸器からの離脱時には注意が必要である．

※VCO_2：二酸化炭素排出量

● **Care level 3**　熟練した技術の習得が必要である．あるいは特殊な機器が必要となる．

対象・介入方法	結果	評価・考察
【体位変換による$S\bar{v}O_2$と代謝への影響】 駆出率30%以下の重症患者の42例 ➡体位変換による$S\bar{v}O_2$と代謝の変化のRCT[54]	右側臥位で8.5%，左側臥位で11.3%低下し，5分以内に復帰した．この原因は酸素運搬量でなくVO_2の変化によるものである．	● Grade D，Level I 駆出率の低い症例では，体位変換により酸素化や代謝が悪化するので注意が必要である．

19

対象・介入方法	結果	評価・考察
【体位変換の心拍数,SvO₂への影響】 成人重症患者の183例 ➡側臥位に体位変換した際のSvO₂の変化を比較[55]	SvO₂は67％から61％に低下し,4分以内に復帰した.心拍数は99回/分から102回/分に変化した.	● Grade D, Level II SvO₂25％以上の低下,心拍数10回/分以上の変化や4分以内にSvO₂が復帰しない場合には,その体位は耐えられないと判断する.

開胸・心臓外科・上腹部術後の呼吸理学療法による呼吸機能の改善

多くの論文・文献を踏まえて筆者が推奨する事項や留意事項は次に示すとおりである.

- 心臓外科術後は早期離床が最も重要になり,ルーチンにインセンティブ・スパイロメトリー（IS）,呼気陽圧（PEP）,呼吸練習を行う有用性は認められないが,ハイリスク症例や無気肺に対する有用性は今のところ不明である.しかし,深呼吸では虚脱肺が有意に拡張していることから,無気肺においては適応となり,バギングやスクイージングあるいは持続的気道内陽圧（CPAP）,2相性気道内陽圧（BiPAP）が有効である.
- 心臓外科術後の呼吸理学療法は,ルーチンに行う必要性および適応の再検討が必要である.呼吸練習,IS,PEPを早期離床,咳,ハフィングに追加しても冠動脈バイパス術後のアウトカムには影響しない.
- 肺外科および食道外科術後に関する報告は少なく,一般にISは,胸部X線所見,酸素化,在院日数を改善させたとする報告よりも,改善させない報告のほうが多い.しかし,肺外科術後の肺合併症の発生率に関しては,術前の呼吸理学療法は手術時間を短縮させ,術後肺合併症を減少させるという報告もある.
- 肺外科の一葉切除術や全摘出術ではほとんど肺合併症をきたすことがないが,二葉切除や気管形成術では肺合併症を起こしやすい.ISはルーチンに行う必要はなく,ハイリスクな症例に施行すべきである.
- 上腹部術後の無気肺の原因で最も重要なものに,横隔膜の機能不全と機能的残気量（FRC）の低下があげられる.上腹部術後は横隔膜を賦活させ,肺を膨らますことが重要である.別名「肺の膨らまし療法」といわれるISの有用性に関する報告では,そのアウトカムを改善させたとする報告が多い.
- 上腹部術後のISでは,術後肺機能の回復が早く,肺合併症の発生率は低く,入院日数は有意に減少している.しかし,自発による腹式呼吸で肺を拡張させることが困難な症例であるリスクの高い症例や肥満,低肺機能患者においてはIS使用の有無による術後肺合併症の発生率は変わらない.
- 上腹部術後の腹式呼吸で肺を拡張させることが困難な場合には,バギングやスクイージングで肺の換気を高めることが有効である.
- 腹部痛により自力で十分な咳やハフィングができない場合は,咳の介助が重要となる.
- 腹腔鏡による術後では,ルーチンにISを用いる意義は認められないことから,心臓外科術後と同じように,適応症例を選択すべきである.

● Care level 1　技術の習得なしに容易に行える．あるいは機器は必要としない．

対象・介入方法	結果	評価・考察
【術後合併症の予測因子】 冠動脈バイパス術後の117例 ➡術後の肺合併症の危険因子の検討[56]	術後合併症は39例（33%）に発症した．12項目の因子のなかで，危険因子は，70歳以上，湿性咳，糖尿病，喫煙歴であり，除外因子は，肺活量＞75%，PEmax（最大呼気圧）＞75%であった（感度は87%，特異度56%）．	● Grade B，Level I 70歳以上，湿性咳，糖尿病，喫煙歴，肺活量＜75%，PEmax＜75%の6つの危険因子は，判断も簡単であり，術後合併症の予測に役立つ．
【術前の呼吸理学療法の有効性】 肺外科術後の242例 ➡術後合併症の発症因子の検討[57]	34例に術後の肺合併症（急性呼吸不全8.7%，再挿管5.4%，肺炎3.3%，無気肺2.9%，肺水腫2.5%，12時間以上の人工呼吸器装着1.2%，気胸0.8%）が発症した．術後の肺合併症死亡率は35.5%と高く，術後の肺合併症の発症は，麻酔時間，術前の1秒率，心疾患の合併の有無，呼吸理学療法の有無が影響した．	● Grade B，Level II 肺外科術後の肺合併症の発症率に関し，術前の呼吸理学療法は手術時間を短縮させ，術後の肺合併症を減少させる．
【呼吸理学療法の有効性】 冠動脈術後の120例 ➡1群は呼吸理学療法なし，2群は理学療法士による監視下で，1時間ごとに呼吸練習と咳を第2病日までは1日2回，第3，4病日は1日1回，3群は第2病日までは1日4回，第3，4病日は1日2回で施行したRCT[58]	3群間において発熱，胸部X線所見，低酸素血症，肺合併症の差はなく，術後の肺合併症の発症率は7.5%であった．また，術後に低肺機能，低酸素血症のある症例では術後の肺合併症の発症率が高かった．	● Grade C，Level I ルーチンに呼吸理学療法を行う必要性および適応の再検討が必要である．
【呼吸練習の付加価値】 心臓外科術後の230例 ➡早期離床のための呼吸理学療法に呼吸練習を追加した群としなかった群のRCT．2群とも術前と術後3日間施行[59]	ルーチンに呼吸練習を施行した群としなかった群において，術後の肺合併症，ICU在室時間，酸素飽和度，呼吸機能の改善について差はなかった．	● Grade D，Level I 早期離床を行えば，呼吸練習を行う必要はない．
【呼吸理学療法の有効性】 人工呼吸管理中で心臓外科術後の236例 ➡挿管中に呼吸理学療法を施行した群と抜管時に呼吸理学療法（1回）を施行した群のRCT[60]	2群間において，挿管期間，ICU在室日数，在院日数，肺機能の回復，術後の肺合併症の差は認めなかった．	● Grade D，Level I 術後で挿管中に施行する呼吸理学療法は術後アウトカムに影響しないため，ルーチンに行う必要はない．
【呼吸理学療法の有効性】 腹腔鏡による術後の40例 ➡呼吸理学療法施行群（20例）と非施行群（20例）のRCT[61]	2群間の術後肺活量，ピークフロー，酸素飽和度の差は認めなかった．酸素飽和度92%以下の低酸素血症は，施行群1例，非施行群2例であり，また非施行群に肺炎が1例発症した．	● Grade D，Level I 腹腔鏡による胃成形術では，ルーチンに予防的呼吸理学療法を行う必要はない．

● Care level 2　簡単な技術の習得で行える．あるいは一般的な機器が必要となる．

対象・介入方法	結果	評価・考察
【IS*の有効性】 上腹部術後の20例 ➡呼吸理学療法施行群とそれにISを併用した群のRCT[62]	呼吸数，1回換気量，肺活量の回復は，呼吸理学療法にISを併用した群のほうが早かった．	● Grade B, Level I 上腹部術後の肺合併症の予防にはISは有効である．
【呼気陽圧・吸気陰圧の有効性】 上腹部術後の51例 ➡従来の呼吸理学療法（1群）とそれに呼気陽圧の併用（2群），呼気陽圧と吸気陰圧の併用（3群）のRCT[63]	術後の肺合併症はそれぞれ1～3群の順に71%，76%，65%であった．無気肺（65%，64%，60%），肺炎（29%，35%，6%），気管支拡張薬や酸素投与（47%，47%，29%）であり，呼気陽圧と吸気陰圧の併用群で肺炎の発生率は最も低かった．3群間の呼吸機能，動脈血液ガスの差は認めなかった．術前値に比べ，平均で努力性肺活量54%，1秒量48%，FRC*76%の低下で，PaO_2 60.8Torr，SaO_2 89%であった．	● Grade B, Level I 肺合併症の予防には呼気抵抗と吸気抵抗のトレーニングが有効である．
【呼吸理学療法の有効性】 腹部外科術後の368例 ➡呼吸理学療法施行群174例（呼吸練習，ハフィング，咳，早期離床，高リスク群では吸気圧−5cmH_2O，呼気圧10cmH_2Oの抵抗トレーニングを施行）と非施行群194例のRCT[64]	施行群では，術後第1～3病日までの酸素飽和度は有意に高く，肺合併症の発症率は6%（非施行群では27%）と有意に低かった．努力性肺活量とピークフローの差は認めなかった．施行群で肺合併症を発症したのは肥満の症例であった．	● Grade B, Level I 包括的な呼吸理学療法は有意に肺合併症を減少させる．
【CPAP*とBiPAP*の有効性】 冠動脈バイパス術後の96例 ➡CPAP・BiPAP・ISで呼吸機能，動脈血液ガスのRCT[65]	CPAP・BiPAP・ISを比較して，CPAP・BiPAPのほうがISよりも肺活量，1秒量，動脈血酸素分圧の改善は大きかった．	● Grade B, Level II 心臓外科術後の場合にはCPAPやBiPAPあるいは呼気陽圧（PEP）などでFRCを増加させる方法が有効である．
【呼吸理学療法の有効性】 冠動脈バイパス術後の無気肺のある61例 ➡深呼吸を30回行った21例，ブローボトルを施行した20例，吸気呼気抵抗を行った20例のRCT，血液ガス，胸部CT所見で比較[66]	深呼吸直後の胸部CTでは，横隔膜上1cmでは10.2%から12.3%に，横隔膜上5cmでは3.3%から3.9%と虚脱肺が有意に拡張した．PaO_2は1.5Torr上昇した．しかし，3群間の大きい差を認めなかった．	● Grade B, Level II 深呼吸では虚脱肺が有意に拡張する．深呼吸，ブローボトル，吸気呼気抵抗の比較では，大きい差は認めない．
【ISの有効性】 上腹部術後および開胸術後の30例 ➡最大吸気量1.6l以下の高リスク群と1.6～2.5lの低リスク群に，Mediflo™（高呼吸仕事量）とCoach™（低呼吸仕事量）によるISのRCT[67]	高リスク群では最大吸気量の値に，2つのISによる差はなかった．一方，低リスク群においては，最大吸気量はMediflo™が有意に低く，呼吸仕事量はCoach™の2倍もあった．PImax（最大吸気圧）は両群とも同じであった．	● Grade C, Level I ISの選択には注意が必要である．呼吸仕事量を過剰に増加させ，負荷になることもある．
【呼吸理学療法の有効な頻度】 心臓弁術後の78例 ➡高頻度の呼吸理学療法（早期離床，IS，パーカッション）と低頻度の呼吸理学療法（早期離床，IS）のRCT[68]	両群とも，術後の呼吸機能の回復，肺合併症，ICUの在室日数，入院期間に差は認めなかった．	● Grade C, Level I 高頻度に施行する呼吸理学療法はコストも高くなるため，ルーチンに行う必要はない．

※IS：インセンティブ・スパイロメトリー，FRC：機能的残気量，CPAP：持続的気道内陽圧，BiPAP：2相性気道内陽圧

対象・介入方法	結果	評価・考察
【ISの有効性】 肺外科および食道外科術後の67例 ➡呼吸理学療法（呼吸練習, ハフィング, 咳）施行群とそれらにISを追加した群のRCT[69]	両群とも術後の呼吸機能は術前値より55%低下し, 肺合併症も両群にそれぞれ4例を発症し, 差を認めなかった.	● Grade D, Level I 呼吸理学療法（呼吸練習, ハフィング, 咳）にISを追加しても肺合併症を減少させない. ルーチンにISを使用する有用性は認められないが, ハイリスク症例に対する有用性は不明である.
【ISの有効性】 肺外科および食道外科術後の27例 ➡ルーチンにISを使用した18例とISを使用しなかった19例のRCT[70]	術後のA-aDO$_2$では両群の差はなく, ISを使用した群の在院日数が長かった.	● Grade D, Level I 肺外科および食道外科術後のISは, 胸部X線所見, 酸素化, 在院日数を改善させない.
【呼気陽圧の無気肺への有効性】 開胸術後の56例 ➡呼気陽圧（PEP）を使用した29例としなかった27例のRCT[71]	PEP群では術後3日目に13例の無気肺が発症し, コントロール群では8例に発症した. PEP群のPaO$_2$はコントロール群に比べて2.7Torr低かった.	● Grade D, Level I RCTによると開胸術後のPEPは, 早期離床を含む呼吸理学療法に追加しても無気肺の改善には有効ではない.
【パーカッションの有効性】 冠動脈バイパス術後の228例 ➡早期離床とISのRCT, 無気肺には片手によるパーカッションを施行[72]	両群の肺合併症発症率や在院日数に差を認めず, パーカッションの有効性を認めなかった.	● Grade D, Level I 心臓外科術後は早期離床やISにパーカッションを併用しても無気肺を改善させない.
【呼吸とISの有効性】 冠動脈バイパス術後の110例 ➡咳・ハフィング・早期離床と呼吸練習を施行した35例（1群）, 咳・ハフィング・早期離床にISを施行した38例（2群）, 咳・ハフィング・早期離床のみを施行した37例（3群）のRCT[73]	3群ともFRCは第2病日で1.9l（術前値の61%）, 第5病日で2.32l（術前値の76%）に回復した. PaO$_2$は第2病日で55.1Torr, 第4病日で64.4Torrであり, 差を認めなかった. 1群で4例, 2群で2例, 3群で5例の肺炎が発症した.	● Grade D, Level I 呼吸練習やISを早期離床・咳・ハフィングに追加しても冠動脈バイパス術後のアウトカムには影響しない.

● **Care level 3** 熟練した技術の習得が必要である. あるいは特殊な機器が必要となる.
該当するものなし

胸部外傷患者への呼吸理学療法による呼吸機能の改善

多くの論文・文献を踏まえて筆者が推奨する事項や留意事項は次に示すとおりである.
- 胸部外傷では肺挫傷, 血気胸, フレイルチェストを伴い, 無気肺や肺炎による呼吸不全を併発するので, 人工呼吸, 鎮痛, 早期からの積極的で集中的な呼吸理学療法が重要である.
- 胸部外傷における呼吸管理では, 酸素化よりも意識レベルと疼痛の強さを指標にする.
- 成書には「重症外傷では絶対安静により, 荷重側肺障害は頻発であるが黙認し, 3日目以降になり, 血行動態が安定していれば鎮痛下に体位排痰法を施行する」とされ, フレイルチェストや自発呼吸下では適応より禁忌とされていることが多い. しかし, 実際には, 早期から負担にならない体位変換を施行することにより, 酸素化能と死亡率が改善し, 外傷後の呼吸不全に有効である. また, 間欠的腹臥位がとれなければ, 3/4腹臥位やkinetic bed（持続的体位変換）を

- 用いる．
- スクイージングを施行する場合には，非侵襲的陽圧換気（NPPV）あるいは呼気終末陽圧（PEEP）による内固定を行い，骨折部を保護し愛護的に行う．スクイージングは可能であるが，血小板5万/mm³以下ではパーカッションは禁忌，2万/mm³以下ではバイブレーションは禁忌である．また，血小板2万/mm³以下では肺出血が起こりやすくなる．
- 早期からのペインコントロールと呼吸理学療法は，重症度によらず，すべての症例において必要である．呼吸数の増加，1回換気量や肺活量の低下，痛みの増強は鎮痛の判断基準となる．
- 通常は体位排痰法の適応にならない重症多発外傷でも，合併症に注意して行えば適応となり，十分な効果を期待できる．

● **Care level 1** 技術の習得なしに容易に行える．あるいは機器は必要としない．

対象・介入方法	結果	評価・考察
【呼吸理学療法の有効性】 胸部貫通刺傷の26例 ➡胸腔ドレーン挿入後ただちに呼吸理学療法（深呼吸，体幹可動性訓練，階段昇降，咳）を施行した群（1群）と9〜12時間後に施行した群（2群）のRCT[74]	ドレーン挿入期間（1群では40.0時間，2群では65.92時間），入院期間（43.96時間，77.53時間），発熱（2例，8例）と有意な差を認めるが，1秒量や1秒率の差は認めなかった．	● Grade B，Level I 積極的な早期からの呼吸理学療法は有効である．
【肺炎への呼吸理学療法の効果】 胸部外傷の82例 ➡フレイルチェストやショックのない25例（1群）と多発外傷・フレイルチェスト・ショックを伴う57例（2群）の転帰の比較[75]	1群では硬膜外麻酔，神経ブロック，酸素療法，積極的な呼吸理学療法，利尿薬，副腎皮質ホルモンの投与を受け，2群ではさらに人工呼吸管理を受けた．2群の36例は気管切開，長期人工呼吸管理となった．1群では死亡例はなく，2群では8例（14%）が死亡した．	● Grade B，Level II 胸部外傷では，肺炎や誤嚥性肺炎を合併するので人工呼吸管理，鎮痛薬の投与，積極的な呼吸理学療法が重要である．
【間欠的腹臥位の有効性】 多発胸部外傷の47例 ➡$PaO_2/FIO_2<280Torr$の呼吸不全への間欠的腹臥位と背臥位での比較[76]	重症な胸部外傷の47例に呼吸不全が発症，19例は背臥位で管理，28例は間欠的腹臥位で管理した．両群ともICU在室日数は変わらないが，死亡率は間欠的腹臥位0%，背臥位26%であった．間欠的腹臥位ではPaO_2/FIO_2が82Torr増加し，FIO_2を0.45から0.26に減少させることができた．	● Grade B，Level II 間欠的腹臥位のほうが，酸素化能と死亡率が改善し，外傷後の呼吸不全に有効である．間欠的腹臥位と背臥位の交互の体位変換を施行することが重要である．
【呼吸理学療法の有効性】 フレイルチェストの36例 ➡重度呼吸不全（頻呼吸，呼吸困難，$PaO_2<60Torr$，$PaCO_2>50Torr$，シャント率>25%）の13例（1群），呼吸不全のない一過性の人工呼吸管理の7例（2群），呼吸不全のない16例（3群）の転帰の比較[77]	1群では人工呼吸器は平均10.5日使用．うち11例は合併症を起こし，2例は呼吸不全で死亡．2群では6例はすぐに抜管，3群では15例は換気サポートはしなかった．	● Grade B，Level II 重症例では，肺合併症を起こしやすい．また，早期からのペインコントロールと呼吸理学療法は，重症度によらず，すべての症例において必要である．呼吸数の増加，1回換気量や肺活量の低下，痛みの増強は「鎮痛」の基準となる．
【重症多発外傷への体位排痰法の適応】 重症多発外傷で気道内分泌物の多い252例 ➡症例報告[78]	通常は体位排痰法の適応にならない重症多発外傷でも，気道内分泌物の多い252例で胸部X線所見，動脈血液ガス，肺コンプライアンスが改善した．	● Grade B，Level III 通常は体位排痰法の適応にならない重症多発外傷でも，合併症に注意して施行すれば適応となり，十分な効果を期待できる．

対象・介入方法	結果	評価・考察
【健側下の側臥位の有効性】 一側肺に胸水が貯留している30例（原因は肺実質ではない） ➡左右の側臥位を動脈血液ガス，呼吸機能（努力性肺活量，1秒量，全肺気量，残気量），胸部X線所見で評価したRCT[79]	健側を下にした側臥位ではPaO_2 81.4Torr，健側を上にした側臥位ではPaO_2 78.0Torrと有意な差を認めなかった．健側を下にした側臥位では平均でPaO_2が9.3Torr上昇した．22例は健側を下にした側臥位で酸素化が改善したが，8例はその逆であった．	● Grade C, Level I 左右の側臥位，胸水の量，酸素化の改善には一定の関係はなく，症例により判断すべきである．胸水が少ない症例では，健側下の側臥位でPaO_2の改善が大きく，胸水が一側肺の半分以上ある場合は左右差はない．
【パーカッションの危険性】 多発肋骨骨折の252例 ➡多発肋骨骨折252例にパーカッションを施行．体位排痰法施行前にすでに胸腔外の病因で血気胸を起こしている群（10例）と，体位排痰法施行後に血気胸になった群（14例）の比較[80]	両群において血気胸の病因に差がなかった．両群とも鎮痛，鎮静してある人工呼吸管理下で徒手によるパーカッションを受けたが，パーカッションが血気胸の原因ではなかった．	● Grade C, Level II 鎮痛，鎮静下の人工呼吸管理下では，徒手によるパーカッションは患者の耐性に合わせて，力と周波数を修正して行えば適応になる．ただし，この論文では「自発呼吸下では適応にならない」と結論づけているが，筆者は疑問である．今後，再検討する必要がある．

● Care level 2　簡単な技術の習得で行える．あるいは一般的な機器が必要となる．

対象・介入方法	結果	評価・考察
【無気肺への呼吸理学療法の効果】 フレイルチェストで無気肺のある1例 ➡症例報告[81]	ダブルルーメンチューブで片肺換気をして，さらに呼吸理学療法（体位排痰法，IS※）を施行し，無気肺を改善させた．	● Grade B, Level III フレイルチェストで無気肺を合併した場合，片肺換気をしながらの呼吸理学療法は有効である．

※IS：インセンティブ・スパイロメトリー

● Care level 3　熟練した技術の習得が必要である．あるいは特殊な機器が必要となる．
該当するものなし

喘息患者への呼吸理学療法による呼吸機能の改善に関するエビデンス

多くの論文・文献を踏まえて筆者が推奨する事項や留意事項は次に示すとおりである．

- 安定期の喘息に対し，排痰体位，パーカッション，バイブレーション，咳，ハフィングを施行しても1秒量の低下を認めず，負担にならないとの報告が多いが，症例（特に，小児喘息）によっては低下することがある．
- 喘息発作時の排痰法（パーカッション，バイブレーション，ハフィング，咳）では，気管支攣縮をきたす．特に，パーカッションは禁止すべきである．さまざまな喘息のガイドラインでも否定的であり推奨していない．推奨しているのは，薬物療法，吸入療法，人工呼吸療法のみである．
- 喘息発作時の胸郭外胸部圧迫法※（ECC；external chest compression）は，きわめて有効であり，安全性も十分に確認されている．プレホスピタルケアの第1選択にすべきである．全国的にも普及してきている．
- 喘息発作時に吸入療法と呼吸理学療法を併用しても呼吸機能は改善しないとの報告もあるが，吸入療法とスクイージングの併用は，喘息重症発作に有効であり，即効性がある．小児喘息でも同様に有効である．

- 安定期の喘息に呼吸練習の効果を結論づける十分なエビデンスはない．英国呼吸器学会のガイドラインでは呼吸練習は推奨していない（p.34参照）．今後，大規模RCTが必要である．

※胸郭外胸部圧迫法：起座呼吸の体位，セミファーラー位，背臥位の楽な体位で，両胸郭下部をスクイージングする．自発呼吸が可能ならば口すぼめ呼吸を併用させる．重篤な場合は，酸素療法，気管支拡張薬の吸入，バギングあるいはNPPVを併用しながら行う．筆者は，1994年にこのECCを千葉県船橋市消防局の救急隊に導入したが，これまで有効な結果が得られている．

● Care level 1　技術の習得なしに容易に行える．あるいは機器は必要としない．

対象・介入方法	結果	評価・考察
【胸郭外胸部圧迫法の有効性】 船橋市消防局の救急隊が搬送した1,028例の喘息発作 ➡胸郭外胸部圧迫法（ECC）のRCT[82]	364例にECCを実施した．大発作113例中，ECC施行群87例では，SpO_2は，現着時83%からドクターカー到着時92%，現発時98%，病着時98%に改善し，ECC非施行群26例では，現着時83%から，それぞれ89%，89%，89%であった．重篤発作30例中，ECC施行群23例では，SpO_2は，現着時62%からドクターカー到着時89%，現発時97%，病着時98%に改善し，ECC非施行群7例では，それぞれ62%から，65%，97%，98%であった．高濃度酸素を900例に実施し，呼吸停止に陥った症例は1例も認められなかった．ECCを実施した364例についても，肋骨骨折などの二次的な損傷は認めなかった．	● Grade B，Level I 筆者は，この方法を1994年に船橋市消防局の救急隊に導入し，これまで有効な結果が得られている．喘息発作時のECCはきわめて有効であり，安全性も十分に確認されている．プレホスピタルケアの第1選択にすべきである．特に重症例では有効であり，合併症を発症するリスクは少い．
【呼吸理学療法の有効性】 安定期の小児喘息の19例と成人喘息の62例 ➡5分間の排痰体位，パーカッション，バイブレーション，シェイキング，ハフィングを施行し，呼吸機能検査で評価[83]	軽症から中等症の小児および軽症から重症の成人においては1秒量，呼気中間流量の変化は認めなかった．しかし，小児の2例と成人の7例は1秒量が減少した（10%，110〜280ml）．また，小児の31.5%，成人の4.3%では喘息症状の悪化を認めた．	● Grade B，Level II 安定期の喘息に対し，排痰体位とパーカッション，バイブレーション，ハフィングを施行しても1秒量の低下を認めない．しかし，小児では注意が必要である．
【体位排痰法の有効性】 小児喘息の73例 ➡喘息発作時の粘液栓痰の影響を検討[84]	重症の小児喘息発作73例の187回の発作では，粘液栓痰により肺葉虚脱を合併し，特に右上葉が好発部位であった．その改善には気管支鏡は不必要で体位排痰法が有効であった．	● Grade B，Level II 小児の喘息発作では，粘液栓痰により肺葉虚脱を合併した場合，その改善には体位排痰法が有効である．
【咳・ハフィングの影響】 18〜24歳までの非喫煙者の安定期喘息の24例 ➡咳あるいはハフィング施行時のエネルギー消費量を検討[85]	咳あるいはハフィングを施行すると，安静時に比べてエネルギー消費量はそれぞれ11%，12%，約3ml/kg/分とわずかな増加がみられた．最大の低下は努力性肺活量0.09l，1秒量0.12l/秒であり，わずかな低下であった．	● Grade B，Level II 安定期の喘息には，咳とハフィングは負担にならない．
【胸郭外胸部圧迫法の有効性】 喘息急性発作の49例 ➡救急車のなかでECCとバギングを併用して施行した[86]	自発呼吸で呼吸困難のある18例中17例は改善，呼吸停止した23例は全例蘇生，心肺停止例8例中6例が蘇生した．	● Grade B，Level II プレホスピタルケアとしてECCは有効である．

対象・介入方法	結果	評価・考察
【パーカッションの危険性】 喘息の発作時 ➡喘息ガイドラインより[87]	①喘息発作時に排痰目的でパーカッションを施行すると気管支攣縮を増強してしまう．②喘息発作時の呼吸理学療法（パーカッション，バイブレーション，ハフィング，咳）は気管支攣縮を引き起こし，呼吸困難を訴える患者には不必要なストレスを与えるので推奨できない．③口すぼめ呼吸や呼吸練習は呼吸窮迫のコントロールには有効であるが，呼吸機能の改善は困難であり推奨できない．	● Grade D, Level II 喘息発作時の呼吸理学療法（パーカッション，バイブレーション，ハフィング，咳），特にパーカッションは禁止すべきである．
【呼吸理学療法の危険性】 喘息重篤発作の1例 ➡症例報告[88]	喘息発作時の呼吸理学療法（パーカッション，バイブレーション，ハフィング，咳）を施行し，気胸を併発した．	● Grade E, Level III 喘息発作時には，呼吸理学療法（パーカッション，バイブレーション，ハフィング，咳）はすべきではない．

● Care level 2　簡単な技術の習得で行える．あるいは一般的な機器が必要となる．

対象・介入方法	結果	評価・考察
【スクイージングの有効性】 喘息重篤発作の7例 ➡IPPB※（ベネトリン®とビソルボン®の吸入）のマニュアルノブ®を用手でコントロールしながら胸郭下部のスクイージングを併用し，肺メカニクスと酸素化を評価した．ランダム化クロスオーバー試験[89]	スクイージングの併用により，最高気道内圧（43.6から27.9cmH$_2$O），内因性PEEP※（16.1から10.3cmH$_2$O）），肺コンプライアンス（25.4から33.2ml/cmH$_2$O），気道抵抗（35.0から21.1 cmH$_2$O/l/秒），SpO$_2$（96.6から98.8%）と有意に改善したが，IPPBのみでは改善しなかった．	● Grade B, Level I 吸入療法とスクイージングの併用は喘息重篤発作に有効である．

※IPPB：間欠的陽圧呼吸，PEEP：呼気終末陽圧

● Care level 3　熟練した技術の習得が必要である．あるいは特殊な機器が必要となる．

該当するものなし

慢性閉塞性肺疾患（COPD）患者への呼吸理学療法による呼吸機能の改善

多くの論文・文献を踏まえて筆者が推奨する事項と留意事項は次に示すとおりである．
- COPDの急性増悪時のパーカッション，バイブレーションは，努力性肺活量を有意に低下させるので用いるべきでない．また，気管支攣縮を起こすので，体位排痰法施行時には気管支拡張薬を吸入しながら行うべきである．
- 無理な排痰体位は困難であり，負担にならない修正した排痰体位で行うべきである．
- COPDの急性増悪時には喀痰溶解薬の使用は有効ではない．また，酸素療法は呼吸不全の危険性を増加させる．さまざまなCOPDのガイドラインでも急性増悪時の体位排痰法や喀痰溶解薬の使用は推奨していない．
- 非侵襲的陽圧換気（NPPV）は，挿管の危険性を回避させ，動脈血液ガス，呼吸不全や生存率を改善させる．呼気陽圧（PEP）は，喀痰量が増加し，ウィーニング期間を短縮させる．安定期のPEPは，急性増悪が減少し，抗生物質や去痰薬の使用頻度も減少させる．
- NPPVとスクイージングの併用は換気量を増大させ，有効である．

- COPDの排痰には，呼気陽圧，呼気終末陽圧，持続的気道内陽圧などの末梢気道を開通させる背圧が必要である．
- 安定期の慢性期気管支炎に対するスクイージングとパーカッションの比較では，スクイージングで有意に喀痰量が多く，最大呼気流量，$\dot{V}_{25}$の低下も認められないことから，安定期においてスクイージングは侵襲が少なく有効である[90]．
- 安定期の喀痰溶解薬に関しては，急性増悪を低下させ，副作用や呼吸機能の低下はなく，抗菌薬の使用期間や治療期間を短縮させる．また，軽症例での安定期の呼吸練習は有効であるが，残気量が過度に増大している重症例では，横隔膜は平低化し，腹式呼吸ではかえって呼吸効率が悪くなるため，呼吸練習は行わないほうがよい．

● **Care level 1** 技術の習得なしに容易に行える．あるいは機器は必要としない．

対象・介入方法	結果	評価・考察
【体位排痰法の有効性】 囊胞性肺線維症の9例と慢性気管支炎の10例 ➡30分間の体位排痰法（排痰体位，パーカッション，バイブレーション，ハフィング，咳）施行後，5, 15, 45分後にFVC※，1秒量，PEF※を測定[91]	囊胞性肺線維症では，45分後の1秒量，PEFは有意に改善した．慢性気管支炎では5分後のPEFは減少したが，45分後には回復した．1秒量においてが両群に差はなかった．また，45分後には$\dot{V}_{50}$は回復したが，施行前と同値であった．15分後と45分後の$\dot{V}_{25}$は増加した．	● Grade B, Level II 慢性気管支炎への体位排痰法施行直後は，一過性に呼吸機能を悪化させる．$\dot{V}_{25}$の改善より体位排痰法は末梢気道からの痰の除去に有効であることが認められた．
【パーカッションの有効性】 慢性気管支炎の急性増悪の10例 ➡排痰体位と咳を施行した1群とそれらにパーカッションを併用した2群のRCT[92]	2群では，1秒量が有意に低下した．放射線エアゾルによる気道クリアランス法では両群に差を認めず，酸素飽和度の低下は同じであった．	● Grade D, Level I COPDの急性増悪時のパーカッションは効果がない．
【薬物療法併用の有効性】 慢性気管支炎の急性増悪の45例 ➡薬物療法のみの群，薬物療法とIPPB※を施行した群，薬物療法に体位排痰法を併用した群のRCT[93]	3群間を比較しても治療効果にはまったく違いがなかった．	● Grade D, Level I COPDの急性増悪時には薬物療法を十分に行えば，IPPBや体位排痰法を行う必要がない．
【気管支拡張薬の有効性】 慢性気管支炎の急性増悪の17例 ➡排痰体位とパーカッション，バイブレーションを併用した7例（1群）と排痰体位のみの10例（2群）の比較[94]	1群では，1秒量が1.38lから1.25lに低下し，20分後に1.37lに回復した．しかし，粘性痰のある2例では20分後も低下していた．気管支拡張薬（サルブタモール）の吸入で1秒量の低下を防ぐことができた．2群では1秒量の低下を認めなかった．1秒量の低下はパーカッションやバイブレーションによる気管支攣縮によるものであった．	● Grade D, Level II COPDの急性増悪時のパーカッション，バイブレーションは，1秒量を大きくはないが低下させる．そのため気管支攣縮を起こすので気管支拡張薬の吸入が望ましい．
【呼吸練習の有効性】 COPDの急性増悪の25例 ➡急性増悪時の呼吸練習の効果[95]	高二酸化炭素血症を伴うCOPDの急性増悪時には，血液ガスや分時換気量は改善するが，呼吸筋努力や息切れは増大し，呼吸筋の効率や横隔膜の機械的効率は改善しなかった．	● Grade D, Level II 軽症例の安定時の呼吸練習は有効である．しかし，残気量が過度に増大している重症例では，横隔膜は平低化し，腹式呼吸ではかえって呼吸効率が悪くなる．重症例では呼吸練習を行うより，運動療法を施行したほうが有効であるとする論文もある[96]．

※FVC：努力性肺活量，PEF：最大呼気流量，IPPB：間欠的陽圧呼吸

● **Care level 2**　簡単な技術の習得で行える．あるいは一般的な機器が必要となる．

対象・介入方法	結果	評価・考察
【呼気陽圧の有効性】 COPDの急性増悪でNPPV※を使用している27例 →呼気陽圧（PEP）を施行した13例と咳のみの14例のRCT[97]	喀痰量はPEPでは9.6g，咳では4.7g，NPPV装着期間はPEPでは4.9日，咳では7.0日と差を認めたが，挿管率や死亡率の差はなかった．	● Grade B, Level I NPPVを使用しているCOPDの急性増悪時の排痰法には，PEPは有効であり，合併症を伴わない．
【呼気陽圧の有効性】 COPDに関する491論文のうち排痰法に関する13論文 →エビデンスに基づくNICE※のガイドラインより[98]	PEPでは，コントロール群と比較し，咳，痰の産生，急性増悪だけでなく，抗菌薬や去痰薬の使用頻度も減少し，1秒量が改善する．急性増悪時のPEPに関しては，2つのシステマティックレビューがあり，サンプルサイズが小さく十分に結論づけられないが，NPPV施行中にPEPを用いると喀痰量が増加し，ウィーニング期間が短縮した．	● Grade B, Level I NICEのガイドラインによると気道内分泌物が多量な症例に対するPEPは表1（p.9）のGradeで評価するとBであり，自動周期呼吸法（ACBT）ではDである．急性増悪時の排痰法にPEPを選択するのはBであった．

※**NPPV**：非侵襲的陽圧換気，**NICE**：National Institute for Clinical Excellence

● **Care level 3**　熟練した技術の習得が必要である．あるいは特殊な機器が必要となる．
該当するものなし

脊髄損傷患者への呼吸理学療法による呼吸機能の改善

多くの論文・文献を踏まえて筆者が推奨する事項と留意事項は次に示すとおりである．
- 早期に抜管と集中的な呼吸理学療法を施行することにより，気管切開が減少し，ICU在室日数が減少している．
- kinetic bed（持続的体位変換）は，体位変換や体位排痰法の必要な症例に有用であり，脊柱アライメントの保持やX線撮影が簡単に行える．2時間ごとの体位変換とkinetic bedを比較すると，kinetic bedのほうが，肺合併症だけでなく，下腿の血栓形成の予防にも有効である．
- 無気肺と粘液栓痰のある脊髄損傷には，集中的な呼吸理学療法，アセチルシステイン（喀痰溶解薬）と気管支拡張薬の吸入，咳の介助が重要である．咳の介助は，下部胸郭と腹部を同時に圧縮するか，握りこぶしで腹部を突き上げたり，Cough assist™を使用する（p.52参照）．経口・経鼻吸引では咳を誘発させ同時に腹部を圧迫する（p.129参照）．
- 頸髄損傷※では，自律神経障害があり，胸部交感神経節より高位損傷のため，胸腔内臓器は迷走神経優位となる．そのため，徐脈，気管支攣縮，肺水腫をきたしやすい．急速な体位変換や吸引で，血行動態の変動や心停止をきたすことがあるので注意が必要である．
- 絶対安静で体位変換が制限されることによる2次的合併症として，荷重側肺障害が発症する．その予防には，左右40°の側臥位やkinetic bedなどで可能な範囲での体位変換と下側肺の呼吸音の確認が重要である．スクイージングはハローベストのなかに手を挿入し，バギングと併用すると有効である．

※頸髄損傷の疫学：呼吸器合併症は受傷後3カ月間の死因の第1位であり，予後決定因子は年齢，損傷部位，肺活量の回復程度，合併症の有無である．61歳以上の高齢者と若年者を比較すると高齢者に2.1倍の肺炎，5.6倍の肺梗塞，2.1倍の人工呼吸器離脱困難が報告されている[99]．

● **Care level 1** 技術の習得なしに容易に行える．あるいは機器は必要としない．

対象・介入方法	結果	評価・考察
【集中的呼吸理学療法の有効性】 脊髄損傷の14例 ➡気管切開を受けた7例（1群）と重症度が同じで気管切開を受けていない7例（2群）の症例対照研究[100]	2群の7例中5例は，夜間オンコールでの呼吸理学療法を受け（平均で5回/3夜），1群に比べ，有意にICU在室日数が減少した．ただし，両群とも呼吸理学療法を受けた回数は同じである．	● Grade B, Level II 早期に抜管と集中的な呼吸理学療法を施行することにより，気管切開が減少し，ICU在室日数が減少する．
【集中的呼吸理学療法の有効性】 無気肺と粘液栓痰のある脊髄損傷の1例 ➡症例報告[101]	この症例は，発熱，敗血症，急性腎不全があり，左肺は完全に虚脱しており，軽度の呼吸窮迫症状であった．集中的な呼吸理学療法とアセチルシステイン（喀痰溶解薬）と気管支拡張薬の吸入を施行し，無気肺が改善した．その後は咳の介助を続けた．	● Grade B, Level III 無気肺と粘液栓痰のある脊髄損傷には，集中的な呼吸理学療法を施行し，喀痰溶解薬と気管支拡張薬の吸入，咳の介助が重要である．

● **Care level 2** 簡単な技術の習得で行える．あるいは一般的な機器が必要となる．

該当するものなし

● **Care level 3** 熟練した技術の習得が必要である．あるいは特殊な機器が必要となる．

対象・介入方法	結果	評価・考察
【kinetic bedの有効性】 急性脊髄損傷の17例 ➡kinetic bed 9例（1群）と2時間ごとの体位変換8例（2群）のRCT[102]	看護ケアの時間は，1群では130時間，2群では115時間であり，有意な差を認めなかった．	● Grade B, Level I 看護ケアの時間に有意な差を認めないが，kinetic bedは脊柱アライメントの保持やX線撮影が簡単に行える．kinetic bedは，体位変換や体位排痰法の必要な症例には有用である．
【Kinetic bedの有効性】 脊髄損傷の15例 ➡2時間ごとの45°の側臥位への体位変換5例（1群）とKinetic bed 10例（2群）のRCT[103]	下腿の血栓形成は，1群では5例中4例の発症（近位と遠位），2群では10例中1例の発症（近位と遠位）と2群間に差を認めた．	● Grade B, Level I Kinetic bedの有効性は認められるが，症例数が限られており，結論づけるには大規模RCTが必要である．
【横隔膜ペーシングの有効性】 横隔膜ペーシングを用いた脊髄損傷の5例 ➡3〜34カ月（平均23カ月）のフォローアップ[104]	横隔膜ペーシングは，頸部の横隔神経刺激（1秒の漸増，2秒のオン，3秒のオフ，パルス幅150マイクロ秒，周波数21Hz，振幅は$PaCO_2$を40mmHgに維持）を用いた．脊髄損傷の中枢性低換気に対する横隔膜ペーシングは，全例において合併症もなく有効な換気を維持していた．	● GradeB, Level II 脊髄損傷の中枢性低換気に対する横隔膜ペーシングは，合併症もなく有効である．

システマティックレビュー・メタ分析による呼吸理学療法のエビデンス

多くの論文・文献を踏まえて筆者が推奨する事項や留意事項は次に示すとおりである.

- 体位排痰法における呼吸機能の改善に関するほとんどの論文は，COPD（慢性閉塞性肺疾患）や嚢胞性肺線維症を対象とした論文で，サンプルサイズが小さく，方法論も貧弱で有効性については，十分に結論づけられない.
- 急性肺障害に関しては筆者のメタ分析の結果や多くの報告から，従来の伝統的な体位排痰法（無理な排痰体位〈頭低位〉やパーカッション）は，酸素化の低下，気管支攣縮，不整脈や血行動態の変動を起こすので禁止すべきであり，体位変換や修正した排痰体位とスクイージングを用いるべきである．伝統的な体位排痰法は，新生児，小児，人工呼吸中，喘息発作，COPDの急性増悪には用いるべきでない.
- 心臓外科術後は，早期離床，早期抜管に努めるべきである．上腹部術後は呼吸練習やインセンティブ・スパイロメトリー（IS）などの肺の膨らまし療法を用いるべきである.
- 喘息やCOPDなどの慢性呼吸不全においては，安定期には排痰体位にパーカッション，バイブレーション，シェイキングを併用する意義はなく，パーカッションは酸素化を低下させ，気管支攣縮を起こすこともある．急性増悪時には用いるべきでない．しかし，咳やハフィングは併用すべきである.
- 最近の報告では，排痰体位に関しては，慢性呼吸不全の安定期では，上気道感染症状，抗生物質投与期間，胸部X線所見，呼吸機能からみて，頭低位は用いるべきでない[105]．また，解剖学的に気管支の走行から排痰体位を再検討してみると，修正した排痰体位の併用により十分に全肺区域からの排痰が可能であることがわかってきた[106]．換気補助に関しては，排痰量を増やさないが，体位排痰法による呼吸筋疲労を助けることが示唆されており，非侵襲的陽圧換気（NPPV）と体位排痰法の併用は有効である可能性が高いが，現在のところ結論づけられない[107].

これらのことから，体位排痰法には侵襲の少ないスクイージングを用いることを推奨する．以下に体位排痰法を含めた呼吸理学療法のシステマティックレビューとメタ分析を紹介する（p.9参照）.

〔システマティックレビューによる呼吸理学療法のエビデンス〕

対象	結果（評価）
COPDと気管支拡張症への体位排痰法の有効性[108] ➡7論文（126例）を分析	・肺の痰やエアロゾルを清浄化する効果（51例）はあるようだが，呼吸機能は改善させない（120例）．（表1の1，B，I） ※死亡率，罹病率に関連した臨床的なアウトカムを出すには大規模なRCTが必要である.
COPDの急性増悪への体位排痰法の有効性[109]	・COPDの急性増悪時の体位排痰法では，換気－血流のミスマッチングを起こす．特に，パーカッションを含む体位排痰法は，修正した方法を考えなければならない．（1，D，I）
嚢胞性肺線維症への体位排痰法の有効性[110] ➡123文献のなかの6つの短期間のクロスオーバー試験を分析	・短期間の効果としては気道クリアランスには有効であると思われるが，長期間の効果の報告はない．十分なエビデンスを結論づける論文がない．（1，B，I）
嚢胞性肺線維症への呼気陽圧（PEP）の有効性[111] ➡33文献429例を分析	・嚢胞性肺線維症に対するPEPは，その他の体位排痰法に比較してより有効であるかどうかは結論づけられない．（2，C，I）
嚢胞性肺線維症へのNPPVと体位排痰法併用の有効性[112] ➡3文献（62例）を分析	・嚢胞性肺線維症に対するNPPVと体位排痰法の併用は，排痰量や肺機能の改善に有効であるとはいえない．2論文（19例）を対象にした夜間のNPPVは症例数が少なく結論づけられないが，中等度から重度の症例では酸素療法のみよりNPPVとの併用が有効であろう．（2，B，I）

対象	結果（評価）
ICUにおける呼吸理学療法の有効性[113] ➡82文献を分析	【強い根拠のあるもの】 ・kinetic bed※は肺合併症の発生を予防する（3，B，Ⅰ）． ・血行動態のモニタリングが必須である（2，A，Ⅱ）． ・呼吸理学療法施行前の鎮静は血行動態や代謝の悪化を予防することができる（2，B，Ⅱ）． ・吸引に伴う低酸素血症の予防には実施前の酸素化，鎮静，安全が必要である（2，B，Ⅱ）． ・体位排痰法は急性大葉性無気肺に有効である（1，A，Ⅰ）． ・腹臥位は急性呼吸不全やARDS※に有効である（1，B，Ⅰ）． ・患側上の側臥位は一側肺障害の酸素化を改善させる（1，B，Ⅰ）． 【中等度の根拠のあるもの】 ・呼吸理学療法による合併症を避けるため，頭蓋内圧，脳灌流圧をモニターすべきである（3，B，Ⅱ）． ・バギングは呼吸機能を短時間改善させるが，血行動態，気道内圧，1回換気量をモニターすべきである（2，B，Ⅱ）． ・包括的な呼吸理学療法は呼吸機能を短時間改善させる（2，B，Ⅱ）． 【弱い根拠か不明のもの※】 ・看護ケアとルーチンな呼吸理学療法の併用は肺合併症を予防させるか否かわからない（2，C，Ⅱ）． ・呼吸理学療法はICUでみられる肺病変（肺炎，呼吸器感染症，慢性呼吸不全の急性増悪，ARDSなど）の治療に有効か不明である（1，C，Ⅱ）． ・呼吸理学療法はウィーニング，ICU在室期間，入院期間，死亡率，罹病率を改善させるか不明である（1，C，Ⅱ）． ・体位変換，パーカッション，バイブレーション，早期離床，吸引はICU患者に有効な呼吸理学療法の構成要素であるかどうかわからない（2，C，Ⅱ）． ・四肢の運動はICU患者の関節可動域や軟部組織の制限を予防し，筋力や筋機能を改善させるかどうかわからない（2，C，Ⅱ）． ※注意点：この論文はEBMではなくNBM（患者が語る病気の体験の「物語」から病の文脈を理解し，抱えている問題に全人的にアプローチするnarrative-based medicine）であり，強い根拠と中等度の根拠のあるものに関してはよいが，弱い根拠か不明のものとして述べているものは筆者の報告とは異なっている．看護ケアとルーチンな呼吸理学療法の併用で肺合併症は改善し，ICUでみられる肺病変では肺炎・慢性呼吸不全の急性増悪に関しても呼吸理学療法は有効で，ウィーニング，ICU在室期間，入院期間は有意に改善する[33, 114-5]．
人工呼吸中の小児への体位排痰法の有効性[116] ➡36文献を分析	・6歳以下の小児ではクロージングキャパシティ（CC）が機能的残気量（FRC）を超えているので，肺が虚脱しやすい（1，D，Ⅱ）． ・胸郭コンプライアンス/肺コンプライアンスが大きいため，パーカッションやバイブレーションにより肺が虚脱しやすい（1，D，Ⅱ）． ・体位排痰法の合併症として，無気肺，胃-食道逆流，頭蓋内圧の上昇，頭蓋内出血があげられ，有効であるとはいいがたい（1，D，Ⅱ）．
小児への体位排痰法の有効性[117] ➡49文献を分析	・細気管支炎に関しては，RCTの結果では有効でない（1，D，Ⅰ）． ・急性喘息重篤発作においては呼吸機能の改善はない（1，D，Ⅱ）． ・無気肺に関しては，吸引だけよりも排痰体位と排痰手技の併用が有効である（2，B，Ⅱ）． ・心臓外科術後の呼吸理学療法はルーチンに行うべきでなく，適応症例を選べば，酸素化と血行動態の改善を期待できる（2，C，Ⅱ）． ・肺炎に関しては，RCTの結果では有効でない．排痰体位は換気血流比に有効であるが，排痰手技は浸潤陰影がある場合には有効でない（1，D，Ⅰ）． ・気管内異物には気管支鏡と体位排痰法の併用が有効である（3，B，Ⅱ）．

※kinetic bed：持続的体位変換，ARDS：急性呼吸窮迫症候群

対象	結果（評価）
外科術前・術後の呼吸理学療法の有効性[118] ➡24文献を分析	【上腹部手術に関するもの】 ・上腹部術後の呼吸理学療法は酸素化と肺容量を改善させるため，肺合併症の予防に推奨する（1，B，Ⅰ）． ・上腹部術後に呼吸練習を行うことを推奨する（1，B，Ⅰ）． ・上腹部術後の肺合併症の予防に，呼吸理学療法にIPPB※を付加することは推奨しない（2，D，Ⅰ）． ・上腹部術後の肺合併症の予防にIPPBのみを使用することを推奨する（2，B，Ⅰ）． ・TENS（経皮的電気刺激）は上腹部術後の痛みの緩和には有効であるが（2，B，Ⅰ），心臓外科術後は副作用があるため推奨しない（2，D，Ⅰ）． ・呼吸器疾患のない症例の上腹部手術では，術前・術後の呼吸理学療法を施行するかどうかは臨床判断が必要である（2，C，Ⅰ）． 【心臓外科手術】 ・小児の心臓外科術後の呼吸練習，咳，吸引時に，排痰体位，パーカッション，バイブレーションを追加することは，無気肺を引き起こす危険性があるため推奨しない（1，D，Ⅰ）． ・心臓外科手術前2〜4週間は吸気筋トレーニングを行うことを推奨する（2，B，Ⅰ）． 【その他の外科手術に関するもの】 ・下腹部術後の肺合併症の予防には，呼吸理学療法は推奨しない（1，D，Ⅰ）． ・上腹部外科，心臓外科，肺外科，食道外科後の肺合併症の予防に，IS※と腹式呼吸，ISと呼吸理学療法の併用は推奨しない（2，D，Ⅰ）． ・上腹部外科，心臓外科，肺外科術後は肺合併症の予防に，呼吸理学療法に呼気陽圧（PEP）や吸気抵抗を付加する意味はない（2，D，Ⅰ）． ・上腹部および心臓外科術後の肺合併症の予防にISあるいはIPPBを推奨する（2，B，Ⅰ）． ・上腹部手術や心臓外科手術の肺合併症の予防に，ISか呼吸理学療法のどちらかを選択するかについては臨床判断が必要である（2，C，Ⅰ）． ・上腹部術後，心臓外科術後に用いるISの種類を選択するには，臨床判断が必要である（2，C，Ⅰ）．
心臓外科術後の予防的呼吸理学療法の有効性[119] ➡18文献（1,457例）を分析	・無気肺（15〜98%），肺炎（0〜20%）が発症し，IS（8文献），CPAP※（5文献），IPPB（3文献），呼吸理学療法（13文献）においては合併症，酸素化や呼吸機能の改善の差を認めなかった（2，B，Ⅰ）． ・術後は，PaO_2/FIO_2 212〜329Torr，肺活量（術前に比べて）37〜72%，1秒率（術前に比べて）34〜72%であった．呼吸理学療法の合併症としては酸素飽和度の低下（4%），頻脈（1%）を認めた（2，B，Ⅰ）． ・呼吸理学療法は心臓外科術後の肺合併症の予防に有効であるとの結論は見出せなかった（2，C，Ⅰ）． ※医療費および1日の治療時間：ISで6ユーロ，30分，CPAPで27ユーロ，120分，IPPBで20ユーロ，90分，呼吸理学療法で10ユーロ，45分であった．
人工呼吸器関連肺炎（VAP）への予防的呼吸理学療法の有効性[120] ➡55文献を分析	・45°のセミファーラー位（2論文）は，VAPの発症を低下させるので推奨する（1，B，Ⅰ）． ・体位排痰法（3論文）はVAPの発症を低下させるかもしれないが，方法論の制限があり，普遍的な施行は推奨しない（1，C，Ⅱ）． ・腹臥位（2論文）はVAPの発症を低下させるかもしれないが，方法論の制限があり，普遍的な施行は推奨しない（1，C，Ⅱ）． ・kinetic bed（5論文）はVAPの発症を低下させ，その使用を推奨するが，費用を考慮すべきである（3，B，Ⅰ）．

※IPPB：間欠的陽圧呼吸，IS：インセンティブ・スパイロメトリー，CPAP：持続的気道内陽圧

対象	結果（評価）
喘息への呼吸練習の有効性[121] ➡5文献を分析	・106例を対象とした研究があり，呼吸練習により最大呼気流量が増大し，気管支拡張薬の使用頻度が低下した（1，C，Ⅰ）． ※サンプルサイズが小さく，呼吸練習の効果を結論づけるには十分でない．また，英国呼吸器学会のガイドラインでは呼吸練習は推奨していない[122]
バイブレータの有効性[123] ➡17文献を分析	・ほとんどの論文はCOPD※や嚢胞性肺線維症を対象としており，サンプルサイズが小さく，方法論も貧弱で有効性については結論づけられない．（2，B，Ⅰ） ※100Hzでは呼吸困難が改善し，1回換気量が増加する．10～15Hzでは，痰の移動に有効とされているが，システマティックレビューでは，周波数60Hz以下のものが多いため，今後のRCTが必要である．
慢性気管支炎における喀痰溶解薬（N-アセチルシステイン）の有効性[124] ➡39文献（2,011例）を分析	・12～24週間の喀痰溶解薬の経口投与は，重大な副作用もなく，急性増悪を減少させる．（1，B，Ⅰ） ※呼吸理学療法のエビデンスではないが，施行する際に参考となるため掲載した．
慢性気管支炎とCOPDに対する喀痰溶解薬の有効性[125] ➡22文献を分析	・喀痰溶解薬の経口投与は，急性増悪を29％低下させる．急性増悪は2.7回/年である．喀痰溶解薬による副作用や呼吸機能の低下はない．また，喀痰溶解薬の使用は抗菌薬の使用期間や治療期間を短縮させる．（1，B，Ⅰ） ※呼吸理学療法のエビデンスではないが，施行する際に参考となるため掲載した．
COPDの急性増悪に対する呼吸理学療法の有効性[126] ➡129文献を分析	・体位排痰法に関して，RCT3論文と観察研究1論文があった．いずれも妥当性は低いが，パーカッションは有効でなく，1秒量，努力性肺活量を低下させる．（1，D，Ⅰ） ・喀痰溶解薬に関しては，RCT5論文のうち2論文は有効性を示唆しているが，いずれも妥当性は低く，有効であるとはいえない．（1，D，Ⅰ） ・NPPVは，RCT3論文と観察研究1論文があるが，挿管の危険性を回避させ，動脈血液ガス，呼吸不全や生存率を改善させる．（2，B，Ⅰ）
COPDの急性増悪に対する体位排痰法の有効性[127] ➡9文献を分析	・急性増悪時のパーカッションは，1秒量を有意に低下させ，排痰体位は困難なことが多かった．喀痰溶解薬による有効性はなく，酸素療法は呼吸不全の危険性を増加させた．COPDの急性増悪時の体位排痰法は有効でない．（1，D，Ⅰ）
肺合併症へのIS※の有効性[128] ➡46文献を分析	・上腹部術後のISの有効性に関する報告では，そのアウトカムを改善させたとする報告が多かった．批判的吟味を行った35論文のうち，心臓外科および腹部外科の10論文は有効性を支持していないが，18の論文には有効性が認められ，うち7論文はISを支持している．（2，B，Ⅰ） ※上腹部術後はなにもしないよりは，IS，呼吸訓練，IPPB※を行ったほうが肺合併症は減少し，その効果は同程度である．
体位排痰法の有効性[129] ➡184文献を分析	・体位排痰法では痰の喀出量は増加する（12論文中6論文が増加）．（1，B，Ⅰ） ・排痰体位にパーカッションを併用しても喀痰量には差がない（10論文中1論文が有効）．（1，D，Ⅰ） ・体位排痰法は1秒量を改善させない（8論文中2論文が改善）．（1，D，Ⅰ） ・体位排痰法は，放射線エアゾルによる気道クリアランスを改善させる（7論文中5論文が改善）．（2，B，Ⅰ）

※COPD：慢性閉塞性肺疾患，NPPV：非侵襲的陽圧換気，IS：インセンティブ・スパイロメトリー，IPPB：間欠的陽圧呼吸

〔メタ分析による呼吸理学療法のエビデンス〕

筆者はMEDLINE，CINAHLを用いて1966〜2002年5月までの呼吸理学療法の有効性に関する文献を探索し，メタ分析を行った（p.9参照）．得られた2,000以上の文献から，術後呼吸不全および急性呼吸不全に関する52文献，新生児に関する34文献，慢性呼吸不全に関する48文献を選択して分析した．また，kinetic bed※，体位排痰法，早期抜管の有効性に関するメタ分析も紹介する．

ここでいう体位排痰法は，従来の伝統的な体位排痰法である無理な排痰体位（頭低位）・パーカッション・バイブレーションの併用のことである．

対象	結果（評価）
術後呼吸不全および急性呼吸不全に関する呼吸理学療法の有効性（52文献）	・体位排痰法は術後肺合併症に対して有効とはいえない（1，D，I）．→OR：0.80, 95%CI：0.57〜1.13（6文献；287/303例） ・急性呼吸不全に対する体位排痰法は酸素化を低下させる（1，D，I）→ES：−0.25, 95%CI：−0.50〜−0.01（7文献；139/139例）． ・呼吸理学療法の方法論の違いにおける有効性 ① なにもしないよりは腹式呼吸（OR：0.20, 95%CI：0.11〜0.36. 2文献；110/128例）かIS※（OR：0.41, 95%CI：0.25〜0.68. 5文献；174/168例）が有効である（2，B，I）． ② 早期離床はなにもしない群と比べて差はない（1，C，I）．→OR：0.88, 95%CI：0.44〜1.77（2文献；63/63例） ③ 体位排痰法よりもCPAP※が有効である（2，B，I）．→OR：0.49, 95%CI：0.28〜0.87（5文献；108/95例） ④ 体位排痰法とIS，PEP※の差はない（2，C，I）． ⑤ ISと腹式呼吸，ISとIPPB※の差はない（2，C，I）． ⑥ PEPと体位排痰法，PEPとCPAP，PEPと吸気抵抗の併用の差はない（2，C，I）． ・包括的な呼吸理学療法は術後肺合併症を改善させる（2，B，I）→OR：0.02, 95%CI：0.16〜0.30（4文献；828/1,077例）． ・包括的な呼吸理学療法は在院期間を短縮させる（2，B，I）→ES：−0.63, 95%CI：−0.73〜−0.52（4文献；675/915例）． ・体位排痰法，早期離床は入院期間を短縮させないが，ISは短縮させる（2，B，I）→ES：−0.32, 95%CI：−0.53〜−0.12（2文献；127/133例）．
新生児に対する呼吸理学療法の有効性（34文献）	・体位排痰法は痰の喀出量を増加させる（2，B，I）→ES：0.82, 95%CI：0.47〜1.18（3文献；68/68例）． ・排痰法に伴う低酸素血症は酸素供給で改善する（2，B，I）→ES：1.76, 95%CI：1.15〜2.37（2文献；29/29例）． ・体位排痰法で脳障害の頻度は増加しない（2，C，I）→OR：0.68, 95%CI：0.37〜1.25（3文献；120/152例）． ・体位排痰法は，抜管後の無気肺の予防には有効でない（2，D，I）→OR：0.90, 95%CI：0.57〜1.46（3文献；221/225例）． ・体位排痰法は酸素化を改善させない（2，D，I）→ES：−0.07, 95%CI：−0.42〜0.2（5文献；94/94例）．

※kinetic bed：持続的体位変換，IS：インセンティブ・スパイロメトリー，CPAP：持続的気道内陽圧，PEP：呼気陽圧，IPPB：間欠的陽圧呼吸

対象	結果（評価）
慢性呼吸不全に対する呼吸理学療法の有効性（48文献）	・体位排痰法では痰の喀出量が多くなる（1，B，Ⅰ）→ES：1.75，95%CI：1.31〜2.19（6文献；60/60例）． ・体位排痰法により気道クリアランスは改善するが（ES：1.92，95%CI：1.41〜2.439．5文献；38/38例），1秒量は改善しない（1，B，Ⅰ）． ・排痰体位にパーカッションおよびバイブレーションを加えても排痰体位のみと差はない（1，D，Ⅰ）→ES：0.02，95%CI：−0.29〜0.33（8文献；91/91例）． ・体位排痰法とその他の方法の比較 ①体位排痰法よりも，フラッター弁（ES：−0.62，95%CI：−0.89〜−0.37．8文献；168/119例），体位排痰法と吸入の併用（ES：−1.46，95%CI：−2.19〜−0.74．2文献；20/20例），HFCC：高頻度胸壁圧迫法（ES：−0.58，95%CI：−1.00〜−0.17．3文献；109/48例）のほうが有効である（2，B，Ⅰ）． ②体位排痰法と，PEP※（ES：−0.06，95%CI：−0.30〜0.18．10文献；262/262例），ハフィングおよび咳（ES：−0.20，95%CI：−0.47〜0.07．8文献；118/117例），運動療法（ES：0.10，95%CI：−0.33〜0.53），AD※（ES：−0.16，95%CI：−0.77〜0.45．3文献，27/27例），IPV™：肺内軽打換気法（ES：−0.33，95%CI：−0.88〜0.21．3文献；27/27例），ACBT※（ES：−0.16，95%CI：−0.77〜0.45．3文献，27/27例）の差はない（2，C，Ⅰ）． ・徒手によるパーカッションと機械によるパーカッションでは差はない（2，C，Ⅰ）→ES：−0.06，95%CI：−0.54〜0.42（3文献，34/32例）．
人工呼吸中の肺合併症に対するkinetic bedの有効性[130]（6文献，419例）	・kinetic bedは，肺合併症（肺炎〈5文献 $p<0.002$〉，無気肺〈2文献 $p<0.026$〉）を減少，挿管〈4文献 $p<0.033$〉およびICUの在室期間〈3文献 $p<0.019$〉を短縮させたが，死亡率，入院日数には影響を及ぼさず，ARDS※や敗血症の患者には無効であった．（3，B，Ⅰ） ※kinetic bedは肺炎，無気肺には有効である．疾患に応じて選択する必要がある．
嚢胞性肺線維症に対する体位排痰法の有効性[131]（15論文，475例）	・体位排痰法とその他の気道クリアランス法の比較を，呼吸機能，年間在院期間からみると差はない．長期的な効果としては，急性増悪を減少させる．10論文は自己喀痰法を採用している．（2，C，Ⅰ）→1秒量にて，体位排痰法とPEPがES：−0.08，95%CI：−1.45〜1.62，体位排痰法とACBTがES：−0.80，95%CI：−5.79〜−7.39，体位排痰法とADがES：−1.81，95% CI：−2.52〜−6.14．
成人で心臓外科術後への早期抜管の有効性[132]（6論文）	・早期離床と通常の離床の比較では，相対リスク比からみると，ICU死亡率，30日死亡率，心筋虚血，24時間再挿管率において差を認めない．しかし，早期離床はICU在室時間を7.02時間（−7.42〜−6.61），在院日数を1.08日（−1.35〜−0.82）短縮させる．（1，B，Ⅰ）
新生児の抜管後の体位排痰法の有効性[133] ➡2文献を分析	・人工呼吸管理中の新生児において，抜管後の体位排痰法は無気肺の予防や改善には有効でないが，1〜2時間ごとの体位排痰法は再挿管の頻度を有意に低下させる．（2，C，Ⅰ）→RR 0.32（95%CI：0.13〜0.82）

※PEP：呼気陽圧，AD：自原性排痰法，ACBT：自動周期呼吸法，ARDS：急性呼吸窮迫症候群

第3章

呼吸器の解剖とメカニズム

1 気道の構成と機能

上気道の構成と機能

上気道は鼻腔，口腔，咽頭（および喉頭）から構成される（図1）．その機能は，気管や肺に異物が入らないように防御するとともに，吸入気を加温・加湿し，喀痰の排泄を容易にすることである．

吸入気の加温・加湿

吸入された空気は，鼻咽頭に達するまでに相対湿度*75～80％になり，約34℃まで温められる．この湿度と温度は喀痰排泄をスムーズに行うためのよい条件となる．

咽頭の分類

鼻腔と口腔の後ろの空間を咽頭という．

咽頭は図1に示すように鼻咽頭，口咽頭，喉頭咽頭（下咽頭）の3つの部位に分けられる．

リンパ組織の集まる咽頭扁桃，口蓋扁桃，舌扁桃は，口峡を取り巻く輪を作っているので，ワルダイエル咽頭輪とよばれている．

喉頭の分類と働き

喉頭は，解剖学的には下気道と考えられるが，機能的には上気道に分類される．

喉頭の開口部が声門で，甲状軟骨，喉頭蓋などからなる．嚥下時には，括約筋の収縮により喉頭蓋が声門に蓋をして，食物の気管への侵入を防ぐ

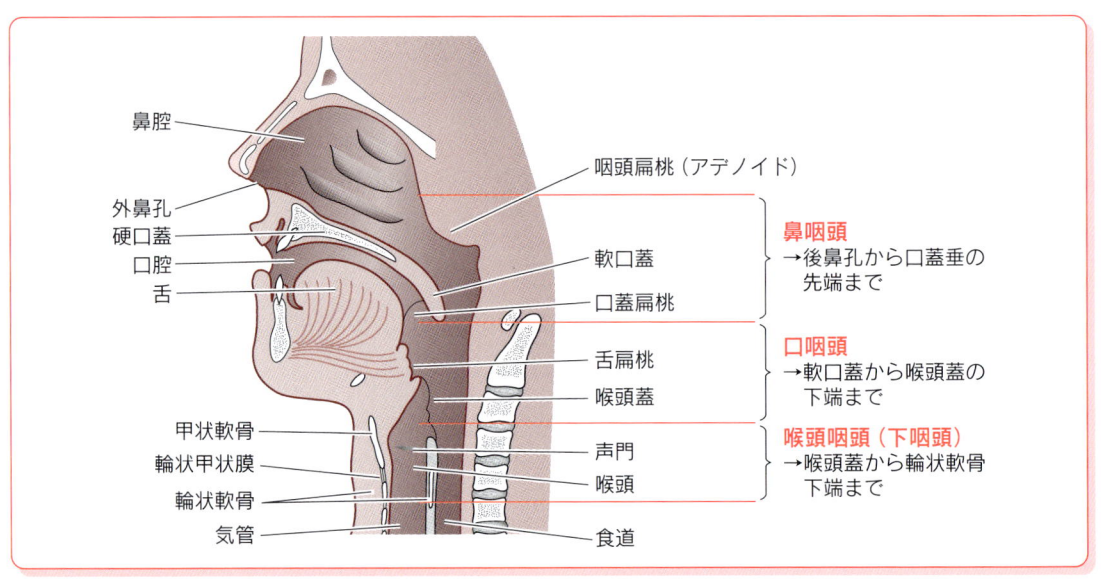

図1　上気道の構成

＊**相対湿度**：ある温度下において，実際に存在している水蒸気量/飽和水蒸気量×100で表される．

働きをする．
　また，気管に異物が侵入すると，声門と喉頭蓋が喉頭で気道を閉鎖し，咳を発生させる．昏睡患者では，気管内吸引の刺激で反射性の収縮を起こし，咳を誘発させることがある．

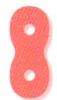

下気道の構成と機能

　下気道は喉頭に続き，気管，主気管支，葉気管支，区域気管支，亜区域気管支，小気管支，細気管支，終末細気管支，呼吸細気管支，肺胞管，肺胞嚢，肺胞へと続く（図2）．
　機能的には，はじめの15分岐（気管から終末細気管支まで）は空気の導管であるので気管・気管支系に分類され，それに続く7分岐（呼吸細気管支から肺胞まで）はガス交換を行うので肺実質系に分類される．

解剖学的死腔の働き

　上気道から終末細気管支までは空気が出入りする導管であり，ガス交換には直接かかわらないので解剖学的死腔とよばれる．これらの気管・気管支の働きは，平滑筋の収縮と弛緩により，気道の内腔を変化させ，空気の流量を調節する．
　吸気時には平滑筋が弛緩し気道は大きくなり，呼気時には平滑筋が収縮するので気道が狭くなる．

Column

加温・加湿の原理

　乾燥ガスを吸入すると，①気管・気管支の上皮細胞の損傷，②線毛運動の障害，③喀痰の粘稠化をきたす．そのため吸入された空気は，鼻咽頭に達するまでに加温・加湿されることは本文（p.38）で述べた．ここでは基本的な加温・加湿の原理を例題をもとに確かめてみたい．

●例題

　温度21℃で密閉したビン1lに，水9mgあるとすると，絶対湿度は9mg/lである．空気の温度が変化しても絶対湿度9mg/lは変わらない．
　下表より温度21℃の飽和水蒸気量は18.3mg/lなので，相対湿度は「約50％」ということになる．

・絶対湿度（absolute humidity：AH，g/m^{3}またはmg/l）：実際に存在している水蒸気の量
・相対湿度（relative humidity：RH，％）：ある温度下において，
　（［実際に存在している水蒸気量］／［飽和水蒸気量］）×100 で表す．

飽和水蒸気量

温度（℃）	飽和水蒸気量(mg/l)	温度（℃）	飽和水蒸気量(mg/l)
20	17.3	31	32.1
21	18.3	32	33.4
22	19.4	33	35.7
23	20.6	34	37.6
24	21.8	35	39.6
25	23.1	36	41.8
26	24.4	37	44.0
27	25.8	38	46.3
28	27.2	39	48.7
29	28.8	40	51.1
30	30.4		

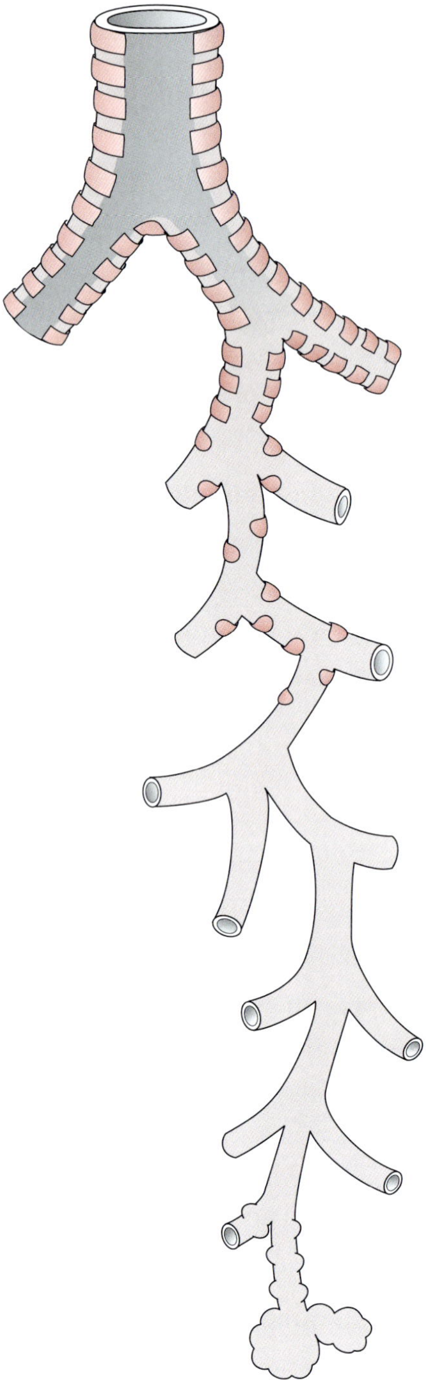

気道分岐	気道	内径	肺区分
0	気管	20mm	
1	主気管支	10mm	肺
2	葉気管支	5〜7mm	肺葉
3	区域気管支	4mm	区域
4	亜区域気管支	3mm	亜区域
5〜9	小気管支	1〜3mm	小葉
10〜13	細気管支	1mm	小葉
14〜15	終末細気管支	0.5mm	小葉
15〜16	呼吸細気管支	0.3mm	細葉
16〜18	肺胞管	0.1mm	細葉
19〜23	肺胞嚢		細葉
23〜24	肺胞		細葉

気管・気管支系(導管部)

肺実質系(呼吸部)

図2 下気道の構成

構成図

気管・気管支の断面
- 粘液層
- 線毛
- 線毛細胞
- 杯細胞
- 基底膜
- 平滑筋
- 粘膜下分泌腺
- 軟骨

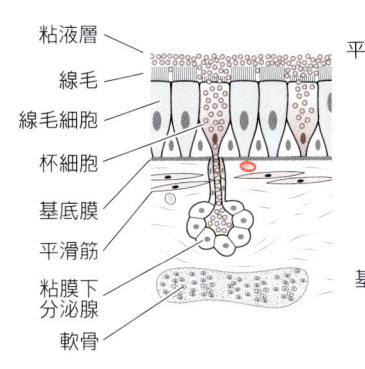

気管の横断面
- 血管 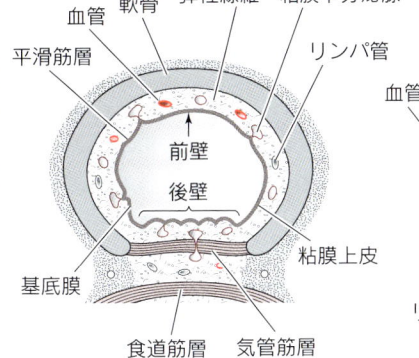
- 軟骨
- 弾性線維
- 粘膜下分泌腺
- 平滑筋層
- リンパ管
- 前壁
- 後壁
- 基底膜
- 粘膜上皮
- 食道筋層
- 気管筋層

気管支の横断面
- 肺胞 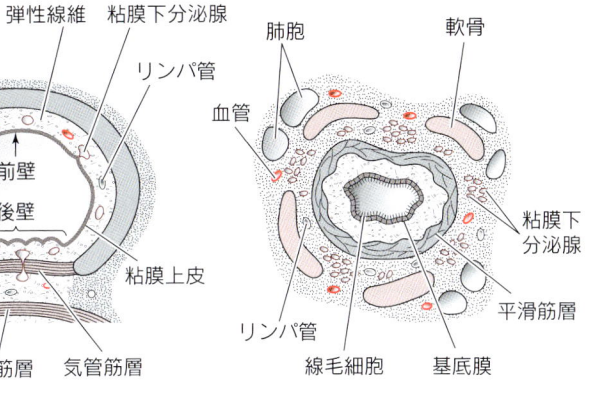
- 軟骨
- 血管
- 粘膜下分泌腺
- 平滑筋層
- リンパ管
- 線毛細胞
- 基底膜

細気管支の断面
- クララ細胞（無線毛細胞） 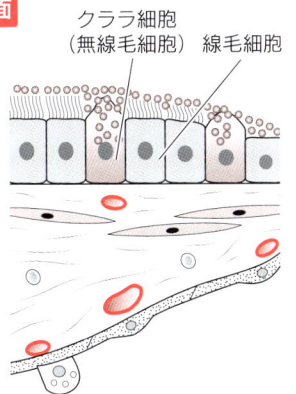
- 線毛細胞

細気管支の横断面
- 平滑筋
- 血管
- 線毛細胞
- 肺胞
- 基底膜

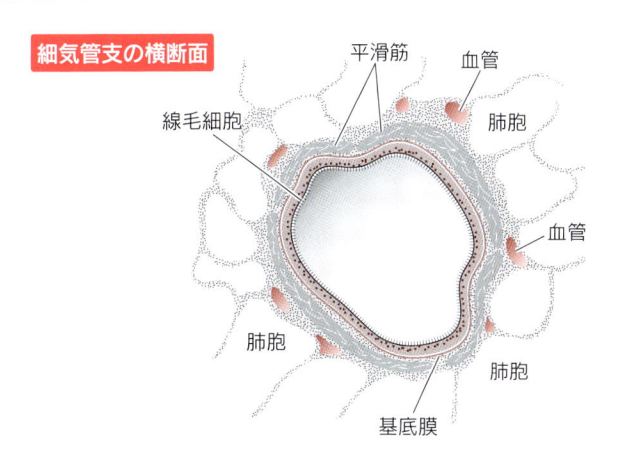

肺胞の断面
- II型肺胞上皮細胞
- I型肺胞上皮細胞
- 線維芽細胞
- 膠原線維
- 内皮細胞
- 赤血球

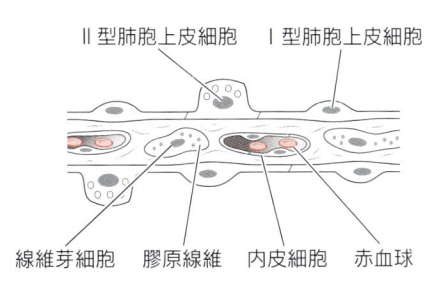

肺胞嚢の断面
- 肺胞道
- 肺胞
- 肺胞嚢
- コーン(Kohn)孔

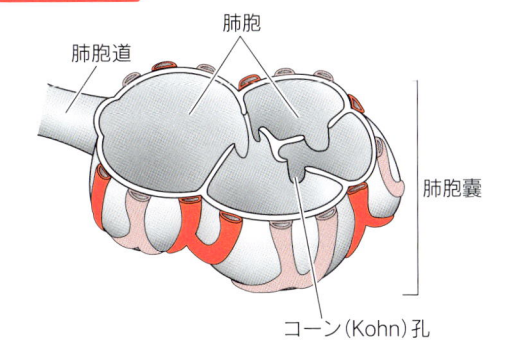

2 気管・気管支の構成と機能

気管の構成

気管の直径は成人で1.5～2.5cm，長さは10～13cm，部位は第6～7頸椎から第4～5胸椎（前方では胸骨角）で，気管分岐部に至る（**図3**）．

気管の前壁は16～20個の馬蹄形のC字型の軟骨からなり，食道に接する後壁には軟骨はなく，平滑筋と結合組織からなる（**図2**）．

気管の横断面は，軟骨の周囲から気道の内腔に向かって，リンパ管，血管，粘膜下分泌腺，そして平滑筋，基底膜，粘膜上皮へと至り，気道内腔に達する（**図2**）．

葉気管支より末梢に向かうと軟骨が散在性に存在し，小気管支までは存在するが，細気管支より末梢の気管支には軟骨は存在しない（**表1**）．

気管支の構成

主気管支

主気管支の直径は約1cmで，右主気管支は上葉気管支，中葉気管支，下葉気管支の3葉に分かれ，左主気管支は上葉気管支，下葉気管支の2葉に分かれる（**図3**）．

成人の場合，右主気管支は25°の角度で分岐し，長さは2～3cmと太く短い．上大静脈と肺動静脈の後ろに位置する．左主気管支は45°（40°～60°）で分岐し，長さは5～6cmと細く長く，食道と大動脈の前，肺動静脈の間にある．

異物は分岐角度が鋭い右主気管支に入りやすいため，右肺で誤嚥が起こりやすい．吸引チューブが入りにくい左肺では無気肺が多くなる．

葉気管支

右上葉気管支は3区域支（B^1, B^2, B^3）に，右中葉気管支は2区域支（B^4, B^5）に，右下葉気管支は5区域支（B^6, B^7, B^8, B^9, B^{10}）に，左上葉気管支は4区域支（B^{1+2}, B^3, B^4, B^5）に，左下葉気管支は4区域支（B^6, B^8, B^9, B^{10}）に分岐する（**図4**）．

各区域気管支は，同一番号の肺区域を支配する．この肺区域は，体位排痰法施行時に重要である．**図5**に示した「気管支体操」を覚えると理解しやすい．

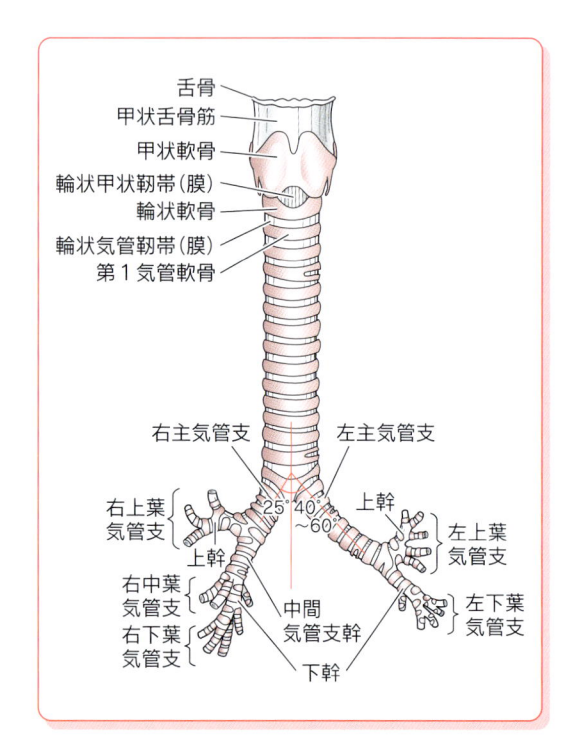

図3 喉頭から気管支の構成

表1 気管とその分枝の構造

区分		線毛細胞	粘膜下分泌腺	軟骨	平滑筋	弾性線維	杯細胞	肺胞
気管・気管支系	気管	++	++	+++	++	+++	++	−
	主気管支	++	++	+++	++	+++	++	−
	葉気管支〜小気管支	++	++	++	+++	+++	++	−
	細気管支	+	+	−	+++	+++	±	−
	終末細気管支	−	−	−	+++	+++	−	−
肺実質系	呼吸細気管支	−	−	−	−	+	−	+
	肺胞管	−	−	−	−	+	−	++
	肺胞	−	−	−	−	++	−	+++

+：存在の多さを表す

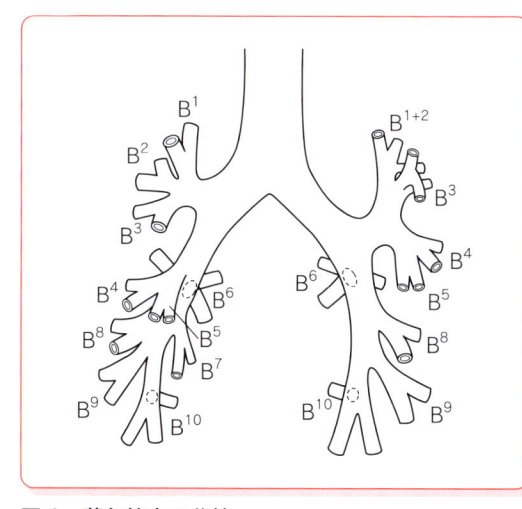

図4 葉気管支の分岐

小気管支

小気管支の直径は1〜4mmで，正常の全気道抵抗の80％はここで生じ，残りの20％は直径0.6〜1mmの細気管支で生じる．

気管支は肺胞に近づくほど細くなり，数も指数関数的に増加するので，その断面積は終末細気管支より末梢で急増する．したがって，気道抵抗は中枢で大きいが，末梢にいくにつれ小さくなり，終末細気管支より末梢ではほとんど抵抗がない．

終末細気管支

直径0.6mm以下で軟骨がないため，周囲の結合組織の圧迫で気道内径が変化する．small airwayとよばれる領域である．

気管・気管支の防御メカニズム

気管・気管支の働きは，気管・気管支粘膜からの分泌液と線毛運動により，異物の除去と吸入気の加温・加湿を行うことである．

気管・気管支粘膜の構成

気管上皮は，線毛を有する線毛細胞，杯細胞，粘膜下分泌腺（粘液腺細胞，漿液性細胞）からなる（図6）．鼻腔から細気管支までは線毛細胞，杯細胞，粘膜下分泌腺があるが，呼吸細気管支より末梢ではこれらは消失する．細気管支では，粘稠度の高い分泌物の産生とクララ細胞（無線毛細胞）が出現する．また，気管・気管支粘膜には生体防御のために分泌された種々の成分（リゾチーム，IgAなど）が含まれる（p.48参照）．

気管・気管支粘液の構成

気管・気管支粘液は二層で構成されている（粘液層）．線毛細胞に近いゾル層と，気管支内腔と

S¹：肺尖区　S²：後上葉区　S³：前上葉区　S⁴右：外側中葉区／左：上舌区　S⁵右：内側中葉区／左：下舌区

S⁶：上-下葉区　S⁷：内側肺底区　S⁸：前肺底区　S⁹：外側肺底区　S¹⁰：後肺底区

〔外側〕　〔内側〕　〔横隔膜面〕

	右側	
上葉	S¹	肺尖区
	S²	後上葉区
	S³	前上葉区
中葉	S⁴	外側中葉区
	S⁵	内側中葉区
下葉	S⁶	上-下葉区
	＊	上枝下-下葉区
	S⁷	内側肺底区
	S⁸	前肺底区
	S⁹	外側肺底区
	S¹⁰	後肺底区

	左側	
上葉	S¹⁺²	肺尖後区
	S³	前上葉区
	S⁴	上舌区
	S⁵	下舌区
下葉	S⁶	上-下葉区
	＊	上枝下-下葉区
	S⁸	前肺底区
	S⁹	外側肺底区
	S¹⁰	後肺底区

各肺区域は，同一番号の区域気管支を支配している（B¹はS¹を支配している）．

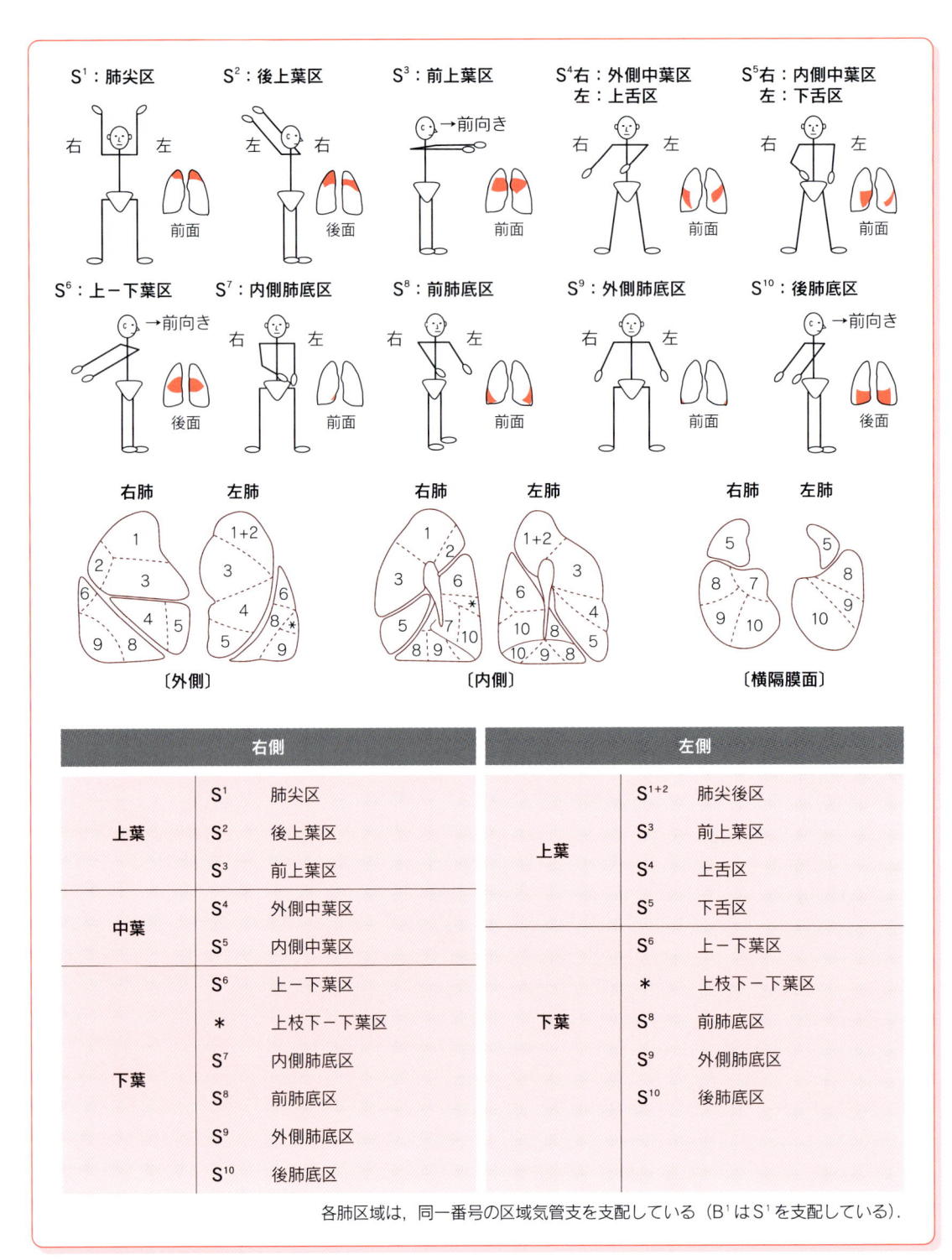

図5　肺区域と気管支体操

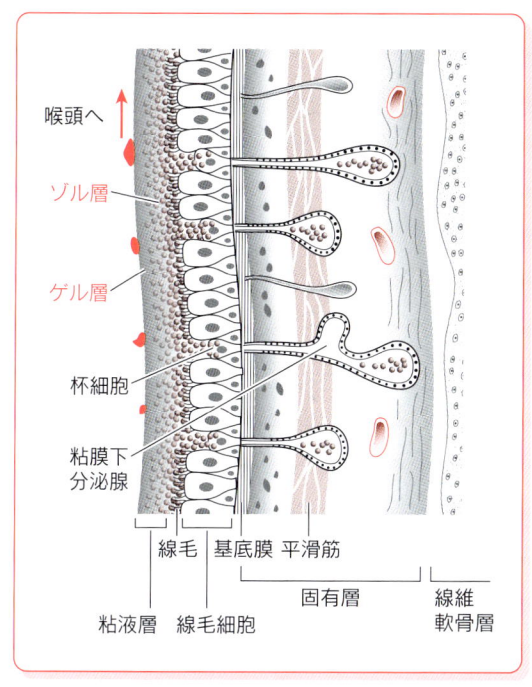

図6　気管・気管支粘膜の構成

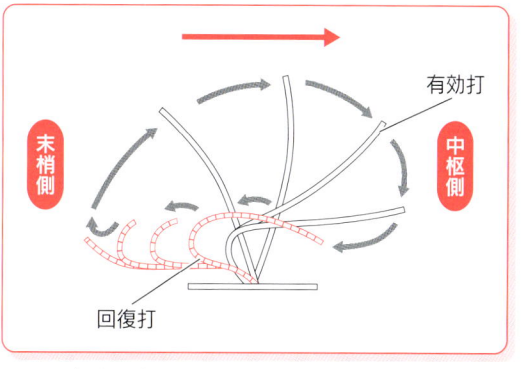

図7　線毛の動き

接するゲル層からなる．粘液層の粘性は10〜1,000mPa·s以上になることもある．ちなみに，水の粘性は1mPa·sである．
- **ゾル層**：粘液は粘稠度が低く，ゾル層の中にある線毛の運動を妨げないようにしている．
- **ゲル層**：粘液はムチンを豊富に含むため粘稠度が高く，細菌や異物が付着しやすい．

気道クリアランスを促す線毛運動

　線毛細胞1個には，長さ約7μmの線毛が約200個生えている．線毛は鞭を打つような連続的な動きで異物や粘液を肺の末梢から中枢側へ移動させる（図7）．これを粘液線毛エスカレータ機構とよぶ．

　線毛の動きは，ゲル層に触れて口腔側に向かう有効打と，線毛の先端がゲル層から離れゾル層のなかに沈みながら末梢側に戻る回復打がある．

　ゾル層の厚さは5μm，線毛の長さは7μmであるから，2μmはゲル層に触れることになる．そのため，ゲル層にある異物や細菌を線毛がとらえ，有効打により中枢へ移動させることが可能となる．呼吸器疾患では粘液層の厚さは5mmの厚さになることもある．

　線毛はATPをエネルギー源として1分間に1,000〜1,500回の速度で律動的に運動している．粘液の移動は気管で毎分20mm，末梢気道で5mm程度であり，末梢気道に吸入された異物は24時間以内にすべて排出されることになる．中枢まで移動した異物と粘液は，喀痰となり咳嗽により体外に排出される．

　線毛運動の障害は，喀痰の粘稠度や排出障害と密接な関係がある．線毛運動は，気道感染，乾燥した吸入気，高濃度酸素，二酸化炭素，喫煙，副交感神経作動薬で抑制を受ける．一方，重力，換気，アドレナリン作動薬で促進される．

線毛運動と鼻腔の関係

　線毛運動の維持には，生理的な加温加湿器である鼻腔の果たす役割が大きい．

　たとえば，温度21℃，絶対湿度9mg/l，相対湿度50％の吸入ガスは，気道通過時に温度32℃，絶対湿度30mg/l，相対湿度90％となり，気管分岐部では，温度37℃，絶対湿度44mg/l，相対湿度100％に加温加湿される（p.39参照）．相対湿度が50％に低下すると気道の線毛運動は著明に減少あるいは停止する．

3 肺・肺胞の構成と機能

肺の構成

右肺は三葉で約600g，1,200mlであり，左右の肺の55％を占め，左肺は二葉で約500g，1,000mlで残りの45％を占める．

肺を構成するのは，終末細気管支から肺胞までである．終末細気管支の先端は呼吸細気管支となり，これより末梢でガス交換が行われる．1本の終末細気管支から呼吸細気管支が第1次から3次まで分岐し，各々から2～3本の肺胞道が分岐し，終末部は肺胞嚢，肺胞となる（図2）．

1本の終末細気管支より末梢の部分は肺を構成する最小単位であり，細葉とよぶ．この細葉が3～6個集まって，大きさが2cm程度の小葉を形成する．

肺胞の構成と機能（図8）

肺胞の直径は約200～300μmであり，総数は約3～5億個，総面積は両肺で100～140m^{2}でテニスコートくらいの大きさにもなる．気道の断面積が2.5cm^{2}であるのに対して，肺胞道の総面積は10,000cm^{2}を超えるほど大きく，ガス交換面積が広く保たれていることがわかる．

肺胞の働き

肺胞の働きは，第一に毛細血管との間でのガス交換である．そのほかに体液移動，脂質代謝，清浄作用がある．ガス交換のうち約35％は肺胞道，約65％は肺胞嚢，肺胞で行われる．

肺胞壁の構成

肺胞壁は，Ⅰ型肺胞上皮細胞とⅡ型肺胞上皮細胞で構成されている．Ⅰ型肺胞上皮細胞が破壊されるとⅡ型肺胞上皮細胞は分裂し，Ⅰ型肺胞上皮細胞を産生する．

- ■ Ⅰ型肺胞上皮細胞：肺胞表面積の80％を占め，きわめて薄く円盤状に広く伸びている．
- ■ Ⅱ型肺胞上皮細胞：Ⅰ型肺胞上皮細胞よりも小さく，立方体の形をしている．肺表面活性物質（肺サーファクタント）を産生・貯蔵し，肺胞内面に分泌する．

肺サーファクタントの働き

肺胞内面は肺サーファクタントで覆われている．
Ⅰ型肺胞上皮細胞間にはコーン（Kohn）孔があり，マクロファージ（貪食細胞）が出入りするなどして，肺胞間のガス拡散が促進される．

肺サーファクタントは単位面積あたりの量が増

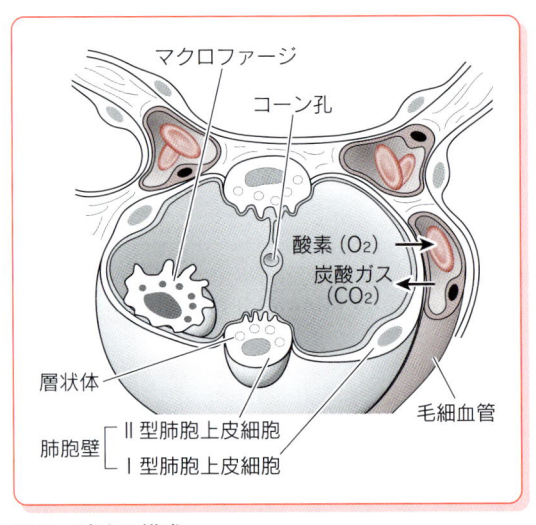

図8 肺胞の構成

加するとその活性が大きくなり，表面張力を減少させるように働く．そのため，吸気で肺胞が膨張すると，単位面積あたりの肺サーファクタントの量は減り，肺胞内の表面張力は大きくなる．逆に呼気により肺胞が縮小すると，肺胞内の表面張力は小さくなり，肺の虚脱（狭小化）を防いでいる．

マクロファージの防御メカニズム

マクロファージは肺の防御機構のなかで重要な働きをする．以下にマクロファージのメカニズムを示す．

❶ 骨髄で作られた単核食細胞は，肺間質に移動し成熟してマクロファージとなり，肺胞内に入る．
❷ 肺胞に沈着した粒子や細菌はマクロファージに取り込まれる（貪食される）．
❸ マクロファージは貪食した細菌などをリゾチームにより細胞内で溶かす．
❹ 細菌などを貪食したマクロファージは終末細気管支へ移動する．あるいはコーン孔から出てリンパ管内に入り，排出される．
❺ 終末細気管支へ移動したマクロファージは粘液線毛エスカレータ（図7）に乗って排出される．

肺胞内に沈着した異物は30分後にはマクロファージに貪食され，2時間後にはリンパ管内で除去される．体外への排出は，早くても全体で24時間以上を要する．

4　排痰のメカニズム

気道粘液「喀痰」の成分と機能

適切な量と性状をもって気道内に存在する場合，気道粘液（喀痰）は，生体にとってきわめて有益な機能を果たしている．しかし病的状態では量的・質的にも異常となり，喀出困難となる．

喀痰を構成する成分

喀痰は，90％が水分であり，気道分泌細胞（粘膜下分泌腺・杯細胞・クララ細胞など），気道上皮細胞，炎症が存在する場合の炎症性細胞（好酸球，好中球など）や血漿から分泌および滲出された成分からなる．その喀痰には，弾性（元に戻ろうとする力），粘稠度，曳糸性（糸を引く性質）などの特性がある．膿性痰では，弾性と曳糸性は低く，粘稠度が高い．そのため線毛による輸送速度が遅く末梢気道に蓄積しやすいが，咳による除去がしやすい．これに対し，粘液性痰では，全く逆の性質をもち，輸送速度は速いが，咳による除去はしにくいという特性をもつ（**図9**）．

気道分泌腺を支配している神経は迷走神経でコリン作動性である．コリン作動性とは，自立神経系をアドレナリン作動性とアセチルコリン作動性

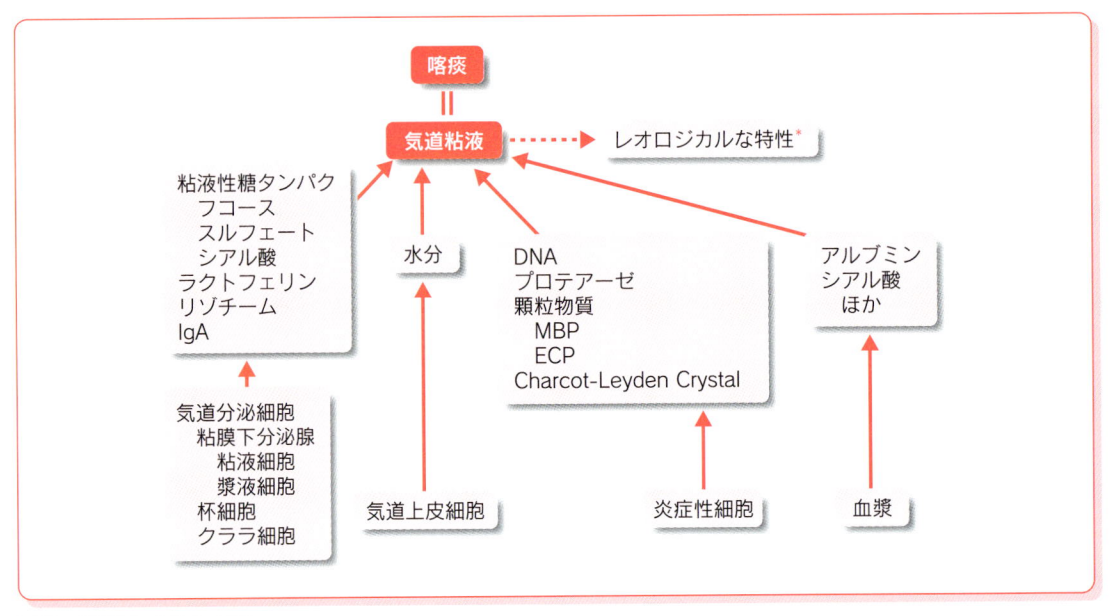

図9　喀痰の成分と由来

***レオロジカル**：レオロジーとは，生体高分子物質などの従来の物理学では把握できない物質の特性を研究する学問のことで，「流動学」のことをいう．水を細いガラス管に入れて陰圧をかけると，ただちに流動し始め，圧と流動速度との間には比例関係が成り立つ．このような物質をニュートン流体という．喀痰では，圧があるレベルに達するまでは流動を開始せず，圧と流動速度は比例しない．このような物体を非ニュートン流体という．

に分けると後者に分類され，骨格筋，平滑筋，分泌腺などに走行する運動神経が属している．

喀痰の分類

喀痰の性状はミラー・ジョーンズの分類がよく用いられる（表2）．肉眼的な性状は主に以下の6つに分類することができる．
① 透明で糸を引きやすい粘液性痰
② 黄緑色で膿汁様の膿性痰
③ その中間の粘液膿性痰
④ 水様透明な漿液性痰
⑤ 泡状の泡沫性痰
⑥ 血液の混じった血性痰

膿性度が変化する要因

膿性度が変化する要因は主に以下の3つである．

表2 ミラー・ジョーンズの分類

M1	膿を含まない純粋な粘液痰
M2	少し膿性痰を含む粘液痰
P1	膿性度Ⅰ度，膿が1/3以下
P2	膿性度Ⅱ度，膿が1/3～2/3
P3	膿性度Ⅲ度，膿が2/3以上

- **多核白血球数の増加**：白血球は炎症性細胞を多く含んでいるため，気道感染により白血球の数が増えると喀痰の膿性度は増加する．
- **日内変動**：喀痰には日内変動がある．早朝に増悪することが多く，膿性痰でその傾向が強い．
- **血管透過性の亢進**：気道の慢性炎症や喘息発作時には血管透過性の亢進が生じる．そのため，アルブミン，シアル酸などが血漿から滲出し，喀痰内に増加する．そのアルブミンが粘液線毛エスカレーター機構に最も悪影響を及ぼす．

粘性度が変化する要因

粘性度が変化する要因は主に以下の3つである．
- **フコース濃度**：気道分泌細胞由来のフコース濃度と喀痰の粘性は相関がある．気道分泌腺の機能亢進により喀痰の粘性が増加する．
- **アルブミン濃度**：血漿由来のアルブミン濃度と喀痰の粘稠度は相関がある．
- **タンパク分解酵素**：好中球由来のエラスターゼなどのタンパク分解酵素は気道炎症が生じていることを示唆している．気道粘液分泌の促進により血漿成分の滲出を亢進させ，粘性が増加する．

P ここがポイント

【喀痰のそれぞれの特徴】
- **粘液性痰**：気管支粘液腺の過形成が主病変であり，半透明の硬い痰を呈することが多い．感染を伴わない慢性気管支炎，喘息などにみられる．気管支喘息では発作時にのみ喀痰が増加する．発作時に気道分泌腺が亢進し，血漿からの滲出が増加する．それにより喀痰中のアルブミン濃度が高まり，線毛輸送能（図7）が低下するためである．
- **膿性痰**：気道や肺実質の細菌感染によって生じ，喀痰の細胞成分の主体は好中球であり，黄緑色を呈する．痰の色が特に濃い緑色を示すときは緑膿菌，インフルエンザ桿菌を考えるべきで，臭気があるときは嫌気性菌感染を伴うことが多い．肺炎などの急性呼吸器感染症や気管支拡張症，びまん性汎細気管支炎などの慢性気道感染症では気道分泌と血漿滲出の両者が亢進し，膿性度の高い喀痰を呈することが多い．この膿性度の増加には，多核白血球の数が関連している．結核後遺症，突発性間質性肺炎，慢性肺気腫は単独では喀痰を伴わないが，気道感染を併発すると膿性痰を生じることになる．喘息の場合，感染を合併していなくても好酸球の色で黄色のこともある．
- **漿液性痰**：水様透明な痰で，肺・気管支の毛細血管の透過性亢進によって生じる．このような痰の出る疾患は少なく，肺胞上皮癌，喘息などでみられる．肺胞上皮癌では大量の喀痰の排泄をみることもある．
- **泡沫性痰**：肺のうっ血や血管の透過性が亢進し，肺水腫を起こしたときにみられる．ピンク色の泡沫状の痰である．

末梢気道からの痰の移動

気流による痰の移動

末梢気道からの痰の移動には気流が大きく関与する．そのため痰を中枢側へ移動させるには，critical opening pressureを利用した末梢へのエアーエントリー（換気）の改善と呼気流量の増加が有効である．

痰が気管支から押し出されるメカニズムを図10に示す．

重力による痰の移動

末梢気道からの痰の移動には重力も影響する．重力を利用した排痰体位（痰のある部位を最も高い位置におく）をとると末梢から痰が移動する．

中枢気道からの痰の除去

咳嗽による痰の除去

咳嗽による痰の除去は，第4～5分岐部より中枢側の痰に有効であり，気道の虚脱性（狭小化）と二相流が関係する．等圧点（EPP）*より口腔側

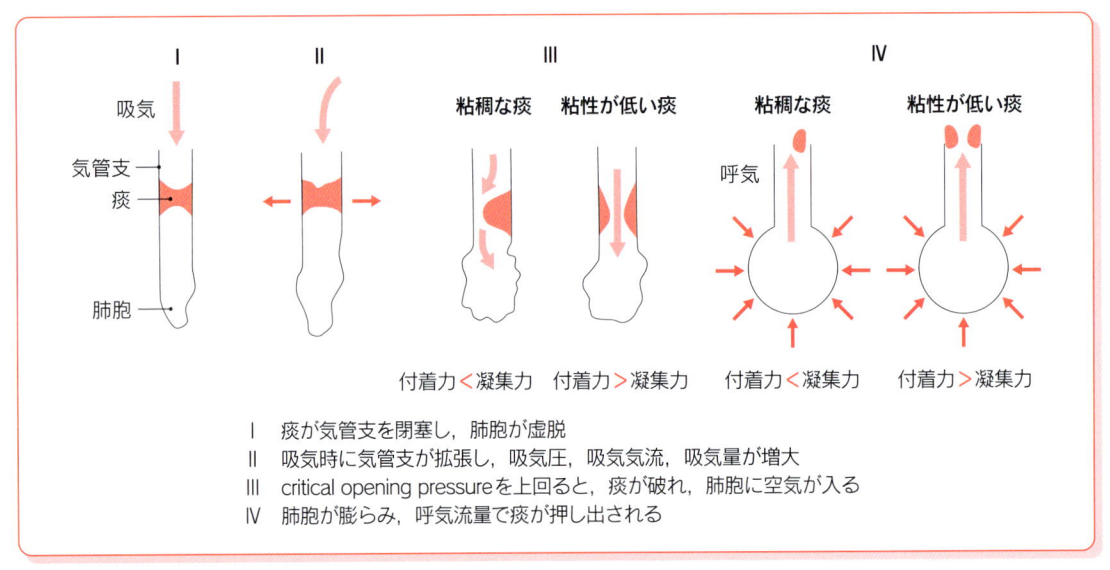

I　痰が気管支を閉塞し，肺胞が虚脱
II　吸気時に気管支が拡張し，吸気圧，吸気気流，吸気量が増大
III　critical opening pressureを上回ると，痰が破れ，肺胞に空気が入る
IV　肺胞が膨らみ，呼気流量で痰が押し出される

図10　痰の移動メカニズム

---

* **等圧点（EPP）**：胸腔内圧（Ppl）と気道内圧が等しくなる点を等圧点という．肺胞での圧（Palv）は肺胞自体の弾性圧（Pstl）と胸腔内圧の和である．肺胞から気道（口腔側）へ移動するとその圧は低下する．咳嗽やハフィング（p.119参照）などの呼気努力では胸腔内圧が高まる．

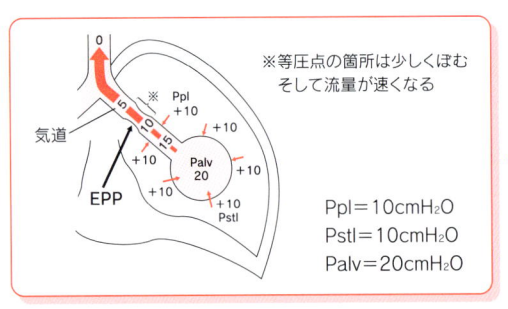

Ppl＝10cmH₂O
Pstl＝10cmH₂O
Palv＝20cmH₂O

※等圧点の箇所は少しくぼむ　そして流量が速くなる

等圧点の位置

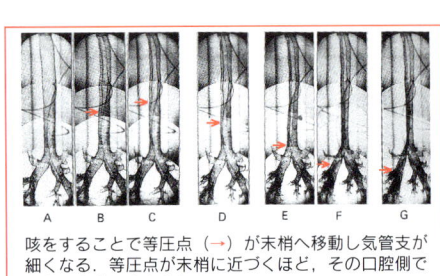

咳をすることで等圧点（→）が末梢へ移動し気管支が細くなる．等圧点が末梢に近づくほど，その口腔側で気道は虚脱しやすくなる．

では胸腔内圧の上昇により気道が狭小化するため，呼気流量が増加し，痰を喀出させる．気道の狭小化がなければ十分な呼気流量を得ることはできない*．等圧点より中枢では，気管の圧縮により呼気流量が速くなる（図11）．

管の中を液体（液相）と空気（気相）の二相の物質が流れる場合の流量を二相流という．咳による喀痰排出時には気道の虚脱性に加え，この二相流が関係し，その流れは複雑になる（図12）．

咳嗽のメカニズム

咳嗽は痰や誤嚥した異物などを体外に排出させる機能があり，神経反射によっても発生するが，意識的に行うこともできる．

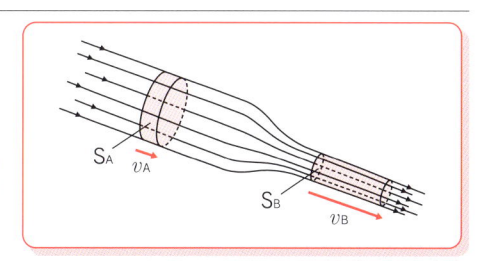

咳嗽の発生機序

咳嗽は，咳の誘発，深い吸気，圧縮，速い呼気の4相に分類されている（図13）．気道に刺激が加わると，迷走神経が興奮し，その興奮が延髄の咳嗽中枢に伝えられる．そこから迷走神経を介して喉頭，肋間，腹壁の呼吸筋群が刺激され，急速に収縮して咳が発生する．

咳嗽を抑制する因子

咳嗽を抑制する因子として，意識レベルの低下，外傷や手術創の痛み，鎮静薬，麻酔薬などの影響がある．また，気管挿管や気管切開では声門の閉鎖ができないため咳嗽は抑制される．

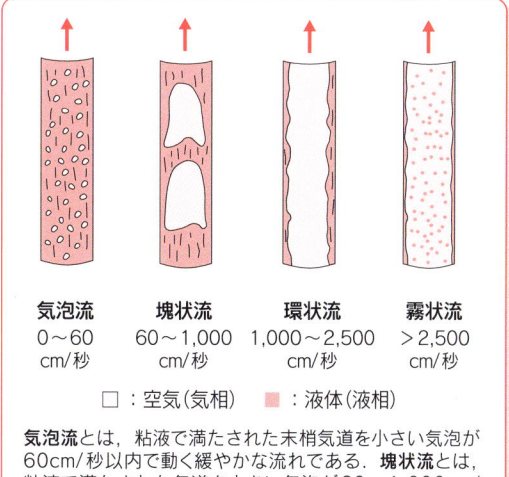

図11　気管の圧縮

気泡流とは，粘液で満たされた末梢気道を小さい気泡が60cm/秒以内で動く緩やかな流れである．**塊状流**とは，粘液で満たされた気道を大きい気泡が60〜1,000cm/秒で動く流れである．**環状流**とは，粘液層で覆われた管を空気が1,000〜2,500cm/秒の速さで通る流れである．**霧状流**とは，気管支が虚脱して粘液をはがすことが可能な2,500cm/秒以上の流れである．気道内に粘液が多いと，抵抗が大きく痰の移動も遅くなることがわかる．

図12　二相流の分類

*気道が狭小化すると呼気流量が増加する根拠を以下に示す．
図のように定常的な流れで，縮まない（非圧縮性）流管において，任意の2点の断面積をS_A，S_B，流量をv_A，v_Bとすると，「連続の式：$S_A \times v_A = S_B \times v_B$」が成り立つ．流管内の流れの速さは，断面積に反比例するので，気道が狭小化すると呼気流量が増加することになる．

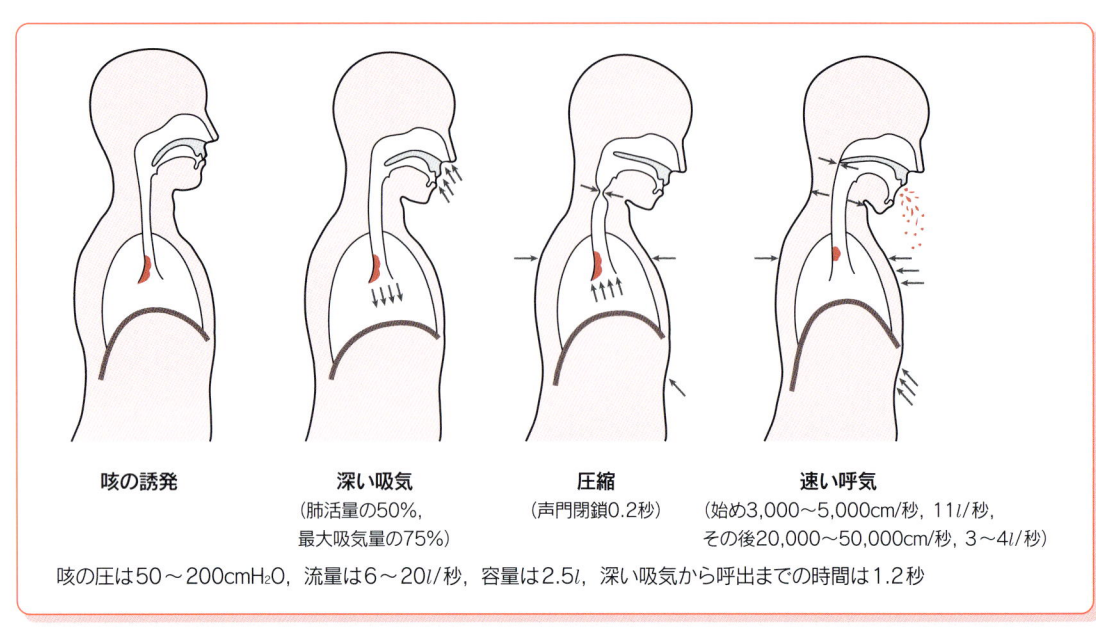

| 咳の誘発 | 深い吸気
(肺活量の50%,
最大吸気量の75%) | 圧縮
(声門閉鎖0.2秒) | 速い呼気
(始め3,000～5,000cm/秒, 11*l*/秒,
その後20,000～50,000cm/秒, 3～4*l*/秒) |

咳の圧は50～200cmH₂O, 流量は6～20*l*/秒, 容量は2.5*l*, 深い吸気から呼出までの時間は1.2秒

図13 咳嗽の発生機序

Column

咳の評価

　咳（最大咳呼気流量：peak cough flow；PCF）の評価には，①自力の咳，②最大強制吸気量（maximum inspiratory capacity；MIC），③徒手による咳介助（assisted cough；p.119参照），④MICとassisted coughの4種類がある．PCFの測定には，ピークフローメータ（呼気流速計）をフェイスマスクにつけて測定する．喀痰可能なPCFは，160*l*/分以上で，気道感染時は270*l*/分以上が必要とされる．咳の評価は，特に神経筋疾患において用いられる．

　MICは，肺活量（VC）が1,000m*l*以下になったら施行する．フェイスマスク付き蘇生用バッグで胸郭が拡張しなくなるまで，数回押して肺に空気を溜める（エアースタック法）．この方法は，唇ではなく声門を閉鎖して息を止め，口は開けておくと行いやすい．そして，フェイスマスクに付けたライトレスピロメータで呼出時の換気量を測定する．

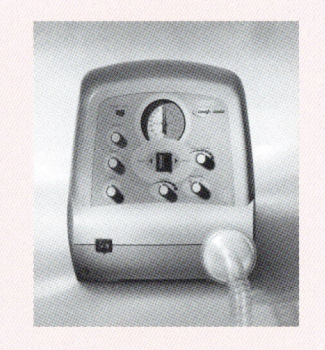

　PCFが160*l*/分以下で咳の介助が必要な場合には，上記の排痰補助器具のカフマシーン（Cough assist™）が有効である．Cough assist™は，気道にゆっくり陽圧（0～60cmH₂O）をかけ，その後急速に陰圧（0～60cmH₂O）をかけることにより，気道内分泌物を除去させる装置である．最大吸気・呼気流量は600*l*/分である．適応は，神経筋疾患，脊髄損傷，内因性の肺疾患においてPEF（最大呼気流量）が，120～180*l*/分以下に低下し，有効な咳が困難な症例である．禁忌となる疾患は，ブラのある肺気腫，気胸，縦郭気腫である．

5 気道クリアランス

　気道クリアランスとは，過剰な気道内分泌物や気道の閉塞・抵抗などがなく，エアーエントリーが正常になされる状態をいう．これは呼吸機能の働きを正常に維持するための重要な条件となる．

　この気道クリアランスを保つためには，前述した以下の3つの働きがすべて正常に機能することが不可欠である．そのメカニズムを図14に示す．

❶ 終末細気管支から気管支における異物や粘液を線毛運動によって咽頭方向へ移動させる粘液線毛エスカレータの働き（p.45参照）．
❷ 肺胞に沈着した異物や細菌などを排出するマクロファージの働き（p.46参照）．
❸ 中枢気道における痰や誤嚥した異物などを排出する咳嗽の働き（p.50参照）．

　気道クリアランスが，喫煙，加齢，呼吸器疾患，神経筋疾患，開胸開腹術後，人工呼吸管理，乾燥ガス，不動，低換気などにより障害されると，無気肺や気管支粘液栓形成をきたすことになる．

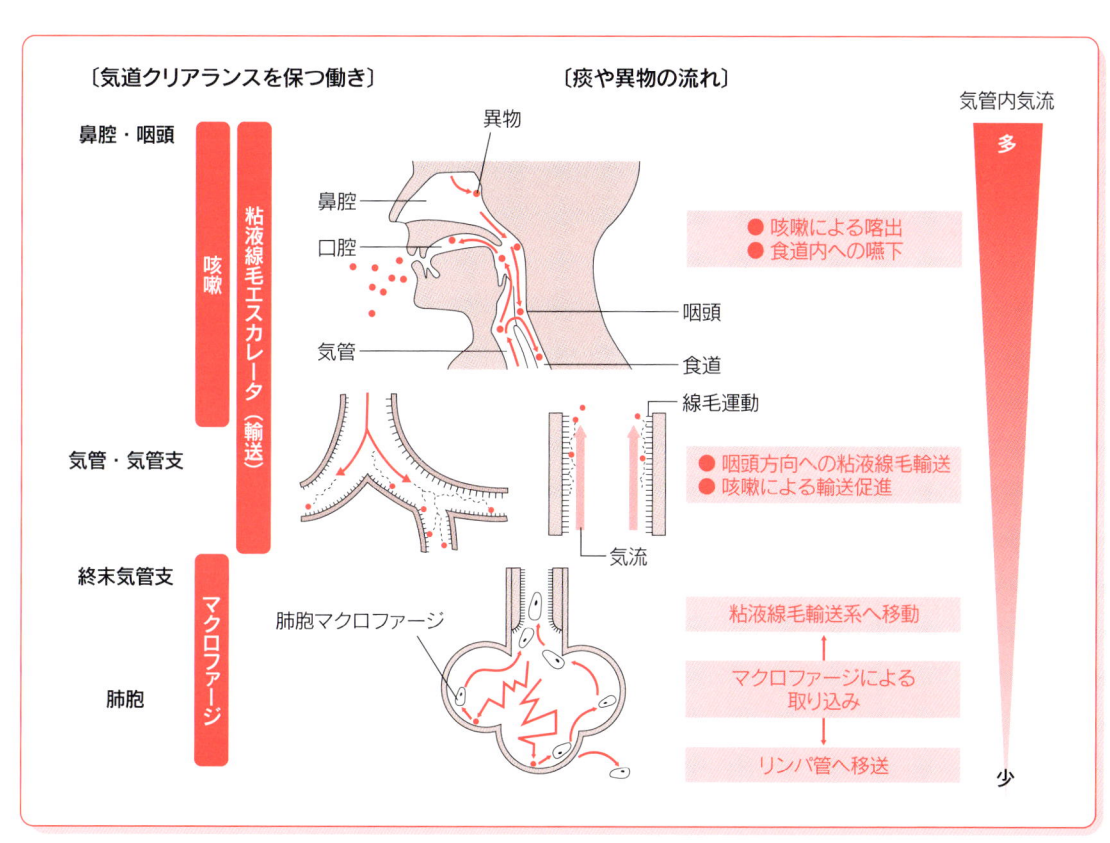

図14　気道クリアランスのメカニズム

6 換気のメカニズム

換気にかかわる筋肉の動き

　換気とは，気道を介した肺胞と外界との空気の出入りをいう．この換気運動の際に働く筋肉を呼吸筋という．呼吸筋は，吸気筋と呼気筋に分類される（図15）．

吸気筋の働き

　吸気筋には，横隔膜，外肋間筋，内肋間筋前部（傍胸骨筋）があげられる．さらに吸気補助筋としては，前・中・後斜角筋，胸鎖乳突筋，僧帽筋，大胸筋などがある．安静呼気は吸気筋が弛緩し，元に戻ることによってなされる．

　横隔膜は最も大切な吸気筋であり，安静呼吸の70％はここでなされている．横隔膜の主要な換気運動は，図16に示したピストン運動である．胸郭の内面と接している起始部は，胸骨部・肋骨部・脚部に分かれ，付着部は腱中心である．

　横隔膜の収縮により胸腔内圧の陰圧化の増大，腹腔内圧の上昇，腹腔内臓器の下方移動および胸郭の上下径・横径の増大が起こる．

　安静呼吸では横隔膜の上下動は1.5cm，深呼吸時には7～8cmも動く．

呼気筋の働き

　安静呼気では呼気筋は働かないが，強制呼気では内肋間筋横後部，腹筋群（外腹斜筋，内腹斜筋，腹横筋，腹直筋）が主に働き，その他，胸横筋，肋下筋なども働く．

図15　呼吸筋と呼吸補助筋の構成

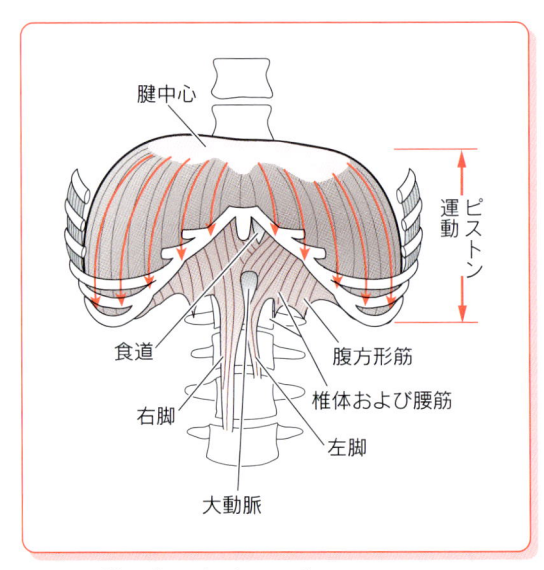

図16　横隔膜のピストン運動

スクイージングの際に重要となる上胸郭と下胸郭の動き

胸郭は前後方向に動く上胸郭と，左右方向に動く下胸郭に分類される．上胸郭の動きは「ポンプの柄の動き」といわれ，前後方向に動く．下胸郭の動きは「バケツの柄の動き」といわれ，左右方向に動く（図17）．この胸郭の動きは，肺局所換気の改善に行うスクイージングの際に重要である．

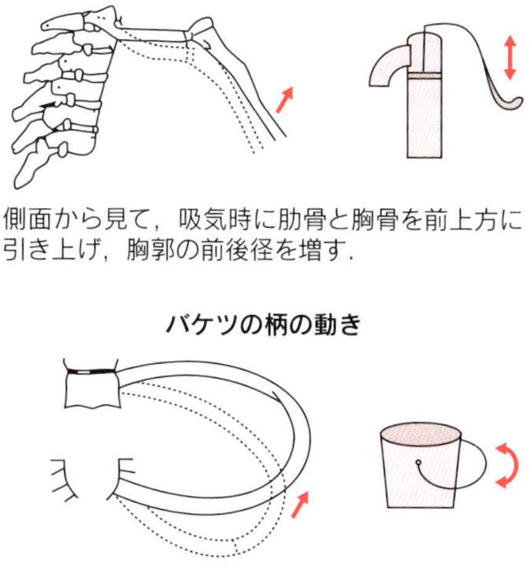

換気にかかわる圧力のメカニズム

胸壁の弾性圧（元に戻ろうとする力）は胸郭を拡大させる方向に働き，肺の弾性圧は収縮する方向に働く．この平衡が保たれているところが，安静呼気位のレベル（FRC：機能的残気量）である．

胸腔内圧は常に陰圧で，安静吸気時には−6〜−7 cmH₂O，呼気時には−2〜−4 cmH₂Oになる．深呼吸では吸気時−15 cmH₂O，呼気時0 cmH₂Oにもなる．しかし，咳や強制呼出では胸腔内圧は＋40 cmH₂Oにも達することがある．

肺胞内圧も吸気時には陰圧が増し，−2〜−3 cmH₂Oと大気圧より低くなる．そのため肺に空気が入り，肺胞内圧と大気圧との圧差がなくなり，空気の流入が止まる．そして肺・胸郭が収縮し，肺胞内圧が陽圧＋2 cmH₂Oとなるので，空気は肺胞から押し出され呼気に転じる．

ポンプの柄の動き
側面から見て，吸気時に肋骨と胸骨を前上方に引き上げ，胸郭の前後径を増す．

バケツの柄の動き
前後面から見て，肋骨を外上方に引き上げ，胸郭の横径を増す．

図17　胸郭の運動

Column

呼気筋・吸気筋の相関性

腹筋群は呼気筋であるが，吸気の補助としての機能も重要である．FRC（機能的残気量）以下の呼気を行うと，肺・胸郭の弾性により吸気は受動的に行われる．肺過膨張をきたすCOPD（慢性閉塞性肺疾患）では，腹筋の活動による腹腔内圧の上昇がないと横隔膜が下降してしまい，吸気時に必要な下部胸郭の拡大に十分寄与しない．また，平低化した横隔膜の長さ－張力関係（筋肉は安静時の長さが最も張力を発揮しやすい）も改善させる．脊髄損傷では，腹部コルセットを使用することにより，腹部臓器の前方移動と横隔膜の下降を抑制し，横隔膜の長さ－張力関係を改善し，息切れを減少させる．

大胸筋は，肩の内転，内旋に働き，腕を屈曲し深吸気をすると胸郭を挙上させ，吸気筋として作用する．しかし，脊髄損傷では，咳をする際に鎖骨付着部で肩の内転，内旋を行うと，呼気筋として作用する．

内肋間筋前部は，安静吸気時に斜角筋とともに協調して働き，上胸部を拡張させる．特に，高肺気量域では横隔膜よりも効果的に働くといわれている．横隔膜には，筋中の感覚器である「筋紡錘」がほとんどない．それに比べ肋間筋は，四肢筋に比べても筋紡錘に富み，伸張，振動，圧迫などの機械的刺激や電気刺激に敏感に反応する．呼吸困難のメカニズムの1つに「中枢－末梢神経のミスマッチ説」がある．呼吸困難は，脳から呼吸筋への指令と呼吸筋から脳への情報がミスマッチしたときに発生するという説である．つまり，脳から吸気筋に指令が出ているときには，吸気肋間筋の筋紡錘をストレッチし，呼気筋に指令が出ているときには，呼気肋間筋の筋紡錘をストレッチすると，呼吸困難は減少することになる．

第4章

アセスメントと評価

1 体位排痰法施行時のアセスメントとその手順

　体位排痰法を行う際は，アセスメントに基づいて，治療手技を選択し，リスク・禁忌・中止基準を把握することが重要である．以下にその手順を示す．また，フィジカルアセスメントに基づく呼吸理学療法のプロトコルを図1に示す．

❶ 主治医，看護記録から病態の情報を得る．
❷ 胸部X線，胸部CTをみて，排痰区域を限局する．
❸ 血液一般検査，生化学検査，電解質，培養検査，尿量などから，炎症，感染，出血傾向，水分出納，栄養状態，腎機能，全身状態を把握する．
❹ 動脈血液ガス所見から，酸素化能，換気能，酸塩基平衡障害を評価する．
❺ モニターから呼吸動態，血行動態を評価する．
❻ 人工呼吸器の設定を把握し，肺メカニクスを評価する．グラフィックモニターがあれば，ウェーブやループを評価する．
❼ フィジカルアセスメントを行い，前述のデータと得られた情報に差はないか考察する（救急・集中治療では病態が刻々と変化するので，測定時期の影響がある．たとえば，午前中に撮影された胸部X線は，時間が経過した午後には病態が変化していることがある）．
❽ リスク・禁忌・中止基準を把握する．
❾ 排痰体位をとり，モニターの変化を観察する．必要ならばフィジカルアセスメントも行い，体位の影響を評価する．
❿ 排痰手技を選択し，適用する．その反応をよく観察し，モニター，フィジカルアセスメントから，その手技の有効性を評価する．不適切

Column

優先するのはモニタリング？ フィジカルアセスメント？

　モニタリングとは生体内での生命現象を電気的に対外に導き出し，連続的に記録するものであり，呼吸動態や血行動態のモニタリングがその典型である．しかし，多臓器不全では狭義のモニタリングでは不十分で，血液，サイトカイン，遺伝子などのモニタリングも行われるようになってきた．しかし，これだけモニタリングが進んだにもかかわらず，人工呼吸中の医療事故は，相変わらず報告されている．

　気管挿管下の人工呼吸中の患者は，自分で症状を訴えることは困難である．そんなとき呼吸モニターは，呼吸の異常を早期に発見し，血液ガスや血行動態が悪化し重篤な病態に進展する前に検出してくれる．しかし，モニターは故障することもある．そのため，モニターだけにとらわれずに，患者の呼吸状態を先に診るべきである．大切なことは，モニターが目の前の患者の状態を的確に表しているかを確認することである．まず何よりもフィジカルアセスメントを優先し，モニターだけに頼らないことが重要である．

　おかしいと判断したときは，機器の点検よりもフィジカルアセスメントを優先する．問題があれば人工呼吸器からはずし，バッグによる加圧換気に切り替え，その間に機器のチェックを行うべきである．

　特に，モニターや機器がない在宅や病棟などでは，フィジカルアセスメントをすることや注意深く患者の訴えを聞くことで，十分に病態を把握することができる．

であれば他の手技を選択し反応をみる．リスク管理を十分に行う．

⓫ 気道内分泌物が中枢気道に移動してきたら，気道内吸引とバッグによる加圧換気を行う．気管挿管されていなければ，咳あるいはハフィング（p.119参照）を行う．

⓬ 体位排痰法施行後は，モニター，フィジカルアセスメントから，その効果を再度評価する．

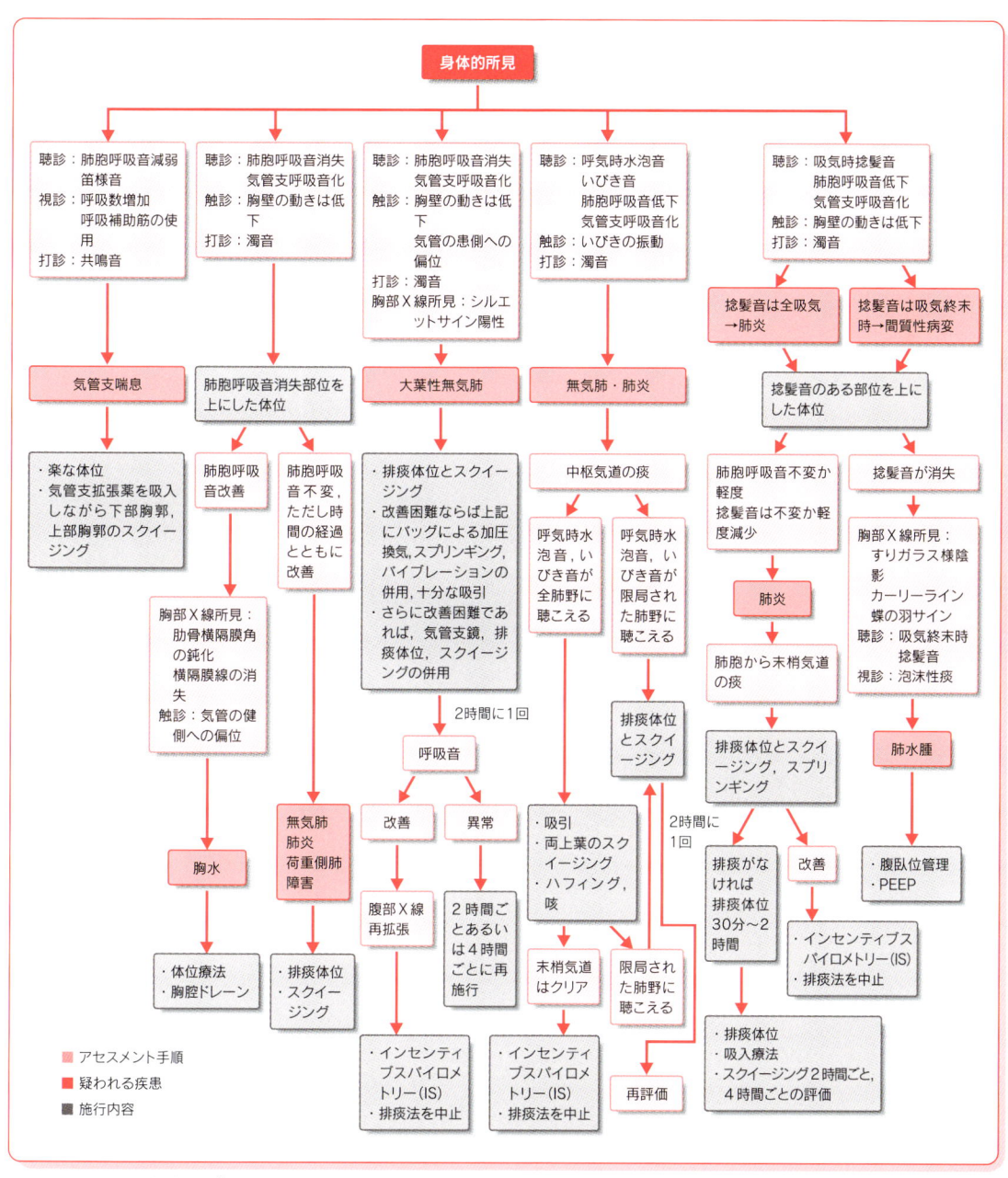

図1　呼吸理学療法のプロトコル

2 呼吸状態の評価

呼吸理学療法の対象となる患者の呼吸状態（呼吸不全）の評価には，**表1**に示すようにフィジカルアセスメント，血液一般検査，生化学検査，電解質，培養検査，胸部X線，胸部CT，モニターなどが重要である．そのなかで最も基本となるのは，前述（p.58，Column参照）したようにフィジカルアセスメントである．この身体的評価方法を身につけると複雑な検査をしなくとも，十分な診断と評価が可能なこともある．呼吸のフィジカルアセスメントの詳細については次項で述べる．

また，代表的な急性呼吸不全の臨床症状を**表2**に示す．

表1　呼吸状態の評価

問診	① 現病歴 ② 既往歴：特に心疾患・呼吸器疾患，手術歴 ③ 個人歴：生活環境，家族歴，職業歴 ④ 喫煙歴 ⑤ 呼吸困難：Fletcher, Hugh-Jonesの息切れの分類 ⑥ 咳 ⑦ 痰 ⑧ 胸痛 ⑨ その他：食欲，便通，睡眠，飲酒，体重の変化
視診 （患者の観察）	① バイタルサイン：呼吸（呼吸数とその深さ，吸気・呼気の比，リズム），脈拍，血圧，体温．救急や集中治療の領域では，意識レベル，尿量を追加 ② 顔：意識（不穏，興奮），表情，発汗，眉間の皺 ③ 目：涙，目の動き，眼振，瞳孔，貧血，意識状態 ④ 鼻：鼻翼呼吸，鼻孔（経鼻挿管，胃チューブ） ⑤ 口：口呼吸，口唇の乾燥，下顎呼吸，口すぼめ呼吸，チアノーゼ，呻吟，経口挿管 ⑥ 耳：外耳道からの出血，髄液の漏出，鼓膜 ⑦ 頸：呼吸補助筋，皮下気腫，吸気時ののど仏の下方移動，嚥下運動，頸静脈の怒張 ⑧ 胸：左右の胸郭の動き，奇異呼吸，鎖骨上窩の陥没呼吸，シーソー呼吸，Hoover徴候，胸郭と脊柱の形状，周期性呼吸 ⑨ 腹：呼吸運動，腹筋の収縮，腹部膨満，腹壁の奇異性運動（abdominal paradox） ⑩ 四肢：位置，圧迫の有無，静脈ラインによる変化，皮膚の色・腫れ・乾燥度，チアノーゼ，ばち指 ⑪ 手術創：色，血管の拍動，筋の緊張・膨張 ⑫ 咳：頻度，強度，状態 ⑬ 痰：量，色調，性状 ⑭ 嘔吐物，胃液 ⑮ 精神心理状態 ⑯ 姿勢と体格
触診	① 脈拍（不整脈，血圧，末梢と中枢の動脈） ② 胸郭の動き（横隔膜も含む），柔軟性，拡張性 ③ バッグ（ジャクソンリース）の抵抗 ④ 眼（眼圧） ⑤ 乳児の大泉門（脳圧） ⑥ 腹部の動き ⑦ 呼吸筋力，耐久力 ⑧ 気管の位置 ⑨ 声音振盪 ⑩ 軟部組織：骨組織の腫瘤，圧痛 ⑪ 肋間の開大・膨隆・狭小化・陥没，筋緊張 ⑫ 皮下気腫 ⑬ 心拍最強点の位置

聴診	① 器機からの異常音（スパーク音，ガス漏れ）　④ 血管音 ② 心音の有無や強弱　⑤ 腸の蠕動運動 ③ 呼吸音の有無・強弱・副雑音・左右差
打診	① 胸郭：空気含有量，血胸，胸水，気胸，横隔膜の位置 ② 腹部：胃内のガス，膨満，腹水，膀胱の膨満
臭い	① 細菌の特異的な臭い　⑤ 分泌物の臭い ② 壊死組織の悪臭　⑥ 創傷部の臭い ③ 体の臭い　⑦ 中毒時の汚物の臭い ④ 呼吸の臭い　⑧ 尿の臭い
測定検査	① バイタルサイン ② 関節可動域：頸部，肩甲骨，肩関節，体幹，肋骨，胸郭拡張差 ③ 筋力：頸部，肩甲骨，肩関節，体幹，四肢，握力 ④ 歩行距離：6分間歩行距離，シャトル歩行試験，最大歩行距離と時間 ⑤ 呼吸筋力・耐久力：口腔内圧，腹部隆起力 ⑥ 呼吸機能検査：肺活量，％肺活量，肺分画，1秒率，最大呼気中間流量，フロー・ボリューム，分時換気量，最大換気量，肺拡散能，肺メカニクスなど ⑦ 呼吸困難感：VAS（visual analogue scale），Borgスケール，BDI（baseline dyspnea index），TDI（transitional dyspnea index）
検査所見	① 動脈血液ガス所見 ② 胸部X線，胸部CT，肺換気，血流シンチグラフィ ③ 運動負荷テスト ④ 血行動態：心電図，心エコー，肺動脈カテーテル（肺性心，心不全） ⑤ 栄養状態：BMI（body mass index），％IBW（ideal body weight），PNI（prognostic nutritional index），CHI（creatine height index），摂取カロリー，安静時エネルギー代謝 ⑥ 検査データ：生化学検査，電解質，栄養状態，培養検査，血液検査，ヘモグロビンなど ⑦ その他：診断名，手術名，一般的身体所見，気管支鏡所見，人工呼吸器の設定，胸腔ドレーンなど ⑧ ADL ⑨ HRQOL（健康関連QOL）：CRQ（chronic respiratory disease questionnaire），SGRQ（St.George's respiratory questionnaire），BPQ（breathing problems questionnaire），在宅酸素療法調査表，JAQ-33（Japan Asthma Questionnaire-33） ⑩ 心理テスト：CMI（Cornell medical index），SDS（self-rating depression scale），STAI（state-trate anxiety inventory），POMS（profile of mood states） ⑪ モニタリング：SpO_2，$ETCO_2$，換気力学モニター，$S\bar{v}O_2$，頭蓋内圧，心拍出量

表2 急性呼吸不全の臨床症状の特徴

	視診	触診	打診	聴診
気管支喘息	呼吸困難，呼吸数増加，咳嗽，呼吸補助筋の使用，起座呼吸	通常は役に立たない	共鳴音から過共鳴音	呼吸音減弱，笛様音
肺気腫	呼吸困難，呼吸数増加，樽胸，呼吸補助筋の使用，気管短縮，口すぼめ呼吸	呼吸運動低下	過共鳴音	呼吸音減弱 吸気初期ラ音
肺結核後遺症	呼吸数増加，呼吸補助筋の使用，胸郭変形	胸郭柔軟性低下	一定した所見なし	一定した所見なし
間質性肺疾患	呼吸運動低下，浅く速い呼吸 C_{ST}低下，PIP上昇，EIP上昇	呼吸運動低下	病巣部は濁音	吸気終末期捻髪音 呼吸音軽度低下
気管支拡張症	正常	大量の喀痰でラトリングを触れる	正常	吸気初期・中期ラ音 重症湿性気管支拡張症でleathery crepitation（p.70参照）
気胸	胸郭の動きは軽度低下か低下 C_{ST}低下，PIP上昇 緊張性ならEIP上昇，ほかは正常	皮下気腫の可能性．緊張性気胸なら気管は健側に偏位	気胸の部位は鼓音	呼吸音は低下あるいは消失
肺水腫	胸郭の動きは正常 泡沫性痰を気管内チューブに認める C_{ST}低下，PIP正常か軽度上昇 EIP上昇	病態が重度なら気道内の水腫液を触れる	濁音	断続性ラ音，喘鳴
無気肺	胸郭の動きは低下 C_{ST}低下，PIP正常か軽度上昇 EIP上昇	上葉が完全な無気肺なら気管は患側へ偏位	虚脱部位は濁音	大きい虚脱なら呼吸音は消失か低下 気管支呼吸音，断続性ラ音
肺挫傷	打撲傷あり 胸郭の動きは正常か低下 C_{ST}低下，PIP正常か軽度上昇 EIP上昇	肋骨骨折部に圧痛，きれつ音	挫傷音は濁音	気管支呼吸音 出血が広範囲なら連続性ラ音
誤嚥	胸郭の動きは正常か低下 C_{ST}正常か低下 PIP正常か軽度上昇 EIP正常か軽度上昇	ラトリングを触れる	濁音	水泡音 いびき様音
胸水	胸郭の動きは低下 C_{ST}正常か低下 PIP正常か上昇 EIP正常か上昇（胸水の量による）	呼吸音は触れない．胸水の量が多いと気管は健側へ偏位	濁音（荷重側に触れ体位変換で変化する）	呼吸音消失 胸水部には気管支呼吸音
肺炎	胸郭の動きは低下 C_{ST}低下，PIP軽度上昇 EIP軽度上昇	胸膜摩擦音を触れることもある	肺硬化部は濁音	初期に呼吸音は低下 気管支呼吸音，断続性ラ音，胸膜摩擦音

C_{ST}：静的コンプライアンス
PIP：最高気道内圧
EIP：プラトー気道内圧

3 呼吸のフィジカルアセスメント

視診（inspection）

呼吸数・1回換気量・呼吸リズム

呼吸数・1回換気量・呼吸リズムは規則正しいか不整かを調べる．

【呼吸数】

正常な呼吸数は成人で12～20回/分，新生児で40回/分である．頻呼吸はそれぞれ24回/分以上，60回/分以上，徐呼吸はそれぞれ11回/分以下，20回/分以下をいう．

【1回換気量】

1回換気量は5～7ml/kgで，成人では500ml程度である．

【呼吸リズム】

通常，吸気と呼気の比は1：2で，吸気終末にはポーズがあり，吸気と呼気の間には休止期がある．

- 吸気の延長：上気道の閉塞で起こり，吸気時に心窩部，肋間腔，鎖骨上窩の陥没が生じる．
- 呼気の延長：COPD（慢性閉塞性肺疾患）における末梢気道の閉塞で起こり，吸気と呼気の比は1：4にもなる．

呼吸パターン

呼吸パターンは上部胸式，下部胸式，横隔膜呼吸のどの呼吸様式が優位であるかをみる．視診だけよりも触診もするほうがわかりやすい．

【人工呼吸中の呼吸パターンの評価】

人工呼吸中には左右のchest wall（胸腹部）が，同時に同じ程度に拡張しているか，自発呼吸時と機械呼吸時について調べる．呼吸数についても自発呼吸，機械呼吸ともに調べる．

【呼吸パターンに影響を及ぼす要因】

胸腔ドレーン，術創やそのバンデージ，腹帯などが呼吸パターンに影響を与える．特に，病変がある部位の胸郭はその運動が制限される．無気肺，肺実質のコンソリデーション（浸潤），胸水，横隔神経麻痺，気管内チューブの設置ミス，肺切除した部位に相当する胸郭も同様に制限される．

呼吸努力の症状

呼吸に負荷がかかり呼吸筋が努力性の呼吸をしていることを呼吸努力といい，吸気努力と呼気努力がある．

頸部筋群（胸鎖乳突筋，斜角筋，僧帽筋）の吸気時収縮は吸気努力を示す．頸部に吸気時の鎖骨上窩の陥没があれば上気道の閉塞を示す初期徴候で，さらに閉塞が高度になれば胸部は陥没する．

腹筋の呼気時収縮は呼出障害，末梢気道の閉塞を示す．

呼吸パターンの異常を図2に示す．

咳嗽

湿性咳（痰を伴う）か乾性咳（痰を伴わない）か，また，その頻度をみる．咳の力は強いか弱いか，深いか浅いか，随意的に可能かどうかを観察する．

意識障害がある患者で，気管挿管していない場合には，胸骨上切痕部で気管を圧迫して咳を誘発する（p.122参照）．あるいは経口吸引や経鼻吸引の際に，気管まで吸引チューブを挿入し，咳の誘発の有無をみる．

喀痰

喀痰の分類には一般に，ミラー・ジョーンズの分類（p.49**表2**参照）による性状の分類を用い，色調，臭い，量を調べる．また，吸引した痰の粘性の簡便な評価法を**表3**に示す．

その他

上記のほかに確認すべきこととして以下があげ

表3 痰の粘性の簡便な評価法

低い	吸引した後，吸引カテーテルがクリアである
中等度	吸引した後，吸引カテーテルの両側に粘着性の分泌物が付着するが，水を吸引すると分泌物は除去される
高い	吸引した後，吸引カテーテルの両側に粘着性の分泌物が付着するが，水を吸引しても分泌物は吸引されない

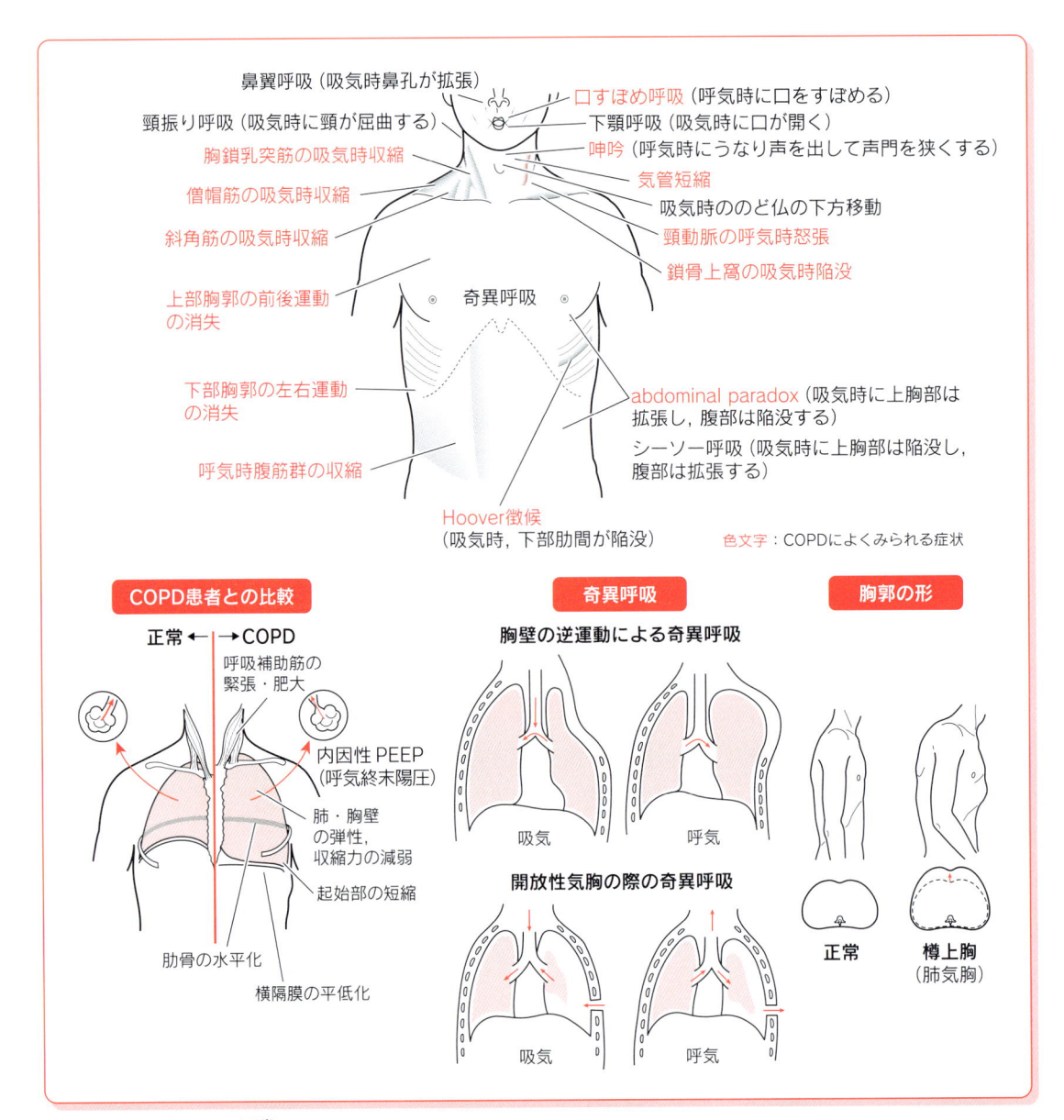

鼻翼呼吸（吸気時鼻孔が拡張）
頸振り呼吸（吸気時に頸が屈曲する）
胸鎖乳突筋の吸気時収縮
僧帽筋の吸気時収縮
斜角筋の吸気時収縮
上部胸郭の前後運動の消失
下部胸郭の左右運動の消失
呼気時腹筋群の収縮
Hoover徴候（吸気時，下部肋間が陥没）

口すぼめ呼吸（呼気時に口をすぼめる）
下顎呼吸（吸気時に口が開く）
呻吟（呼気時にうなり声を出して声門を狭くする）
気管短縮
吸気時ののど仏の下方移動
頸動脈の呼気時怒張
鎖骨上窩の吸気時陥没
奇異呼吸
abdominal paradox（吸気時に上胸部は拡張し，腹部は陥没する）
シーソー呼吸（吸気時に上胸部は陥没し，腹部は拡張する）

色文字：COPDによくみられる症状

COPD患者との比較
正常 ← → COPD
呼吸補助筋の緊張・肥大
内因性PEEP（呼気終末陽圧）
肺・胸壁の弾性，収縮力の減弱
起始部の短縮
肋骨の水平化
横隔膜の平低化

奇異呼吸
胸壁の逆運動による奇異呼吸
吸気 呼気
開放性気胸の際の奇異呼吸
吸気 呼気

胸郭の形
正常
樽上胸（肺気胸）

図2 呼吸パターンの異常

られる.
- 頸部の皮下気腫
- 手指・口唇のチアノーゼ
- 皮膚の張り・乾燥度・色
- 胸郭と脊柱の形状
- ばち指
- 頸静脈怒張
- 腹部膨満
- 末梢の浮腫
- 精神心理状態
- 姿勢と体格

触診（palpation）

肺の動き

視診でも述べたようにchest wall（胸腹部）の動きをみる．この際，体表からみた肺の位置（**写真1**）を理解しておくとよい．

上葉，中葉および舌区，下葉，横隔膜の動きは**図3**のように手を置き，以下のことを調べる．
- 吸気，呼気において左右対称に動くか
- 可動範囲はどうか
- 動くタイミングはどうか
- 同時に同程度動くか

一側に病変があればその部位の動きは減少する．また病変の程度が小さければ，単にタイミングの遅れとして感じる．

中枢気道に痰がある場合に聴取される呼気時水泡音では，手にラトリング（ガラガラ音）の振動を感じる．また，吸気時にはいびき様音（グー音）を感じる．末梢気道に起因するラ音では感じない（p.68参照）．

気管の位置

気管の位置は示指を伸展させ，胸骨上切痕部で気管の外側を押して確認する．気管の偏位は上葉，縦隔の病変を示す．もし偏位していたら一側は気管軟骨を触れ，他側は軟部組織を触れる．

無気肺，肺切除では同側（患側）へ偏位する．

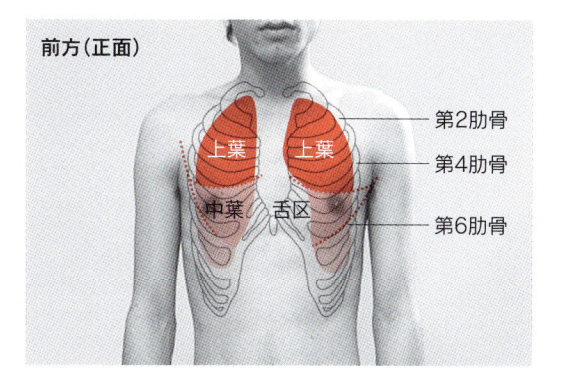

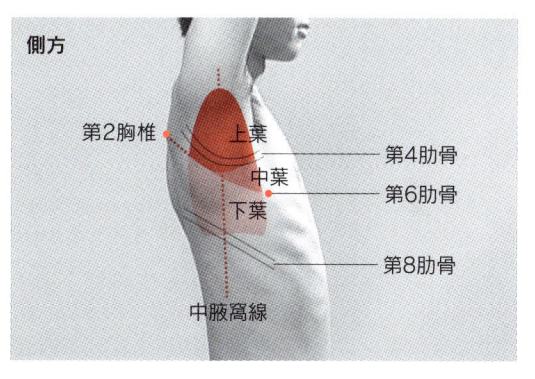

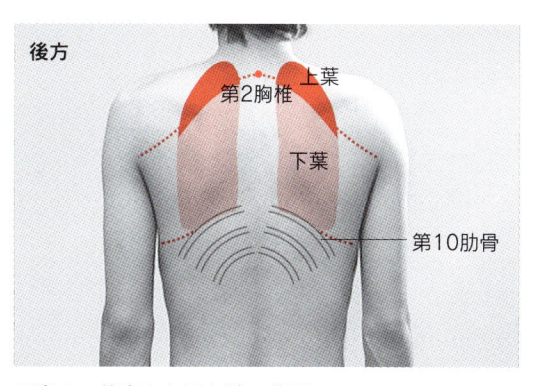

写真1　体表から見た肺の位置

気胸，胸水では対側へ偏位するが，気管挿管されている場合はその偏位は少ない．

高齢者では大動脈弓が上昇するために右へ偏位しやすい．

打診（percussion）

反響音・振動の変化

打診では，反響音，振動の変化により胸郭の含

気量を推測することができる．

【鎖骨の打診】

　右中指で直接叩く（**図4**）．鎖骨は上葉および縦郭の状態を表している．

【肺野の打診】

　左中指を胸郭に密着させ右中指で叩く（**図4**）．

　無気肺，胸水，血胸，肺炎，胸膜肥厚などでは肺の含気量が低下するため濁音＊となり，肺気腫や気胸では含気量が多いため鼓音＊となる．400m*l*以上の胸水では濁音として聴こえる．胃部，腸部を打診するときに聴こえる鼓音が肺野で聴こえると肺気腫や気胸が疑われる．健常成人の心臓部，肝臓部，骨部の濁音は正常である．

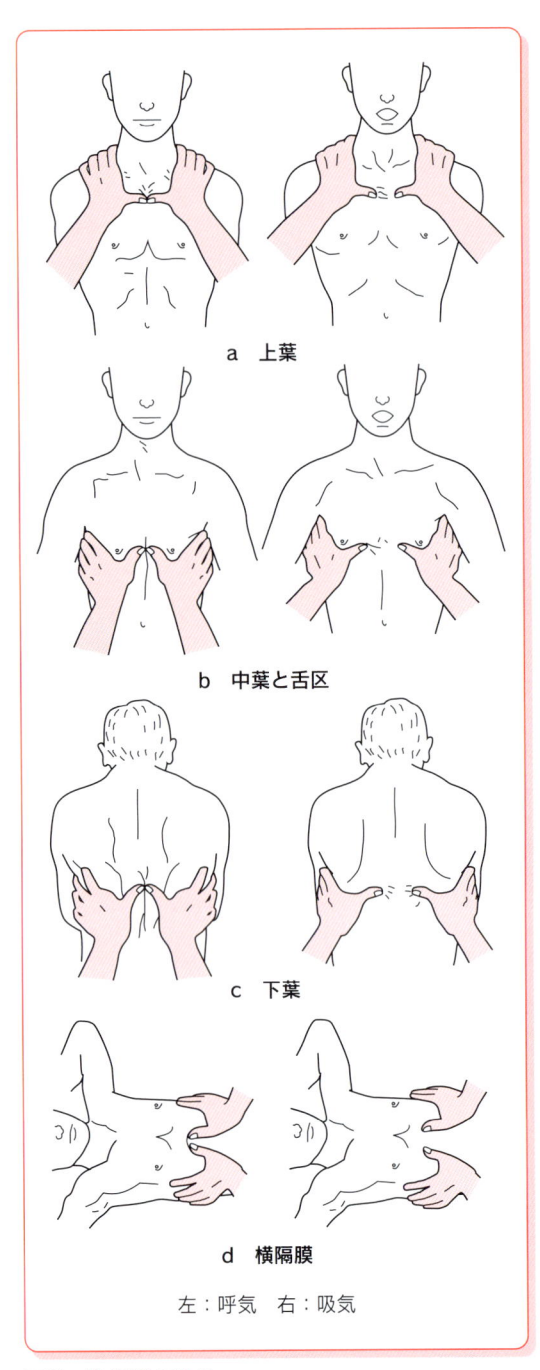

a　上葉

b　中葉と舌区

c　下葉

d　横隔膜

左：呼気　右：吸気

図3　胸腹部の動き

鎖骨の打診

手関節のスナップを行う

肺野の打診

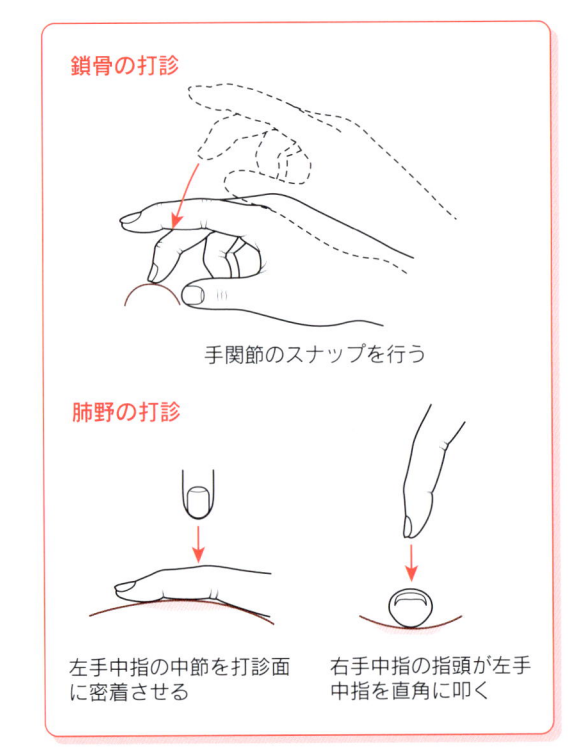

左手中指の中節を打診面に密着させる

右手中指の指頭が左手中指を直角に叩く

図4　鎖骨・肺野の打診

＊**濁音と鼓音**：濁音とは含気量の少ない部位での打診音である．音の特徴として，強さは振幅が小さく，長さは短く，音質は高調（高周波数）で鈍い音である．全く含気空間のない部位での打診音を絶対的濁音という．相対的濁音は心臓部を前胸部から打診したときの音でやや含気空間のあるときの音である．鼓音とは含気量の多い部位での打診音である．清音との区別が難しいが，含気量の多い肺気腫や気胸では「ポンポン」と高い音がする．清音とは健常成人の正常な肺野の打診音で，音の特徴として振幅は大きく，長さは長く，音質は低調（低周波数）で鈍く響く音である．

■ **打診の有効性と限界**：打診は胸壁から5cm以内の深さでは，2〜3cmの直径の病変は見分けることができる．それより深部の病変については限界がある．

【横隔膜の打診】
背側で調べる．最大呼気位で濁音と鼓音の境界線を上下させながら調べ，次に深吸気をさせて境界域を調べる．

正常では横隔膜の動きは3〜5cmであり，肺過膨張の肺気腫，喘息発作時には動きは小さく，下部肺境界域は低下している．下部肺境界域の上昇は妊娠，腹水などでみられる．

人工呼吸器装着時の注意

人工呼吸器装着時は上側部の肺野が主に換気される．

背臥位から中腋窩線部を側臥位にして側胸部を調べると胸水や荷重側肺障害（下側肺障害）の存在を確認することができる．ただし，側臥位では腋窩部がより響くから注意する．

人工呼吸中の重症呼吸不全（ARDS，肺水腫，肺炎，肺挫傷など）では背臥位でいるため，重力の影響で背側に滲出液，気道内分泌物，血液などが貯留し，荷重側肺障害を起こしやすい．この場合には腹臥位にすることで，換気−血流のマッチングが改善し，酸素化が改善する．

聴診（auscultation）

肺音は各国により分類が異なり混乱していたが，1985年に第10回国際肺音学会で整理された．肺音は，健常肺に聴こえる正常呼吸音と異常な肺雑音である副雑音に分類される（図5）．

正常呼吸音（表4）

【気管呼吸音】
頸部気管上で聴かれる．呼気に強く長く，呼気と吸気との間は中断している．空気がチューブ内を通るような音がする．

■ **気管呼吸音の異常**：気管呼吸音が他部位で聴取

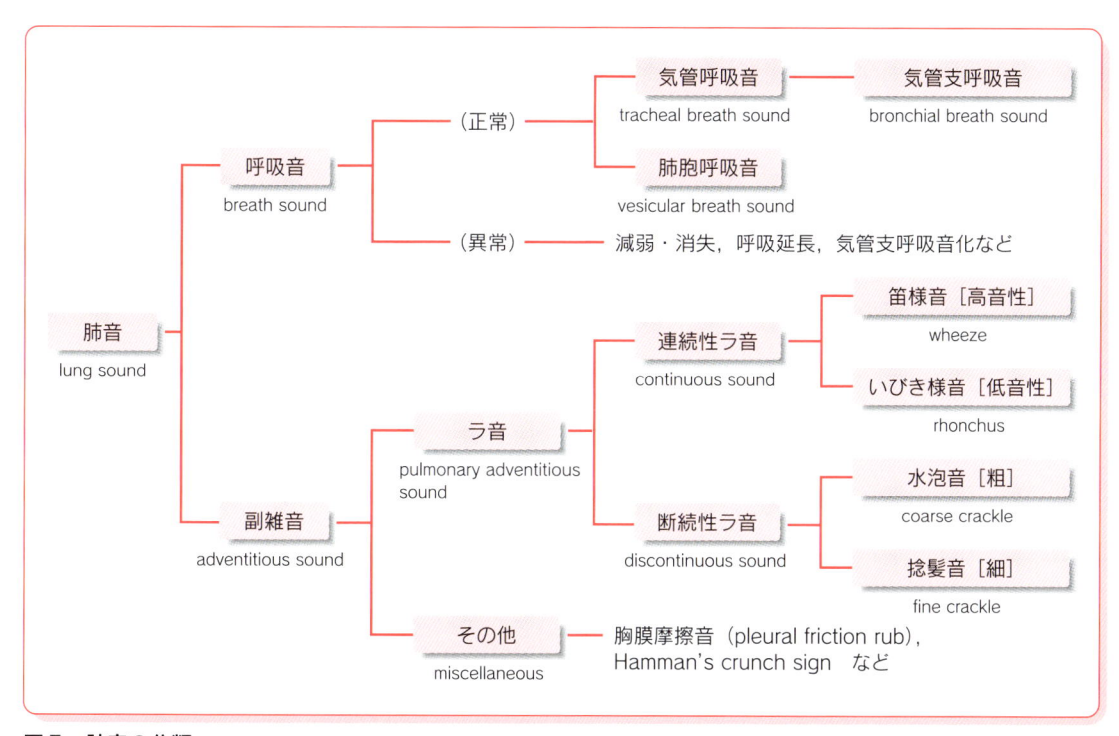

図5　肺音の分類

表4 呼吸音の特徴

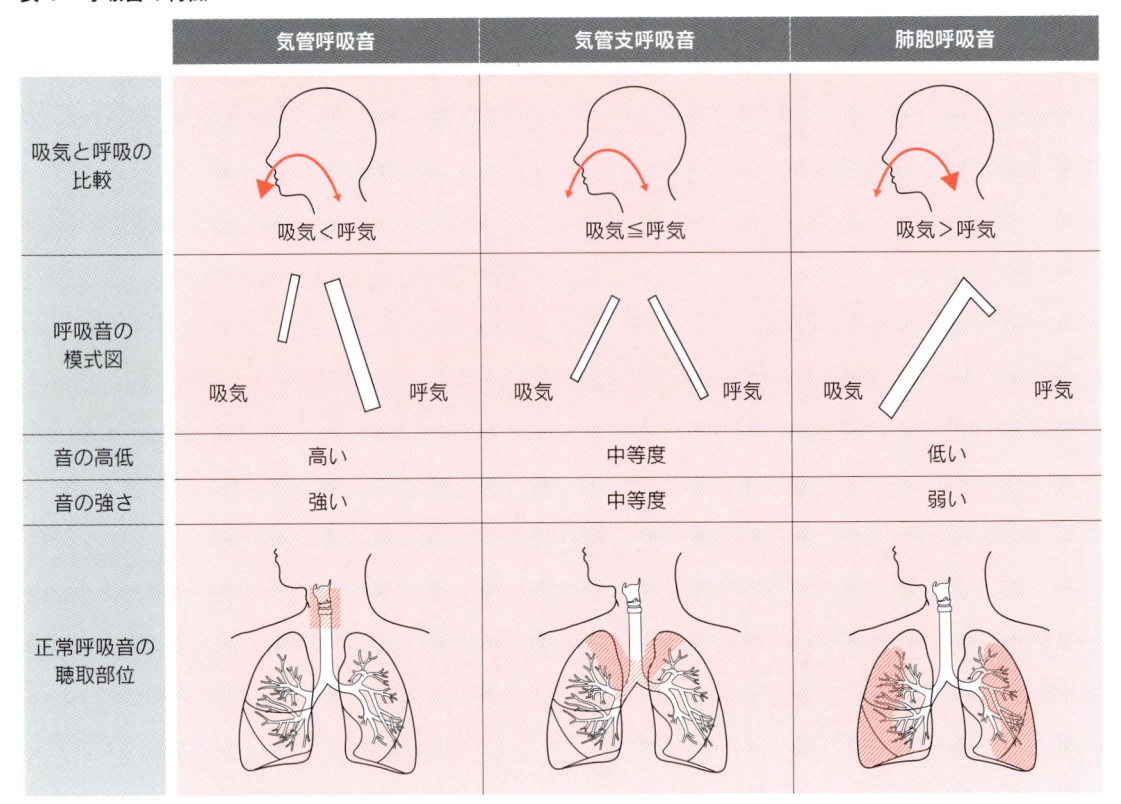

	気管呼吸音	気管支呼吸音	肺胞呼吸音
吸気と呼吸の比較	吸気＜呼気	吸気≦呼気	吸気＞呼気
呼吸音の模式図	吸気／呼気	吸気／呼気	吸気／呼気
音の高低	高い	中等度	低い
音の強さ	強い	中等度	弱い
正常呼吸音の聴取部位	（前頸部気管上）	（前胸部胸骨上，背部両肩甲骨間）	（胸壁正中部，肺尖区以外の肺野）

されると，その部位の無気肺，浸潤病変の存在を示唆している．

【気管支呼吸音】（図6）

前胸部胸骨上，背部両肩甲骨間で聴かれる．呼気時に中等度，風が吹くような音で，吸気と呼気の間に休止期がある．

■ **気管支呼吸音の異常**：この音がほかの肺野で聴かれると異常である．その部位の胸水，間質水分の貯留，無気肺，萎縮肺，巨大空洞，切除肺，肺炎など肺実質の含気低下を示す．無気肺では最初は肺胞呼吸音が消失し，時間の経過とともに気管支呼吸音が聴こえるようになる．

【肺胞呼吸音】（図6）

胸壁正中部，肺尖区以外の肺野で聴かれる．吸気時に大きく，呼気と吸気はつながっており，呼気には聴かれない．静かな微風のような柔らかい音がする．

■ **肺胞呼吸音の異常**：肺胞呼吸音の減少はその肺野の換気低下を示しており，肺炎，肺気腫，胸水，胸膜の肥厚，気胸，巨大ブラなどで減少する．また，気管支炎，肺炎などでは粗く鋭利な音となる．

副雑音（図6）

【連続性ラ音（乾性ラ音）】

連続性ラ音は，高音性（笛様音：wheeze）と，低音性（いびき様音：rhonchus）に分類される．

連続性ラ音の意味するものは気道の狭窄である．

◆**笛様音**（wheeze，piping；喘鳴）

気管支喘息などの閉塞性疾患で聴かれる．比較的末梢の気道閉塞で聴かれ，400Hz以上の高い音で，呼気延長を伴い「ピー，ヒュー」というような音である．

基本的には呼気時に聴取される．吸気時に聴取される笛様音は重篤な気道攣縮の徴候であり，同

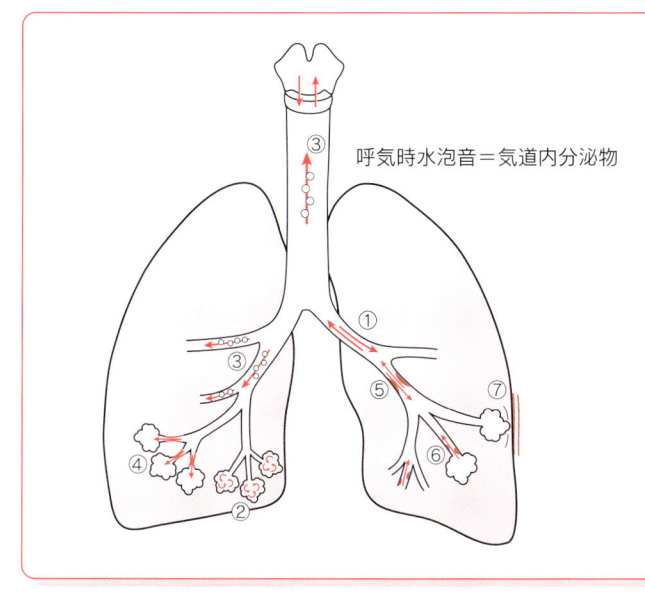

① **気管支呼吸音**
　気道の乱流で発生する
② **肺胞呼吸音**
　肺胞内のうず流で発生する
③ **水泡音**
　気道内の水泡膜の破裂で発生する
④ **捻髪音**
　つぶれた末梢気道が吸気により急激に開いて発生する
⑤ **いびき様音**
　大きい気道の分泌物や狭窄部を通過する乱流によって発生する
⑥ **笛様音**
　細い末梢気道の分泌物や狭窄部を通過する空気によって発生する
⑦ **胸膜摩擦音**
　フィブリンなどが析出し表面が荒くなり，呼吸に伴い臓側の胸膜にこすれて発生する

呼気時水泡音＝気道内分泌物

図6　呼吸音の発生機序

時に気管内の器質的病変（分泌物貯留，浮腫，狭窄，異物，腫瘍）の存在を鑑別する必要がある．

吸気努力を伴う吸気時の連続性ラ音はストライダー（stridor）とよばれる．

喘鳴には**表5**のような強度分類がある．

◆**いびき様音**（rhonchus, snoring）

気道異物，痰，肺癌などによる比較的中枢の気道閉塞で聴かれる．200Hz以下の低い音で，呼気延長ではなく呼気と吸気のどちらか，または両方に聴かれる．咳をさせて変化するならいびき様音であり，「ガー，グー」というような音である．

いびき様音が頸部および肺野で聴こえる場合には，気道確保の方法で頸部後屈，下顎挙上を行い，上気道を開通させて，頸部と肺野の音を聴く．その際に，頸部と肺野のいびき様音が消失していると，舌根沈下などによる上気道狭窄が疑われる．肺野のみにいびき様音が聴取される場合は，痰の存在あるいは上気道以下の中枢気道の狭窄が疑われる．

【**断続性ラ音（湿性ラ音）**】

断続性ラ音は，呼気性のものと吸気性のものが

表5　喘鳴の強度分類

0	喘鳴を全く聴取しない．肺胞呼吸音が聴取
Ⅰ	強制呼気のみに聴取
Ⅱ	安静呼吸下で呼気のみに聴取
Ⅲ	安静呼吸下で吸気・呼気ともに聴取
Ⅳ	最も重症な呼吸音の減弱（silent chest）

ある．呼気性は気道内分泌物を意味し，吸気性は気道の開口音を意味している．

吸気断続性ラ音は相により4つに分類される（**表6**）．

◆**捻髪音**（fine crackle, cripitation）

痰のない間質性肺炎でよく聴かれる．持続時間は5msecで，下肺野に限定し吸気終末に聴こえる．体位に影響され，腹臥位では聴こえにくい．咳をさせても消失しない．長期臥床患者の肺底部にも聴かれ，末梢気道の再開通を示す音である．「チリチリ，パチパチ，バリバリ，ザラザラ」というような音であり，ベルクロラ音[*]もこれに属する．

---

[*]ベルクロラ音：マジックテープをはがすときの音に似ていて「バリバリ」という音のことをベルクロラ音とよぶ．ベルクロ（Velcro）とはマジックテープを製造する会社の名前．

表6 吸気断続性ラ音の分類

吸気初期ラ音	中枢気道の開口を反映し、閉塞性肺疾患で聴かれる.
吸気初期・中期ラ音	中間移行領域の気道の開口を反映し、吸気終末に向かうに従い徐々に消退するのが特徴で、気管支拡張症で聴かれる.
吸気終末期ラ音	終末細気管支の開口を反映し、吸気終末に向かい徐々に増大するのが特徴で、間質性病変で聴かれる.
全吸気ラ音	吸気全域にわたって同じ強さで聴かれるのが特徴で、肺炎などの肺胞性病変を示唆している.

◆ 水泡音（coarse crakle, bubbling）

痰，病変部の肺野，肺炎，肺水腫などで聴かれる．持続時間10msecで吸気，呼気とも聴こえる．体位の影響はなく，咳をすると音が変化し，音源は中枢気道のものである．「ブツブツ，ブクブク」というような音である．

【その他】

◆ 胸膜摩擦音

胸壁と臓側の胸膜がこすり合うときの音で，胸膜病変で起きる．捻髪音とほとんど区別できない症例も多い．音の発生間隔が不規則で粗い感じがする．吸気，呼気にも聴こえ，ゴソゴソ，バリバリという音である．

◆ Hamman's crunch（sign）

傍胸骨部で心音に連動して聴取されるラ音である．縦隔気腫，左気胸で聴かれる．

◆ leathery crepitaion

革が軋むような連続音で，高度の湿性気管支拡張症に聴かれる．

聴診のポイント

【聴診の基本】

聴診の際は，正常音か副雑音か，それは吸気か呼気か，どの部位で聴取されるかを胸部上方から下方へ左右対称に聴く（図7）．少なくとも同一部位で呼気と吸気を聴き，聴き取りにくいときは深呼吸をさせる．ラ音があれば体位を変えたり，咳をさせて比較してみる．

背臥位で寝ている場合には，必ず胸側部から背側の呼吸音を聴くことが重要である．

【痰がある場合】

痰が存在するときは，肺胞呼吸音は低下または消失する．粘稠痰のときはいびき様音が，粘性が低いときは水泡音が聴かれる．

痰が喀出されるとラ音は低下または消失し，肺胞呼吸音が聴かれる．

中枢気道に痰がある場合には，いびき様音や水泡音が肺野全体に響いて末梢の音は聴こえない．そのため，中枢側の痰を除去してから再度聴くようにする．

【人工呼吸器装着時の注意点】

■ 人工呼吸器装着時の呼吸音は鋭利化して粗く聴こえる.

■ 気管内チューブのカフ漏れの音は副雑音と間違

Column

単音性喘鳴と多音性喘鳴

喘息の場合には，高音性や低音性の違いよりも，周波数成分が少ない澄んだ音（単音性），周波数成分が多い濁った音（多音性）のほうが病態をよく表している．

- **単音性喘鳴**：単一の周波数をもち「ヒュー，キュー」の音である．気道炎症が軽い状態であり，比較的太い気道で攣縮が起こっていると考えられる．
- **多音性喘鳴**：多数の周波数を持ち「ギュー，ガー」の音である．気道攣縮に加え，気管支ごとに程度の異なる気道浮腫も伴うので，より重症である．

3 呼吸のフィジカルアセスメント

いやすい．人工呼吸器の吸気時に頸部で聴かれ，小さい喘鳴のような音ならカフ漏れの音である．
- 胸腔ドレーンや胃管チューブの持続吸引の音，蛇管内の水滴の音も副雑音と間違いやすい．
- 気道内分泌物や気管チューブのねじれがあると気道内圧が上昇し，副雑音が聴こえる．
- 人工呼吸器装着時は主に上側の肺の換気がなされるため，下側の呼吸音は弱い．
- SIMV（同期型間欠的強制換気）が少なく自発呼吸が弱いときは，人工呼吸器のマニュアルボタンを押して強制換気をさせる．あるいは，バッグによる加圧換気をするか，スクイージングをしながら聴診すると聴きやすくなる．呼吸音が弱いと副雑音が聴取されないことがある．その場合は，換気の改善をすると聴こえてくる．
- HFO（高頻度振動換気）の場合は，振動により呼吸音が聴こえないため，SIMVに切り替えてから聴診を行う．

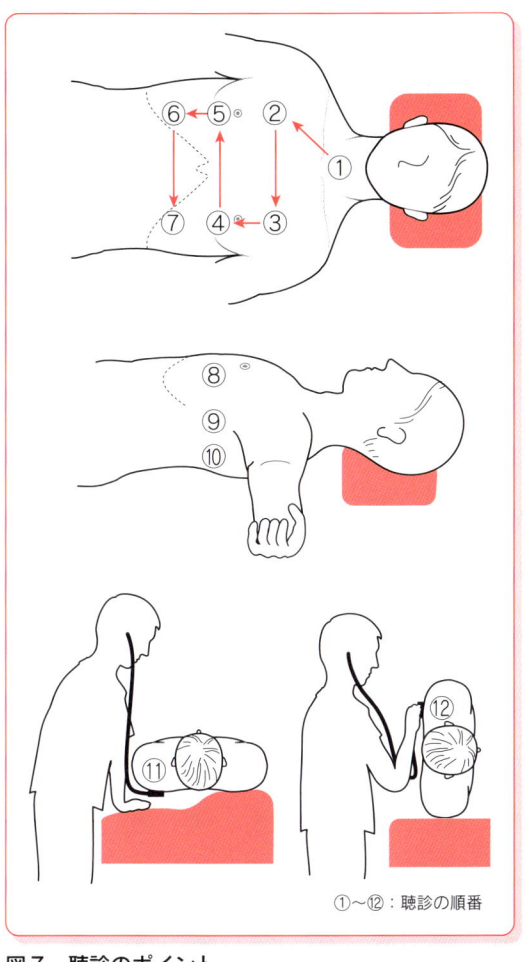

図7 聴診のポイント

①〜⑫：聴診の順番

P ここがポイント

【実質性か間質性かの判断は…】

心筋梗塞の合併症として，うっ血性心不全，胸水，肺水腫，肺炎，無気肺などがあるときは，胸部X線からは実質性の病変か間質性の病変かを判断することが困難な場合がある．

その場合には，まず背臥位で胸側部から背側の呼吸音を聴く（**図7の⑧⑨⑩**）．
- 胸水，無気肺では背側の肺胞呼吸音は全く聴こえない．
- 間質性疾患では捻髪音は吸気終末に向かい徐々に増大して聴こえる．
- 肺炎では捻髪音は吸気相全域にわたって同じ強さで聴こえる．

次に患側を上にした側臥位をとり，同じ部位の呼吸音を聴く（**図7の⑫**）．
- 消失していた肺胞呼吸音が大きく聴こえてくれば胸水である．
- 無気肺では肺胞呼吸音は聴こえてこない．
- 肺炎では捻髪音はあまり変化しない（若干小さくなることもある）．
- 間質の水では捻髪音は消失し，肺胞呼吸音が大きく聴こえてくる．
   ※水は体位を変えると即座に変化し重力の影響を受けるが，痰ではすぐに変化しない．

4 グラフィックモニターによる評価

グラフィックモニターの有用性

人工呼吸器の最適かつ安全な設定や人工呼吸器と患者の同調をリアルタイムにモニタリングするために，人工呼吸器のグラフィックモニターを用いる．このグラフィックモニターは，人工呼吸器の状態，患者の状態，人工呼吸器と患者の同調という3つの側面からの評価を可能とする（表7）．

ウェーブ（波形）とループ（輪）

グラフィックモニターにはウェーブ（波形）とループ（輪）がある．
- **ウェーブ**：flow（流量）/時間，volume（量あるいは換気量）/時間，pressure（圧）/時間の3種類がある．最も基本となる従量式（VCV）と従圧式（PCV）の典型的な波形を示す（図8・9）．それぞれの読み方と特徴は後述する．
- **ループ**：PVループ（圧－量），FVループ（流量－量）の2種類がある．

ウェーブ（波形）の読み方

flow（流量）/時間

【フロー波形の読み方】（図10）
- 縦軸に流量，横軸に時間を設定してある．
- 流量では吸気をプラス，呼気をマイナスで表示する．
- 吸気の始まりは0からプラス側へ向かい，基線に戻るまでガスが流れている．

表7　グラフィックモニターにより可能な評価

- 人工呼吸器の有効なモード設定
- 人工呼吸器と患者の同調
- 病態の進行の評価
- 気管支拡張薬の効果判定
- auto-PEEP（内因性PEEP）の発見
- トリガーレベルの設定
- 呼吸仕事量の計測
- 適切な1回換気量や肺過膨張の評価
- 適切なPEEPレベルの設定
- 機器の異常の発見
- ウィーニングや抜管の評価
- 呼吸理学療法の効果判定

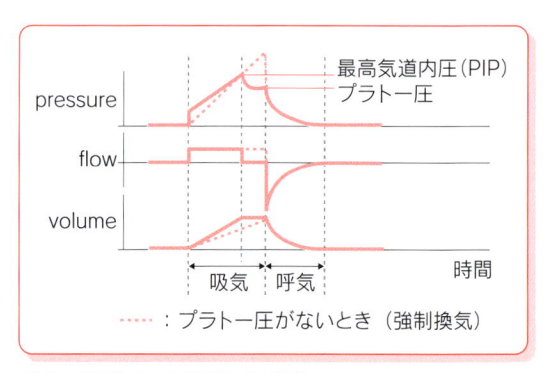

図8　従量式人工呼吸（VCV）

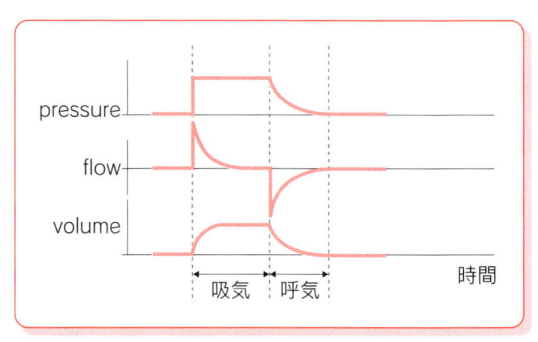

図9　従圧式人工呼吸（PCV）

- 呼気の始まりは0からマイナス側へ向かい，基線に戻るまでガスが流れている．
- プラス側の面積は吸気1回換気量，マイナス側の面積は呼気1回換気量を表し，両者は等しい面積になる．
- 図8に示してある波形は矩形波である．ここでプラトー圧あるいは吸気終末ポーズ（EIP）をかけると吸気ガスは供給されない．呼気弁を閉じて吸気時間を延長させると図8の点線ようになる．

【特徴】
- auto-PEEPでは呼気のフローが基線に戻らない．
- 気管支拡張薬により呼気時間が短くなり，PEF（最大呼気流量）が大きくなる．
- 呼気時間が長い場合
- **患者側**：COPDや喘息などで呼気抵抗があり，auto-PEEPがある．
- **人工呼吸器側**：呼気弁のフィルターの詰まり，呼気側回路の水の貯留，加湿不足，挿管チューブの閉塞，バイアスフローの過剰流量などの原因で，呼気抵抗が存在する．

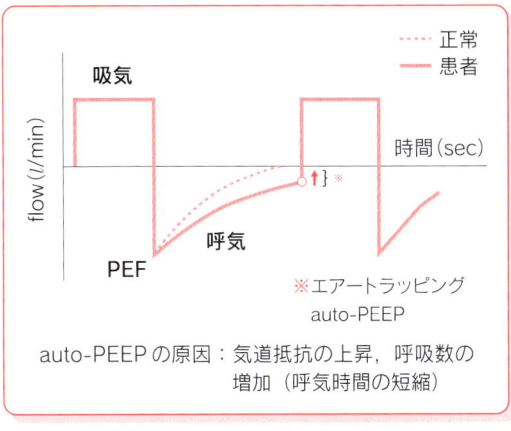

図10　フロー波形（エアートラッピング〈auto-PEEP〉）

Column

モニターの有効性

　モニタリングとは，フランス語でmontre「警告する，前もって知らせる」という意味である．一般的には，リアルタイムで連続的に生体情報を得ることをいう．

　モニターの条件には安全性，正確性，信頼性と有用性，敏速性と連続性，低侵襲性，経済性，小型性などが必要とされる．さらに，何をモニターしており，それによりどんな情報が得られるか，また，得られた情報は意味があるか（たとえば，異常値が出た場合には，生体の反応を正しく反映しているのか）を見分ける能力が必要である．モニターだけに頼らないで，身体的所見を十分に観察することを忘れてはならない．

● 救急・集中治療における全身管理のモニタリング

呼吸系モニター	呼吸機能（呼吸数，換気量，換気力学），血液ガス（酸素化能，換気能）と酸塩基平衡
循環系モニター	心電図，心拍数，血圧，動脈圧，Swan-Ganzカテーテル，心エコー
神経系モニター	頭蓋内圧，脳血流，脳波，誘発電位
体液のモニター	水出納（尿，水分バランス），体重測定，電解質
代謝のモニター	血清蛋白，BUN（尿素窒素），血糖，窒素バランス，間接熱量測定
体温のモニター	体温，深部体温
薬物のモニター	血中濃度

volume（量）/時間

【ボリューム波形の読み方】（図11）
- 縦軸に換気量，横軸に時間を設定してある．
- 吸気相は基線から徐々に換気量が増え，頂点を境に呼気相に転じ，換気量が徐々に減少して基線に戻る．
- 換気量の頂点とプラトーが時間軸と平行になる場合はVCVモードのEIPを示している（図8）．

【特徴】
- ボリューム波形の異常では，エアーリーク（漏れ）が存在すると呼気換気量が基線に戻らない．
- 呼気換気量が基線よりも下側になる場合
  ・吸気換気量よりも呼気換気量のほうが多いことを意味し，スクイージングでみられる．
  ・カフなし挿管チューブによるエアーリークでも認められる．
  ・呼気努力により呼気終末肺気量位が低下したときにもみられる．

pressure（圧）/時間

【プレッシャー波形の読み方】（図12）
- 縦軸に圧（気道内圧），横軸に時間を設定してある．
- 陽圧をプラス，陰圧をマイナスで表示してある．
- PEEPをかけてある場合には基線が上がる．PEEPをかけていないのに，基線が上昇しているとauto-PEEP*が疑われる．
- 機械換気では吸気は陽圧になるが，自発呼吸では陰圧となり，呼気は基線から始まる．
- トリガーがあれば吸気開始時に陰圧になり，機械換気が始まる．
- 機械換気では吸気の始まりは基線から陽圧側へ向かい，最高気道内圧（PIP）まで達すると呼気に転じ基線まで戻る．
- ガスの流入が止まって呼気弁を閉じた状態にするとEIPになる．EIPは呼気終末でガスの流れが停止したときなので，気道内圧と肺胞内圧は等しいことになる．
- プラトー中に呼気努力や咳をしたりするとファイティング（自発呼吸の呼気と機械換気の吸気がけんかすること）となり，尖った圧波形が表示される．
- 機械換気の吸気中に自発呼吸があると波打ちながら上昇する．
- エアーリークによる圧低下ではオートトリガリングを引き起こす原因となる．

【特徴】
- トリガー感度，不適切な吸気流量，吸気時間や呼気時間により患者と人工呼吸器の同調，肺・

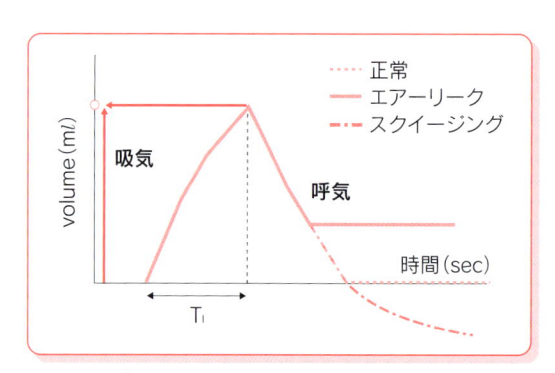

図11　ボリューム波形（エアーリーク，スクイージング）

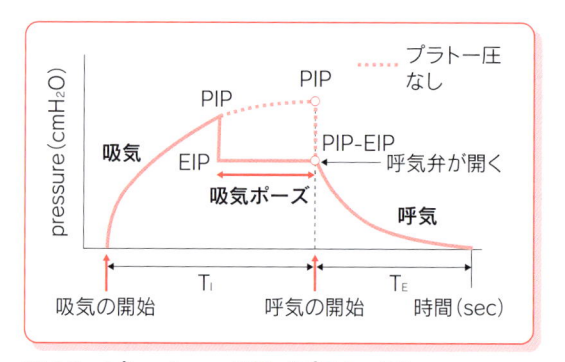

図12　プレッシャー波形（プラトー圧）

* **auto-PEEP（intrinsic-PEEP）の静的測定法**：人工呼吸器の呼気終末ホールドを3～5秒間行い，気道内圧計かプレッシャー波形の目盛りを読む．基線から上昇した分がauto-PEEPである．PEEPがかかっていれば，その分を差し引く．

胸郭コンプライアンス*，気道抵抗の変化，などをみることができる．
- 特に，肺・胸郭コンプライアンス，気道抵抗の変化は重要で，肺の状態を把握することができる．

その他の評価項目

静的コンプライアンス（Cst），動的コンプライアンス（Cdyn），気道抵抗（Raw）は呼気1回換気量（V_T），PIP，EIP，吸気フローから計算することができる．これらの肺メカニクスの評価はコントロールモードのときに行い，以下の式から求められる．

静的コンプライアンス（Cst；ml/cmH$_2$O）
$= V_T/(EIP - PEEP)$
動的コンプライアンス（Cdyn；ml/cmH$_2$O）
$= V_T/(PIP - PEEP)$
気道抵抗（Raw；cmH$_2$O/l/秒）
$=(PIP - EIP)/$吸気flow

コンプライアンスといえば，一般にCstのことを示す．
- **静的コンプライアンス（Cst）**：正常値は，体重1kgあたり1ml/cmH$_2$O．成人で50〜70ml/cmH$_2$O．25ml/cmH$_2$O以下では人工呼吸器からの離脱は困難である．小児では10〜20ml/cmH$_2$O，新生児では数ml/cmH$_2$Oであり，末梢気道の状態を表す．
- **動的コンプライアンス（Cdyn）**：正常値は35〜50ml/cmH$_2$Oで，気道抵抗も含んだものを表している．
- **気道抵抗（Raw）**：正常値は2〜5cmH$_2$O/l/秒．10以上は気道抵抗の上昇とみなし，中枢気道の状態を反映している．

前述の計算式より，EIPの増加はコンプライアンスの低下を示し，PIP－EIPの増加は，気道抵抗の増大を示している（図13）．

体位排痰法により肺メカニクスは変化するが，吸引した痰の量には関係しない．一般に，Cstは変化するが，Rawはあまり変化しない．

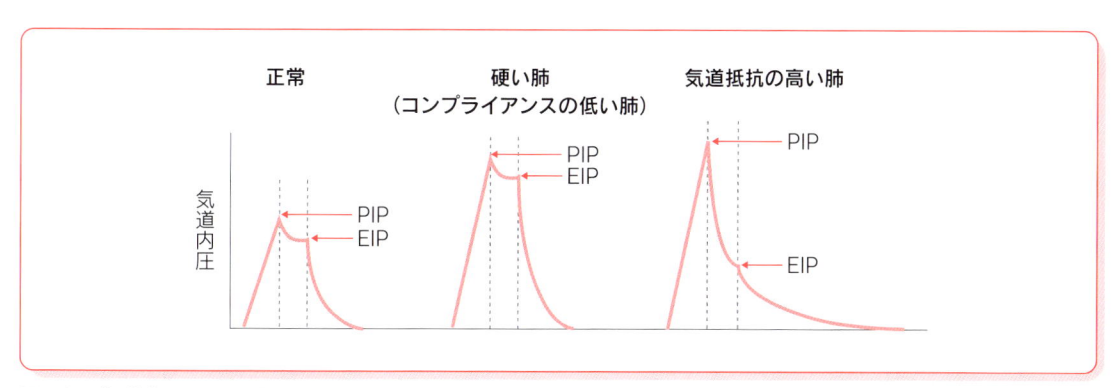

図13 気道内圧による肺の評価

---

*肺・胸郭コンプライアンス：圧変化に対する容量変化の割合のことをいう．肺や胸郭の可動性（やわらかさ）を表し，コンプライアンスが高いとは伸びやすいということであり，コンプライアンスが低いとは硬いことを意味する．

5 動脈血液ガスによる評価

動脈血液ガスによる評価は，酸素化能，換気能，酸塩基平衡障害をみることができる．これらにより全身の呼吸状態がわかる．

酸素化の指標

血液酸素化能を表すPaO_2（動脈血酸素分圧）は，以下の予測式を用いる．

$PaO_2 = 105 - 0.3 \times$ 年齢（平均値）
$PaO_2 = 100 - 0.4 \times$ 年齢（下限値）

酸素化の指標は，一般的にPaO_2をFIO_2（吸入気酸素濃度）で割った値（oxygen index）を用いる．PaO_2/FIO_2の正常値は100/0.21で450～500であり，250以下は呼吸管理が必要である．500で5％，400で10％，300で15％，200で20％，100で25％のシャント*がある．

急性呼吸窮迫症候群（ARDS）と急性肺障害（ALI）の違いは酸素化だけである（表8）．

低酸素血症

慢性呼吸不全では右記のような低酸素血症の症状は現れにくく，労作時呼吸困難が重要な所見となる．

【低酸素血症の分類】

80～100 Torr ：正常
60～80 Torr ：軽度低酸素血症
40～60 Torr ：中等度低酸素血症
40 Torr以下 ：重度低酸素血症

【低酸素血症の身体的所見】

60～40 Torr ：呼吸困難，心悸亢進
40～20 Torr ：精神症状（不穏，興奮，見当識障害），チアノーゼ，不整脈
20 Torr以下 ：徐脈，昏睡

肺の換気能および炭酸ガス排泄能の指標

$PaCO_2$（動脈血二酸化炭素分圧）の正常値は40 ± 5 Torrで，肺の換気能および炭酸ガス排泄能を示す．

【$PaCO_2$の分類】

30 Torr以下 ：過換気
45～50 Torr ：軽度低換気
50～60 Torr ：中等度低換気
60～70 Torr ：重度低換気

表8　急性呼吸窮迫症候群（ARDS）と急性肺障害（ALI）

	タイミング	酸素化能	胸部X線所見	PCWP
ARDS	急性発症	$PaO_2/FIO_2 \leq 200$	両側浸潤陰影 左心不全症状なし	≦18mmHg
ALI	急性発症	$PaO_2/FIO_2 \leq 300$	両側浸潤陰影 左心不全症状なし	≦18mmHg

＊シャント：無駄な血流のこと，つまり動脈血化されない血流をいう．無気肺のように痰がつまっていて換気が全くされないと静脈血はガス交換されないでそのまま流れてしまう．

5 動脈血液ガスによる評価

【PaCO₂の上昇に伴う症状（安定期の値との比較）】

- 5〜10 Torrの上昇　：手のぬくもり
- 10〜15 Torrの上昇：発汗
- 15〜20 Torrの上昇：はばたき振戦
- 20〜30 Torrの上昇：傾眠
- 30 Torr以上の上昇　：頭痛，昏睡

慢性呼吸不全では症状が乏しいこともしばしばある．起床時の頭痛や頭重感は睡眠時呼吸障害の可能性が考えられる．

酸塩基平衡の指標

動脈血液ガスを分析するときは，まずpHをみてアシドーシスかアルカローシスか，その原因は呼吸性，代謝性のどちらに起因しているかを判断する．$PaCO_2$が上昇すれば呼吸性アシドーシス，低下すれば呼吸性アルカローシスとなり，HCO_3^-（重炭酸イオン濃度）が上昇すれば代謝性アルカローシス，低下すれば代謝性アシドーシスとなる．そして次に酸塩基平衡調節がなされているか，つまりpHを正常に戻すために代償されているか非代償性であるかを判断する（図14）．

酸塩基平衡の指標となるpHは7.40±0.05，HCO_3^-は24±2mEq/l，塩基過剰（base excess；BE）は0±2mEq/lが正常値である．

呼吸動態の評価

呼吸動態の評価には，パルスオキシメータとカプノメータを参考にする．

パルスオキシメータ

パルスオキシメータとは，SpO_2（酸素飽和度）を連続的に測定する装置である．SaO_2（動脈血酸素飽和度）は動脈血を採血して測定した値で，SpO_2はパルスオキシメータで測定した値を示している．ヘモグロビン酸素解離曲線で，PaO_2との対比を覚えておくと臨床で有用である（図15）．

パルスオキシメータの読み方・注意点

- 脈波（拍動）を確実に拾っているか，そのリズムが心電図と一致していることを確認する．不整脈があると心電図モニターの心拍数とパルスオキシメータの脈拍数は一致しなくなる．
- ICUでは，SpO_2が90％以下にならないように注意する．
- PaO_2が100 Torr以上の変化はほとんど把握できない．特に，新生児領域では注意しなければならない．

---

a　正常
pH 7.4
PaCO₂ = 40 Torr
HCO₃⁻ = 24 mEq/l

b　部分的代償性呼吸性アシドーシス
pH 7.3
PaCO₂ 60 Torr
HCO₃⁻ 32 mEq/l
PaO₂ 65 Torr, BE+4 mEq/l

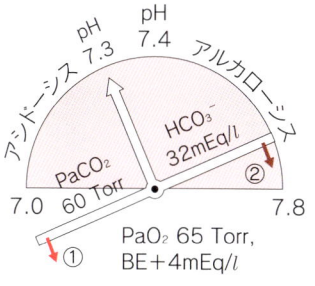

①PaCO₂が上昇し呼吸性アシドーシスになる．②次に代償的にHCO₃⁻が上昇し，pHを正常に保とうとする．これを，部分的代償性呼吸性アシドーシスという．

c　部分的代償性呼吸性アルカローシス
pH 7.5
PaCO₂ 25 Torr
HCO₃⁻ 16 mEq/l
PaO₂ 98 Torr, BE－7 mEq/l

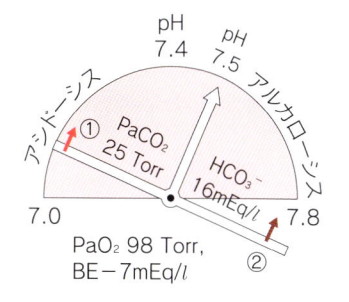

①PaCO₂が減少し呼吸性アルカローシスになる．②次に代償的にHCO₃⁻が減少し，pHを正常に保とうとする．これを，部分的代償性呼吸性アルカローシスという．

図14　酸塩基平衡調節の仕組み

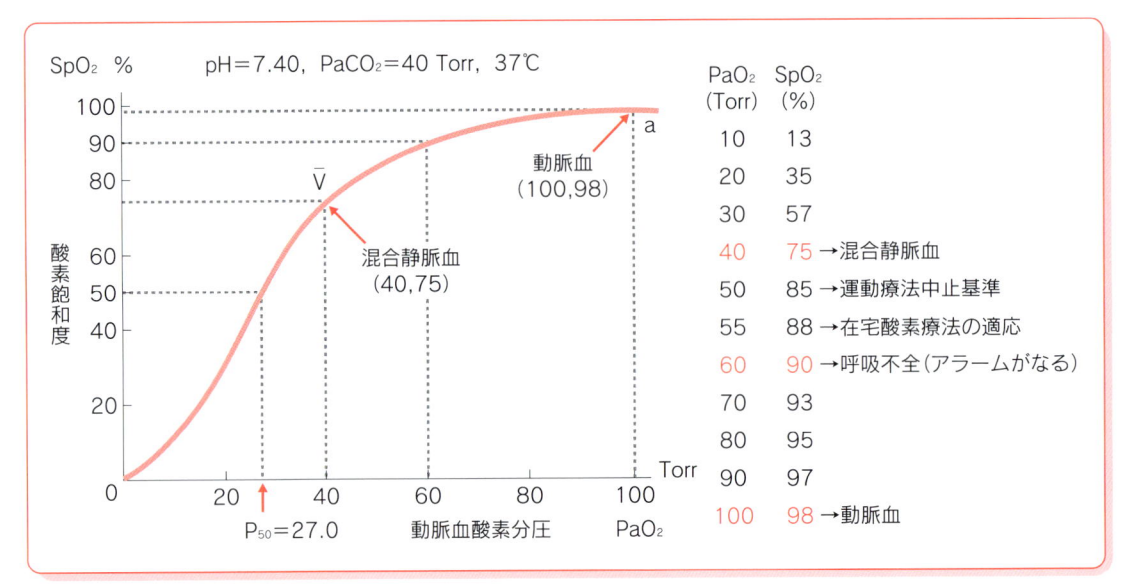

図15 ヘモグロビン酸素解離曲線

- SpO₂とSaO₂は一致しないことがしばしばであり，1～2％の差は許容範囲である．
- 一酸化炭素中毒の場合には，SpO₂は正常であるがSaO₂は低くなる．また，SaO₂は正常であるがSpO₂が低いときは，静脈の拍動を誤認している．そのため，プローブを手指から足指に付け換える必要がある．SpO₂の値を過信しないようにする．
- 発光部の発熱による火傷や，長時間の圧迫による壊死には注意する．
- 不安定なときは，体動，末梢循環不全，静脈血の拍動，電気ノイズ，濃い色のマニキュア・外来光が受光部にあたっている，血液中に色素がある，一酸化炭素ヘモグロビンなど異常ヘモグロビンがあるときなどである．

カプノメータ

カプノメータとは，呼気ガス中の二酸化炭素濃度を連続的に測定する機器である．表示は濃度（％）または分圧（mmHg）で表される換気のモニターである．

カプノメータでは，二酸化炭素濃度が0％から4～5％までを往復する曲線が得られ，カプノグラムと呼ぶ（**図16**）．濃度曲線は台形状で4相に分けられる．第3相の呼気終末で達する最高濃度を呼気終末二酸化炭素濃度（ETCO₂）とよぶ．

カプノメータの読み方・注意点

- 正常肺の場合では，ETCO₂はPaCO₂とほぼ同じである．ただし，死腔部分（p.39参照）からの気体も少し混ざるので数mmHg低くなる．
- 第3相がプラトーにならない場合は，ETCO₂はPaCO₂よりかなり低くなり，気道や気管支の閉塞，COPD，肺塞栓，ショックなどの換気を表している．
- 肺血流が正常でない場合は，ETCO₂はPaCO₂より20mmHg以上も低くなる．
- ETCO₂がPaCO₂より低い場合は，ゆっくりした大きな換気や，妊娠中のように換気血流比の小さい肺胞からの呼吸が関与している．
- 1呼吸ごとのカプノグラムの異常と長時間の動向としての異常をみることができる．
- 長時間の動向で，ETCO₂がゆっくり少しずつ低下してきている場合は，低体温や低心拍出量が原因している．
- 食道挿管では二酸化炭素の排出はないので曲線は平坦であり，心肺停止でも平坦である．ただし，蘇生後の心拍再開と同時にETCO₂の値が

高くなる．また，COPDでは胸郭を圧迫し呼出を促すと，第3相が延長し，ETCO₂の値はPaCO₂により近くなる．

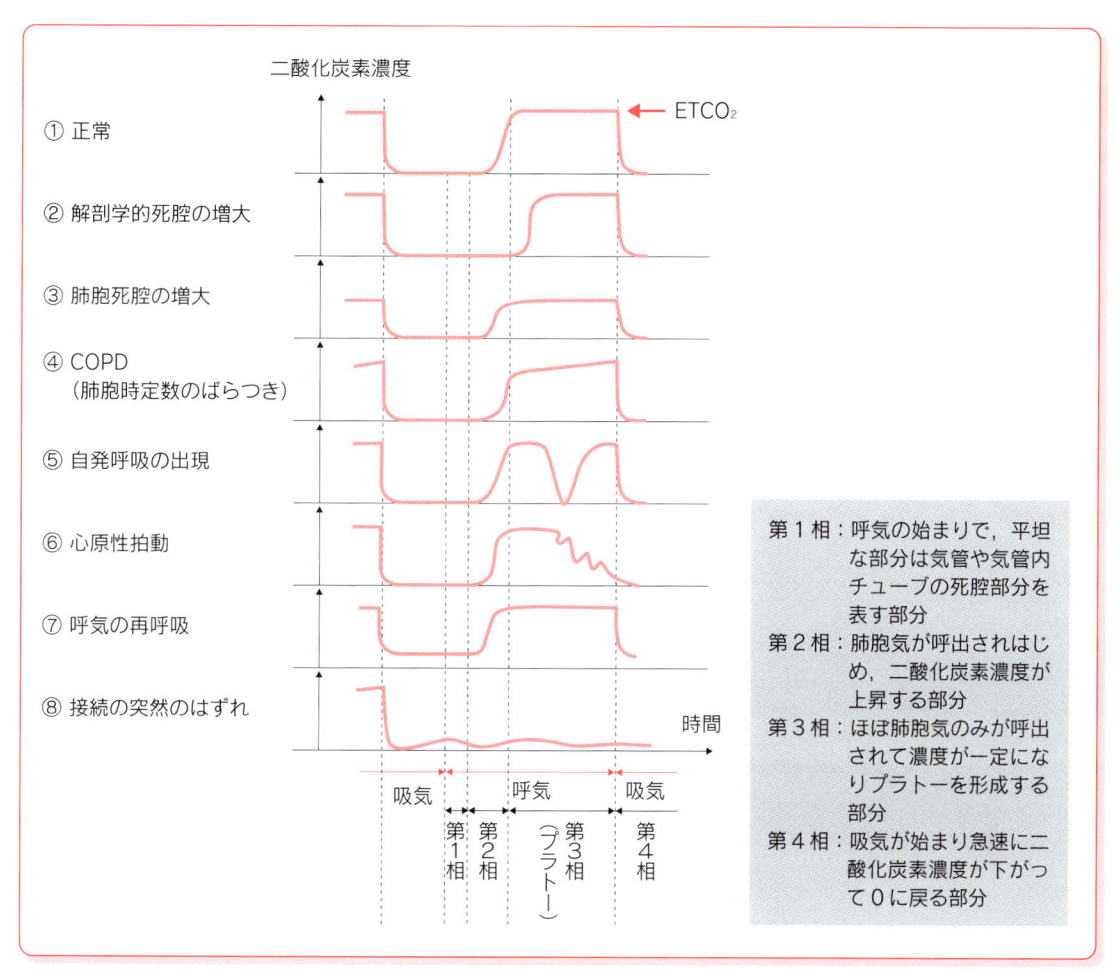

図16　カプノグラム

第1相：呼気の始まりで，平坦な部分は気管や気管内チューブの死腔部分を表す部分
第2相：肺胞気が呼出されはじめ，二酸化炭素濃度が上昇する部分
第3相：ほぼ肺胞気のみが呼出されて濃度が一定になりプラトーを形成する部分
第4相：吸気が始まり急速に二酸化炭素濃度が下がって0に戻る部分

カプノグラムの種類：
① 正常
② 解剖学的死腔の増大
③ 肺胞死腔の増大
④ COPD（肺胞時定数のばらつき）
⑤ 自発呼吸の出現
⑥ 心原性拍動
⑦ 呼気の再呼吸
⑧ 接続の突然のはずれ

Column

時定数とは？

　肺に圧をかけると肺が膨らむが，膨らむには時間がかかる．時定数とは，最終体積の63％まで膨らませるのにかかる時間のことをいう．時定数は以下の式から求めることができる．

● 時定数（秒）＝静的コンプライアンス（ml/cmH₂O）×気道抵抗（cmH₂O/l/秒）÷1000

　時定数の2倍で86％，3倍で95％，4倍で98％，5倍で99％まで膨らむ．気道抵抗が大きいほど，また静時コンプライアンスが大きいほど，時定数は大きくなり，平衡に達するまで時間がかかる．また，肺・胸郭を膨らませるのに必要な圧は以下の式から求めることができる．

● 肺・胸郭を膨らませるのに必要な圧＝1回換気量/静的コンプライアンス＋気道抵抗×吸気流量

6 画像診断による評価

　画像診断による評価は，胸部疾患の診断と治療に欠かせないものであり，実に多くの情報を満載している．画像を前に，身体的所見，検査所見を統合させて，「いったい何が起こっているのだろう」と病態像を推測する．そのためには胸部の構造と機能に関する十分な知識が必要である．

胸部X線写真

　胸部X線は胸部の構造に関する三次元情報を二次元情報に圧縮した画像である．

撮影体位

　胸部X線で最も一般的な撮影体位は，P→A（背腹）像である．胸椎棘突起は正中に位置しており，左右の鎖骨頭が棘突起から等しい距離にある（図17）．
　救急・集中治療領域ではポータブル写真のため，体位はA→P（腹背）像である．P→A像に比べ心臓が拡大して見える．肩甲骨が肺野にかぶさるので肺尖部の読影には注意する．胸水は背部の全体に移動し，気胸では空気は前面に移動する．

読影のポイント

　正常な正面像を示す（写真2・図18）．
■ 気管の左右への偏位はないか．気胸および胸水

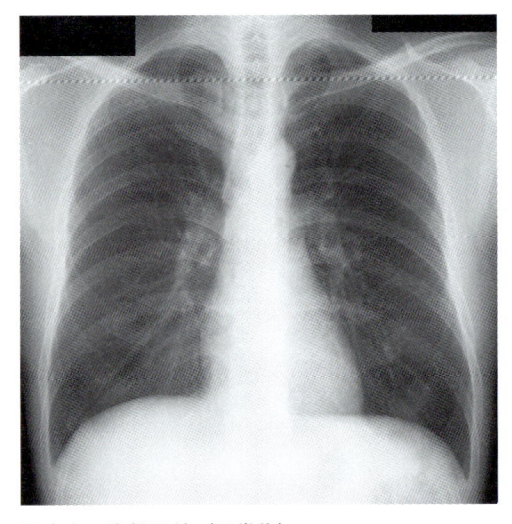

写真2　胸部X線（正常像）

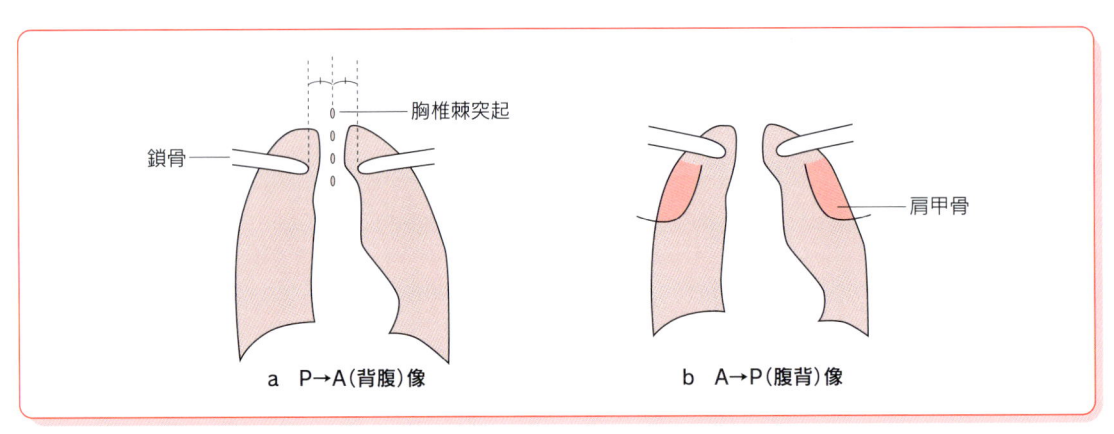

図17　撮影体位による違い
a　P→A（背腹）像
b　A→P（腹背）像

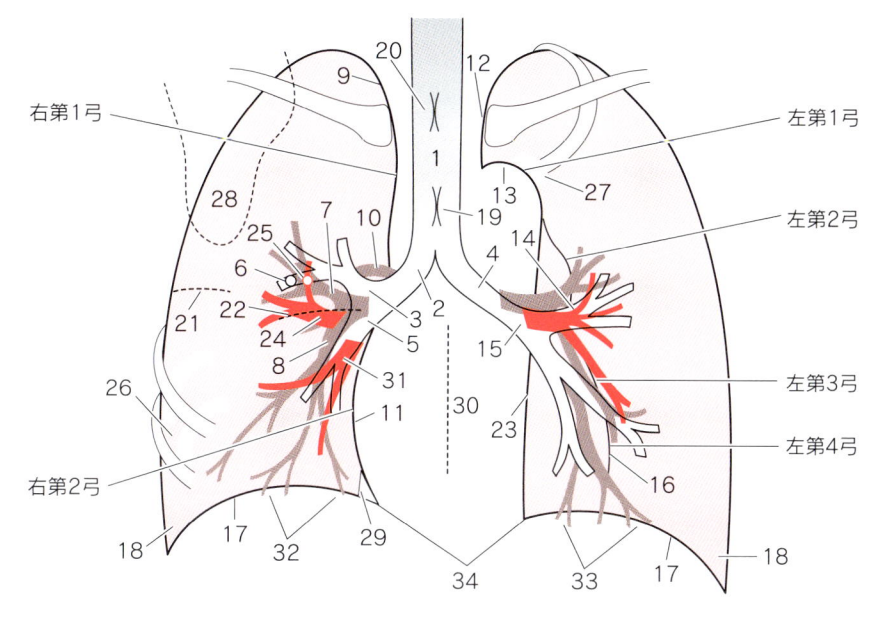

1) 気管	14) 左上葉支口	きる)
2) 右主気管支	15) 左下葉支	27) 第一肋骨肋軟骨石灰化
3) 右上葉支口	16) 心臓左縁	28) 肩甲骨
4) 左主気管支	17) 左右横隔膜	29) 下大静脈（肝静脈）
5) 右中間気管支幹	18) 肋骨横隔膜角	30) azygoesophageal recess
6) 右B^3b	19) 前縦隔線	（傍食道線）
7) 右上幹動脈	20) 後縦隔線	31) 右下肺静脈根部
8) 中間肺動脈幹	21) 右上中葉間線（毛髪線）	32) 右下葉構造
9) 右上縦隔線	22) 右上下葉間線	（横隔膜に重なる血管影）
（上大静脈，腕頭動脈）	23) 下行大動脈	33) 左下葉構造
10) 奇静脈	24) 中心静脈	（横隔膜に重なる血管影）
11) 心臓右縁（右心房）	25) 右A^3b	34) 心横隔膜角
12) 左上縦隔線（左鎖骨下動脈）	26) 正常肺紋理（正常な血管影が胸	
13) 大動脈弓	郭陰影の影響を受けずに観察で	

図18　胸部X線写真にみられる構造（正常像）

では健側へ偏位し，無気肺では患側に偏位する．

■ 骨性胸郭をみる．鎖骨の位置は第1肋骨前弓，第4肋骨後弓と重なっている．左右の肋間腔は対称であるか，拡大化・狭小化していないかをみる．

■ 横隔膜の位置をみる．通常，横隔膜は深吸気位で右は第10肋骨にあり，右は左より約1肋間高い位置にある．きれいなドーム状で肋骨横隔膜角，心横隔膜角がシャープであるかをみる．

■ 中央陰影をみる．左右の主気管分岐角は正常か．また，心陰影の拡大を心胸郭比でみる（心胸郭比＝（心最大横径／胸郭最大横径）×100（％），50％以上を心拡大とする）．心陰影は，右第1弓は上大静脈，右第2弓は右心房，左第1弓は大動脈弓である．左第2弓は肺動脈幹であるが，明瞭ではない．左第3弓は左心房が拡張したときのみみられ，左第4弓は左心室を示す．右心房・右心室の拡大は右心負荷であり，左心房・左心室の拡大は左心負荷である．

■ 肺血管陰影では，肺動脈の拡大は左心不全でみられる．肺動脈の中枢側の拡大と末梢側の狭小があると肺高血圧である．

■ チューブやカテーテルの位置を確認する．以下

に主なものを示す．

- **気管内チューブ**：気管挿管チューブの先端は第2～3胸椎レベルか大動脈弓の高さで気管分岐部より2cm上である．頸部の屈曲伸展で5～6cmは移動する．
- **気管切開チューブ**：気管切開孔と気管分岐部の中間にある．
- **中心静脈カテーテル**：第1肋骨前方下縁より下で右大動脈より上にある．
- **Swan-Ganzカテーテル**：中間肺動脈幹にある．

また，経鼻胃管，胸腔ドレーン，IABPの位置も確認する．

■ 肺野の陰影をみる．陰影の増加は含気量が低下していることを示し，白く写る．無気肺のように肺胞の空気が低下する場合と，肺炎や胸水のように滲出液が貯留する浸潤陰影（コンソリデーション）がある．一方，透過性の増加は含気量の増加を示し，黒く写る．肺気腫や気胸などでみられる．

■ 異常陰影がないか，A^3bとB^3bは輪切り像として左右が同じ高さにあるか，その偏位と太さの差はないか，上中葉間の毛髪線の偏位はないか，右上葉支は右主気管支より垂直に出ているか，シルエットの消失はないか，などを把握しなければならない．

肺野の異常陰影の種類

大きく肺胞性陰影と間質性陰影に分けられるが，両者が混在している場合も多い．

【肺胞性陰影】

終末細気管支より末梢の5～7mmの大きさの斑状の細葉性陰影を基本とし，これが融合した大きい陰影を示す（図19）．肺胞性病変は肺胞内になんらかの物質（水，血液，滲出液，膿など）が充満し，含気が消失して形成される．綿毛様，綿

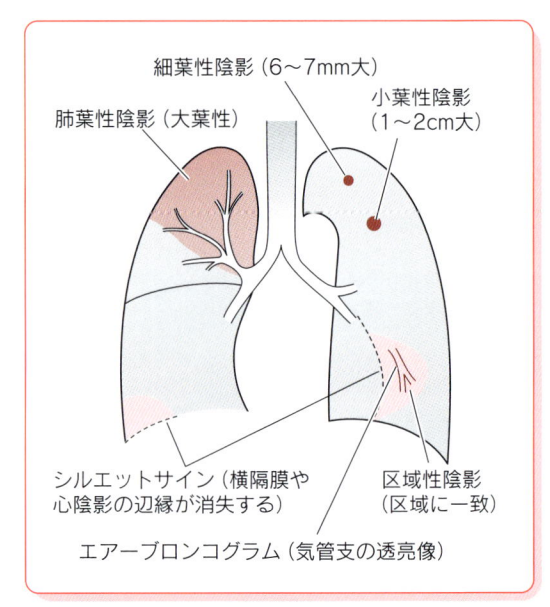

図19 肺胞性陰影

Column

ICUでよく認められる胸部X線所見の特徴

- **肺うっ血**：血管陰影が太くなり末梢まで見えるようになる．同時に右心，左心の拡大が見えることも多い．
- **肺間質浮腫および出血**：肺野は暗く，気管支や血管陰影もはっきりしなくなり，斑状陰影がみられる．肺の容積が減少して横隔膜が挙上し，辺縁がぼやけてくる．
- **無気肺**：区域以上の大きさなら極端な陰影増加やシルエットサインが見える．
- **肺炎**：浸潤陰影やエアーブロンコグラムが見える．
- **荷重側肺障害**：臥床に合併し，水分，分泌物が貯留した非炎症性の肺胞浸潤陰影が見える．
- **気胸，縦郭気腫，皮下気腫と胸水貯留**
- **肺含気量の増加**：PEEPのかけ過ぎなどによる．

菓子様，雲様と表される辺縁のぼやけた陰影である．

■ 蝶形陰影

蝶形陰影は，肺水腫などのびまん性の肺胞性陰影で，両側肺門を中心に末梢に均等影が分布し，蝶が羽を広げたように見える．

【間質性陰影】

すりガラス状陰影，粒状影（小結節影），網状影，輪状影，蜂窩肺，異常線状影などがあげられる（図20）．

異常線状影には，カーリーライン，トラムライン，気管支血管周囲肥厚などがある．

◆カーリーライン

小葉間壁の水や組織の増加によって生じる．間質性病変を示唆するものであり，肺水腫によることが多い．これは平均左房圧が15mmHgを超えると出現する．

- **カーリーAライン**：上・中肺野から肺門に向かって走行する厚さ1mm，長さ2～6cmの線状陰影．急性の左心不全を伴うことが多い．
- **カーリーBライン**：両中下肺野外側部（肋骨横隔膜角付近）の胸壁から内方に走行する厚さ1mm以下，長さ2cm前後の線状陰影．左心不全（僧帽弁狭窄症）や特発性間質性肺炎などでみられる．カーリーラインのなかで最もよくみられる．
- **カーリーCライン**：下肺野にみられる網状陰影である．

◆トラムライン

平行に走る2本の線状影で，中枢側気管支の壁肥厚を表す．慢性気管支炎，気管支拡張症，びまん性汎細気管支炎などの炎症性疾患でみられる．

- **hilar haze**：肺門部で肺血管陰影が拡大し，不鮮明化する所見はhilar hazeとよばれ，左心不全にみられる．

シルエットサインとエアーブロンコグラム

胸部X線所見での大切なサインに，シルエットサインとエアーブロンコグラムがある．

【シルエットサイン】

明瞭に描出されるべき肺の辺縁が，病的状態により不鮮明化されることをシルエットサイン陽性という．無気肺，肺炎などで，肺が虚脱した際に表れる．

【シルエットサインの特徴】（図21）

- 無気肺および肺炎は，91％が下葉（左下葉52％，右下葉39％）でみられる．
- 左S^6，S^{10}の病変では下行大動脈のシルエットが不明瞭で，読影の際には必ず下行大動脈のシルエットを追うようにする．
- 右S^5とS^{10}の病変の違いは，心右縁が不明瞭であればS^5の病変で，S^{10}の病変では心陰影と重なっていても心右縁は明瞭である．
- 右S^4（特にS^4a）とS^6の病変の違いは，上中葉間の毛髪線の下方に位置すればS^4aの病変であり，葉間をまたいであればS^6の病変である．
- A^8の陰影が途中で消失しているときはS^8，特にS^8aの病変を疑う．A^8が全長を追える場合には病変は中葉に存在する．
- 気管分岐角度は正中より右25°，左35°が正常である．左上葉の無気肺であれば，左主気管支は上方に引っ張られ分岐角は大きくなる．それ

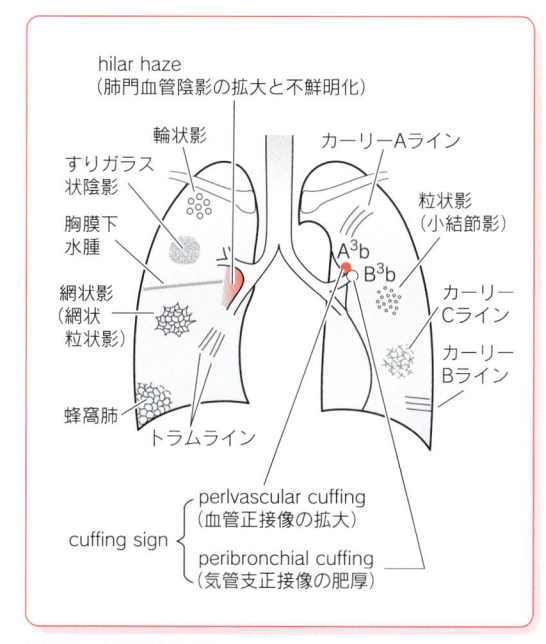

図20　間質性陰影

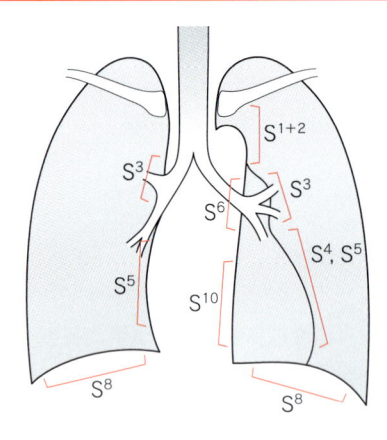

図21 シルエットサイン

シルエットサイン陽性の部位	陰影の肺区域
左心陰影の辺縁	S^4, S^5
左心陰影上部の辺縁	S^3
右心陰影の辺縁	S^5
上行大動脈の辺縁	S^3
大動脈弓部の辺縁	S^{1+2}
下行大動脈上部の辺縁	S^6
下行大動脈下部の辺縁	S^{10}
横隔膜縁	S^8

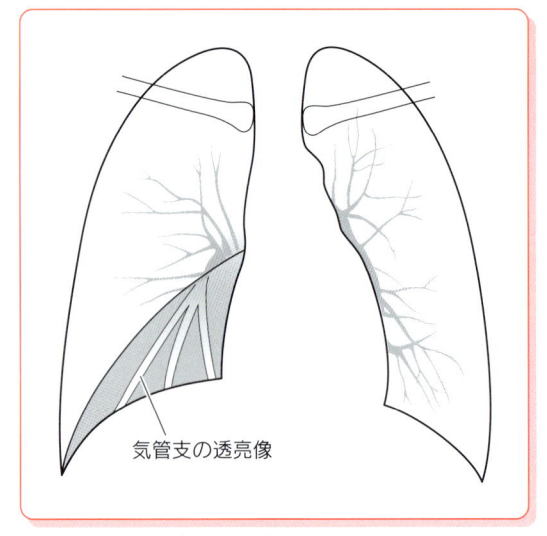

図22 エアーブロンコグラム

に対し，左下葉の無気肺では左主気管支は下方に引っ張られ分岐角は小さくなる．

【エアーブロンコグラム】

気管支腔が描出される気管支透亮像のことをいう．内腔の開いている気管支周囲に滲出性の変化があることを示すサインで肺炎，肺水腫，ARDSなど肺胞病変を表す（図22）．

胸部CTによる評価

胸部CTでは，X線写真では判断できなかった解剖学的な構造を解析でき，小さな病巣までも発見することができる．

胸部CT所見の特徴

- 通常10mm厚スライスと1〜2mmの薄層スライスがある．後者のほうが鮮明に描出される．
- 一般のCTでは1mmまで描出することができる．区域，亜区域気管支レベルまで見える．
- HRCT（高分能CT）では，細気管支まで見ることができる．
- 肺動脈は必ず気管支と伴行している．肺静脈はムカデの足状構造を示す．
- 金属，石灰化，骨，ガス，体動などでは放射線上のアーチファクトが発生する．
- 淡い高吸収域，淡い肺野濃度上昇，すりガラス状陰影と表現するものは，CT特有の表現である．淡い比較的均一に広がる陰影で，そのなかに血管が透けて見える．
- 強い高吸収域，高い肺野濃度上昇，融合影とは，濃い陰影で内部に肺血管が見えないものをいう．
- 低吸収域とは肺気腫などにみられ，肺よりもさらに低いCT値領域で空気のみからなる領域である．

代表的な異常所見

下記に代表的な異常所見（胸部X線・胸部CT）を示す（**写真3〜5**）.

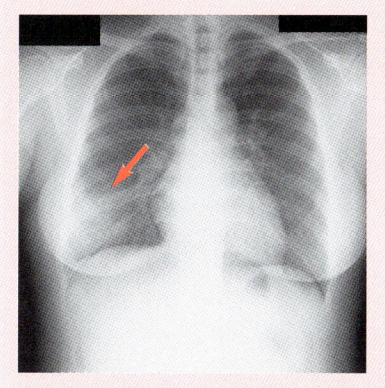

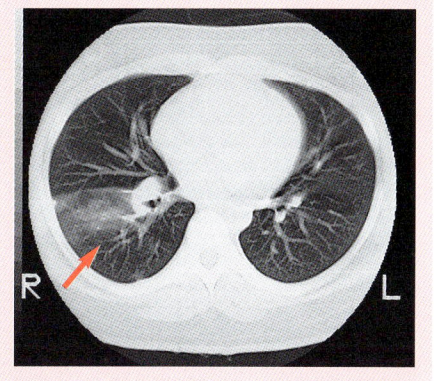

肺炎では，主病変の場所と原因菌の推定，病変の広がり，重症度，治療効果などがわかり，浸潤陰影，斑状陰影，すりガラス状陰影，エアーブロンコグラムなどが認められる．

写真3　肺炎

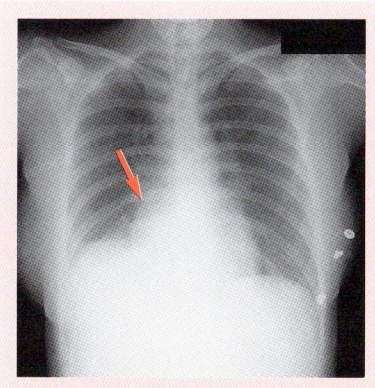

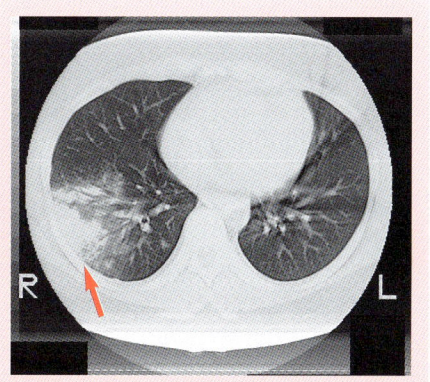

無気肺は肺内含気量が減少し，容積の低下をきたしたもので，陰影が増加し白く映る．区域性あるいは大葉性の浸潤陰影，シルエットサイン，横隔膜挙上，気管偏位，縦隔偏位，葉間裂の偏位，代償性過膨張などを認める．

写真4　無気肺

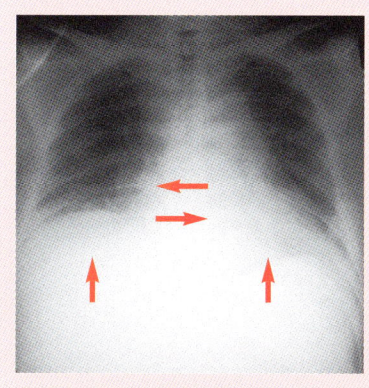

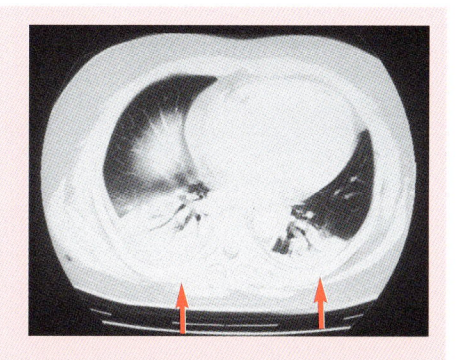

荷重側肺障害では，背側に限局した滲出液，気道内分泌物，血液などが貯留した非炎症性の肺胞浸潤陰影を認める．

写真5　荷重側肺障害

7 循環の評価

重篤な症例の体位排痰法は血行動態の変動をきたすこともあるので，循環の評価はきわめて重要である．

評価には，身体的所見，心電図モニター，血圧，動脈圧モニター，中心静脈圧，心エコー，肺動脈カテーテル（Swan-Ganzカテーテル），尿量などを用いる．

循環血液量の指標

血圧維持が大切な臓器は，脳，心臓，腎臓である．脳血流維持のためには平均動脈圧を50～150mmHg（平均動脈圧＝（収縮期血圧－拡張期血圧）÷3＋拡張期血圧）に保ち，冠血流維持のためには平均動脈圧を60mmHgに保つ必要がある．循環血液量の指標は**表9**を用いる．

循環血液量が低下すると下記のような症状が現れる．

- 意識障害（めまい，虚脱，失神）
- 皮膚（四肢冷感，蒼白，冷や汗，チアノーゼ）
- 呼吸（促迫，重症では緩徐）
- 脈拍（細い，頻脈，不整脈）

表9　循環血液量の指標

循環血液量の指標	少ない	正常	過剰
① バイタルサイン・その他			
脈拍（回/分）	90＜	60～90	＜60
血圧※（収縮期）（mmHg）	＜80	100＜	
脈圧（mmHg）	＜30	30～50	50＜
外頸静脈の張り	－	＋	＋＋
拇趾温（足の親ゆびの温度）	冷たい	温かい	温/冷
② 測定機器等の使用			
尿量（ml/kg/hr）	＜0.5	0.5～2.0	2.0＜
尿比重	1.030＜	1.010～1.030	＜1.010
尿中Na/K	＜1	1＜	1＜
CVP（ゼロ点一致し，末梢暖で）（mmHg）	＜5	5～10	10＜
PCWP，LAP（mmHg）	＜8	8～12	12＜
CI（l/min/m^2）	＜2.2	2.5～3.5	4.0＜
SVI＝CI/HR（ml/beats/m^3）	＜30	35～45	50＜
S$\bar{v}$O$_2$（%）	＜60	70～80	90＜
エコーによるIVCの径（mm）	＜10	10～20	20＜
動脈圧波形狭小とその呼吸性変動	＋	－	－
ポータブル胸部写真のCTR（%）	＜40	40～50	50＜
③ チャレンジテスト			
輸液負荷による尿量増加	＋＋	±	－
下肢挙上による血圧上昇	＋＋	±	－
薬剤使用による血圧の低下 （鎮静薬，鎮痛薬，解熱薬，血管拡張薬）	＋＋ （20%＜）	＋ （＜20%）	± （＜20%）

※血圧は心拍出量と血管抵抗により決まる変数であるため，もっとも循環血液量の評価がしづらい指標である．

（鮎川勝彦，財津昭憲：肺理学療法と加湿および水分管理，並木昭義 編，ICUにおける肺理学療法の理論と実際－集中治療医学講座（12）．医学図書出版，1996．p.15-30より）

- 血圧（低い，小さな脈圧，大腿動脈の触診，下肢挙上で血圧上昇）
- 乏尿

頸静脈圧の異常

頸静脈は，一般に背臥位では認められても，座位では認めない．右心不全やうっ血性心不全では頸静脈が怒張する．

中心静脈圧（右房圧）の予測は，45°半座位で，胸骨角から怒張した外頸静脈の頭側先端までの距離に5cmを加えた値であり，単位はcmH$_2$Oで表す（図23）．

出血や脱水で循環血液量が低下し，静脈圧が低下している場合は，背臥位でも頸静脈の怒張を認めない．動脈の拍動や怒張は左心室系の変化を表し，静脈の拍動や怒張は右心室系の変化を表している．

心不全

心不全の分類にはForresterの分類を用いる（図24）．

【左心不全】

左心不全とは左心室の血液をうまく駆出できない状態をいう．肺循環にうっ血（肺うっ血）があり，肺動脈楔入圧が18mmHg以上ある．肺うっ血の症状には，呼吸困難（夜間呼吸困難），起座呼吸，胸水がみられる．

心収縮力の低下では第Ⅲ音と第Ⅳ音が聴取され，両下肺野には湿性ラ音を認める．

咳嗽，喀痰（ピンク色の泡沫性痰）がみられるのが特徴である．

【右心不全】

右心不全とは右心室の血液をうまく駆出できない状態をいう．体循環にうっ血（末梢循環不全）があり，中心静脈圧は10mmHg以上である．末梢静脈圧上昇時には下肢の浮腫，尿量減少，体重増加がみられる．

右心房・上下大静脈圧の上昇時には，頸静脈怒張，胸水がみられ，門脈圧上昇時には，肝腫大，

	Ⅰ型 正常血行動態	Ⅱ型 軽症～中等症 左心不全
心係数 2.2*l*/min/m^2	Ⅲ型 低拍出量症候群（高齢，徐脈，脱水，右室梗塞）	Ⅳ型 重症左心不全～心原性ショック

肺動脈楔入圧 18mmHg

肺動脈楔入圧が18mmHg以上か以下か，心係数が2.2*l*/min/m^{2}以上か以下かによって4つのサブセットに分類している．

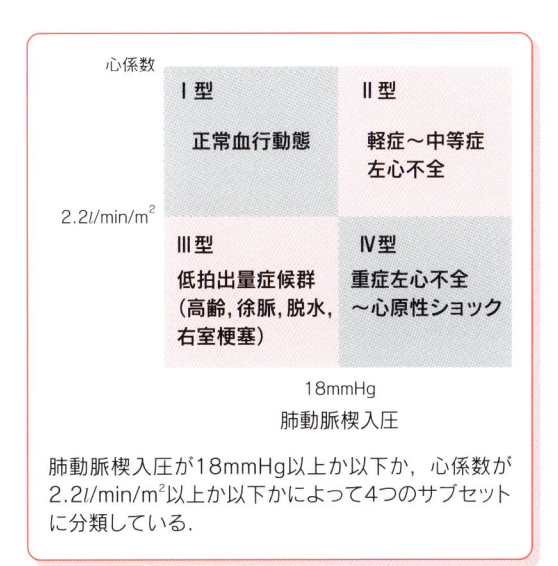

図24　Forresterの分類

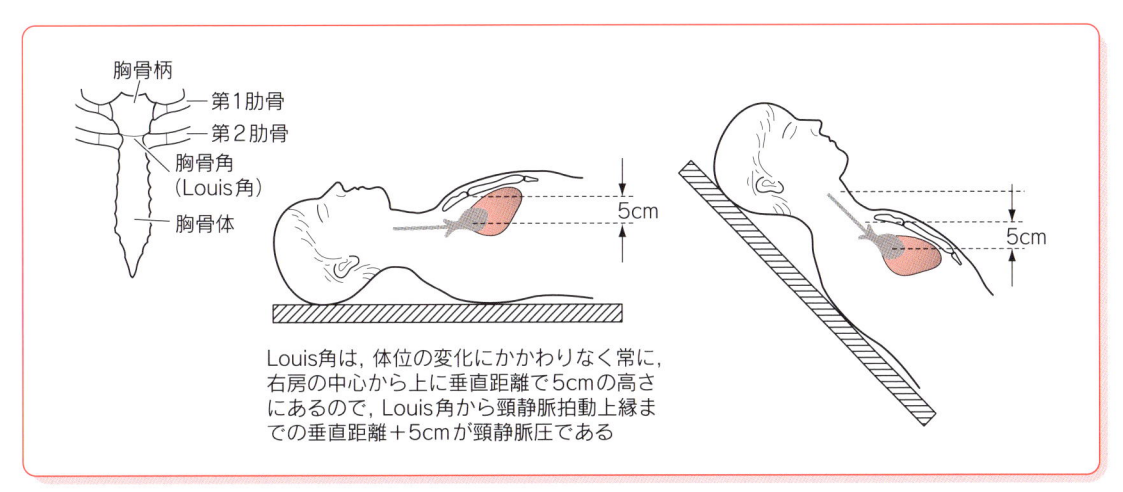

図23　頸静脈圧の推測法

Louis角は，体位の変化にかかわりなく常に，右房の中心から上に垂直距離で5cmの高さにあるので，Louis角から頸静脈拍動上縁までの垂直距離＋5cmが頸静脈圧である

腹水がみられる．

胸腔内圧の上昇による変化

陽圧換気を行うと，胸腔内圧が上昇する．その結果，右心房圧が上昇し，心臓への静脈還流が減少するため，心拍出量が減少する．心拍出量が減少すると，脈拍微弱，チアノーゼ，末梢冷感，不穏の症状がみられ，低血圧，不整脈，脈圧減少，尿量減少，中枢末梢温度格差の増加を伴う．心拍出量は前負荷，後負荷，心筋収縮力，心拍数によって決定される．前負荷とは，収縮する直前に心室にかかる負荷のことで，臨床的には静脈還流のことをいう．後負荷とは心臓から血液が拍出されるときの抵抗のことで，臨床的には血圧のことをいう．

- **前負荷の指標**：中心静脈圧（右心系），肺動脈楔入圧（左心系）を用いる．
- **後負荷の指標**：肺血管抵抗（右心系），体血管抵抗（左心系）を用いる．

さらに，胸腔内圧が上昇すると中心静脈圧（上・下大静脈圧）を上昇させるため，その結果脳圧が上昇する．

脳圧モニターによる評価

脳圧モニターには，頭蓋内圧（ICP）や脳灌流圧（CPP）を監視し，それぞれ5〜15mmHg以内，40〜50mmHg以上に維持し，脳虚血を予防する役割がある．ICP測定の適応は，重症頭部外傷（GCS8以下），低血圧（収縮期血圧＜90mmHg），CT所見で正中偏位が強く，脳槽の消失などが認められる場合である．

- **ICP 15〜25mmHg**

頭部を挙上するが，頸部を屈曲して静脈還流を妨げないように注意する．また，頭部を挙上するとICPは低下する．CPP（CPP＝平均動脈圧－ICP）も低下する可能性があるが，30°の頭部挙上ではCPPが低下することはない．

- **ICP 20〜25mmHg**

怒責は避け，できるだけ血圧の変動を避ける．

- **安静時のICPが20mmHg以下**

頭蓋内浮腫があると血圧の変動や頭位の変化でICPが上昇する．喀痰吸引によるICPの変動がなくなれば，頭蓋内浮腫が改善したことを示す．

肺動脈カテーテルによる評価

肺動脈カテーテルにより，心拍出量（CO），心係数（CI），肺動脈圧（PAP），肺動脈楔入圧（PCWP），混合静脈血酸素飽和度（S$\bar{\text{v}}$O$_2$），右心系の情報が得られる．また，熱希釈法による心拍出量の測定，S$\bar{\text{v}}$O$_2$の測定ができ，ICUでは広く用いられている．

- **肺動脈圧（PAP）**

右心拍出量と肺血管抵抗により測定される．平均肺動脈圧が25mmHg以上の場合は肺高血圧という．呼吸不全では肺動脈圧，肺血管抵抗は上昇している．

- **肺動脈楔入圧（PCWP）**

左室前負荷を表し，肺水腫では高値となる．高い気道内圧で人工呼吸を行っている場合は，心拍出量は低下するため測定は重要である．

- **混合静脈血酸素飽和度（S$\bar{\text{v}}$O$_2$）**

組織の酸素需供バランスを表す．低酸素症，心拍出量減少，貧血，酸素消費量増加などにより低下する．低酸素血症を伴った敗血症ショックではS$\bar{\text{v}}$O$_2$が保たれているが，心不全を伴った敗血症ショックではS$\bar{\text{v}}$O$_2$が低下する．体動，咳，吸引などによりS$\bar{\text{v}}$O$_2$は一過性に低下する．5分以内に元に復帰しない場合や15％以上の変化は異常である．

> **ここに気を付けよう**
>
> 肺動脈カテーテルでは，パルスオキシメータよりS$\bar{\text{v}}$O$_2$の変化を鋭敏にとらえることができる．しかし，Swan-Ganzカテーテルを挿入した患者ではむしろ感染が増え，予後が悪いとの報告もあり，循環管理に必須と考えられる症例にのみ使用すべきである．

8 ウィーニング

ウィーニングとは，人工呼吸器から離脱させ，自発呼吸を開始し抜管するまでの過程をいう．自発呼吸になると呼吸状態のみでなく，血行動態や腎機能など全身状態の変化をきたすので，バイタルサインの確認やモニタリングを十分に行い，全身状態を把握することが重要である．特に，呼吸状態では，酸素化能，換気能，換気予備能，呼吸筋疲労の有無などの評価と，腹式呼吸や喀痰排泄能の改善が大切である．

ウィーニングの指標

人工呼吸器からの離脱には，まず，原疾患が鎮静化し，全身状態が安定していることが原則である．呼吸筋機能からみたウィーニングの指標を**表10**に示す．ウィーニング施行時は以下の評価が重要である．

- **換気能の指標**：$PaCO_2$，RR，V_D/V_T
- **酸素化能の指標**：PaO_2，PaO_2/FIO_2
- **換気予備能の指標**※：FVC，MIP（PImax），MVV

※FVCは肺内病変を，MIPとMVVは呼吸筋力を反映している．

ウィーニングの進め方

ウィーニングには2通りの方法があり，①SIMVの換気回数あるいはPSVまたはPCVの補助圧を漸減していく方法と，②Tピースで自発呼吸のみで時間を漸増していく方法がある．

人工呼吸器の初期設定は**表11**のように行い，動脈血液ガスを参考に，モード，呼吸回数，補助圧，吸入器酸素濃度などを変更していく．その際に次の計算式を知っていると役に立つ．

表10　ウィーニングの指標

① RR（呼吸数）＜30回/分
② V_T（1回換気量）＞5ml/kg，＞300ml
③ f/V_T（浅く早い呼吸の指標）＜100回/分/l
④ FVC（努力性肺活量）＞10ml/kg，慢性呼吸不全では＞5ml/kg
⑤ MV（分時換気量）＜10l/分
⑥ MVV（最大換気量）＞2×MV
⑦ PImax（MIP：最大吸気圧）＞20cmH_2O
⑧ PI/PImax（1回換気に要した圧/最大吸気圧）＜0.3～0.4
⑨ T_I/T_{TOT}（吸気時間/1日の呼吸時間）＞0.1
⑩ Tension Time Index　PI/PImax×T_I/T_{TOT}＜0.15
⑪ Δesophageal pressure（食道内圧の変化）＜15cmH_2O
⑫ WOBp（呼吸仕事量）＜0.8J/l
⑬ $P_{0.1}$*（ピーポイントワン）＜6cmH_2O，$P_{0.1}$/PImax＜0.09
⑭ Raw（気道抵抗）＜15cmH_2O/l/秒
⑮ Cst（静的コンプライアンス）＞25ml/cmH_2O
⑯ auto-PEEP＜3cmH_2O
⑰ V_D/V_T（死腔換気量/1回換気量）＜0.6

＊$P_{0.1}$：吸気開始時に呼気弁を閉じ，吸気の開始から0.1秒間に生ずる口腔内圧のこと．ほとんど流量のないところで測定するので，肺の粘性や弾性の影響を受けずに呼吸中枢の出力を評価できる．

表11 人工呼吸器の初期設定

	1回換気量 (ml/kg)	換気回数 (回/分)
正常な肺	8〜10	8〜12
神経筋疾患	12〜15	8〜10
COPD	8〜10	8〜10
拘束性疾患	6〜8	12〜16
ARDS	5〜6	16〜20
FIO_2	0.4〜0.6	
PEEP	0または3〜5cmH₂O	
吸気流量	40〜70l/分（呼吸促迫では80〜70l/分）	
吸気流量	矩形波，漸減波	
PSV	得たいV_Tになるように	

- 現在設定のFIO₂／現在のPaO₂＝変更したFIO₂／変更したPaO₂
- 現在設定のVE×PaCO₂＝変更したVE×PaCO₂

すなわち，「現在設定のV_T×RR×PaCO₂＝変更したV_T×RR×PaCO₂」となる．

また，ウィーニングを進めていく際には**表10**の指標を用い，以下の手順で行う．

❶ 呼吸筋筋力の評価にはVC（肺活量），PImaxを指標にする．

❷ CPAP（持続的気道内陽圧）で30分以上自発呼吸可能な場合には，呼吸筋力はあると判断する．十分なV_TであればSIMVの数を減じ，不十分なV_TであればPSVを追加する．

❸ 呼吸筋耐久力の評価にはRR，V_T，PI/PImax（V_T/VCと同じ），MVV，Pressure Time Indexなどを指標にする．

❹ CPAPで30分以上自発呼吸に耐えうるならば，耐久力訓練としてRRが30回/分以上に増加するまで，V_Tが50mlあるいは10％低下するまで自発呼吸を行う．

❺ 2時間の自発呼吸ならば2時間の休息を与え1日1〜3回行い，少しずつ時間を延長する．呼吸筋疲労を起こした場合には48時間の休息をとるようにする．

【呼吸筋疲労の身体的所見】
- 浅くて速い呼吸
- 腹壁の奇異性運動（吸気時に腹部が陥没し，上胸部が膨隆する）
- 吸気時の下部肋間の陥没
- 胸骨上窩・鎖骨上窩の陥没
- 胸鎖乳突筋・斜角筋などの吸気補助筋の活動
- 交代性呼吸（胸式呼吸と腹式呼吸を交互に繰り返す）

抜管する際のポイント

早期抜管は肺合併症を減少させる．抜管可能な理学的所見として以下のものがあげられる．
- 覚醒している
- 過剰な気道内分泌物がない
- 深呼吸が可能であり，十分な咳が可能である

抜管の最も簡単な予測は，5秒以上の頭部挙上と下肢挙上である．PEmax（最大呼気圧）は35cmH₂O以上あれば，十分な咳が可能であることを意味し，抜管可能である．

ウィーニング中止の基準

ウィーニングを中止する際の基準を以下に示す．
- 呼吸困難・努力性呼吸の出現
- 呼吸数の変化（10回/分以上の増加および低下，30回/分以上）
- 1回換気量の低下（50mlまたは10％の低下）
- 心拍数の増加（20回/分以上の増加，120回/分以上）
- 血圧の変化（30mmHg以上の上昇または低下）
- 不整脈の出現（PAC・PVC 6回/分以上，多源性PVC・short run）
- PaCO₂の50 Torr以上の上昇
- PaO₂の低下（FIO₂ 0.4で60 Torr以下，SpO₂ 90％以下）

- pHの低下（7.30以下）

> **これはやってはダメ**
>
> 以下のような場合は安易にウィーニングしてはいけない．
> - 人工呼吸器の装着期間が長い．
> - $P_{0.1}$，呼吸数，分時換気量が高い．
> - 高炭酸ガス血症やauto-PEEPがある．
> - 呼吸パターンや呼吸筋機能からみるとTension Time Indexが0.15以上．

ウィーニングのエビデンス

ウィーニングにおける主なエビデンスを以下に紹介する．

- 感度および特異度が十分に高い単一指標はない．
- 離脱（あるいは抜管）の成否にかかわる古典的な換気パラメータのカットオフ値は，RR≦30～35回/分，V_T＞5～10ml/kg，VC＞10～12ml/kg，PImax＜−20cmH$_2$O（−25 cmH$_2$O），VE＜10～15l/分などがある．
- 離脱成否では，VC＞10ml/kgの場合は感度18％，特異度50％であり，VC＞15ml/kgの場合は感度15％，特異度63％であり，単一の指標での離脱成功の予測率は低い．
- 浅く速い呼吸の指標（f/V_T）は，1分間のTピース・トライアルで105回/分/lを超えるか否かで，離脱の成否が決まるとされるが，その有用性に関しては異論も多い．f/V_Tのカットオフ値が80，100，120のウィーニング成功に関する感度と特異度はそれぞれ81％と89％，97％と68％，97％と50％といわれ，感度が高くても特異度は低い．
- 人工呼吸器のモードにおいて毎日の頻回のTピース法とPSVの比較では，PSVが19.5時間早く離脱でき，抜管不全には差がない（RR〈相対リスク比〉：0.91，95％CI：0.32～2.58）．
- Tピース法とSIMVの比較では，Tピース法が43.9時間早く離脱でき，抜管不全には差がない（RR：1.13，95％CI：0.71～1.78）．
- PSVとSIMVの比較では，PSVのほうが64.0時間早く離脱でき，抜管不全には差がない（RR：0.73，95％CI：0.43～1.24）．
- COPDのウィーニングにもNPPV（非侵襲的陽圧換気）は有効であり，2時間以上のTピース法に失敗した症例に対し，NPPVで死亡率が70％も減少した．死亡率（RR：0.30，95％CI：0.09～1.02），院内感染（RR：0.29，95％CI：0.02～3.88），ICU在室時間（5.14時間）が減少する．
- 栄養においては高脂肪，低炭水化物は二酸化炭素の産生や呼吸商からみれば有効といわれるが，十分なエビデンスはない．
- 心血管外科術後のウィーニングでは，麻酔薬や鎮静薬の使用頻度が低い場合や早期抜管は，再挿管，合併症，死亡率を増加させないで，人工呼吸器装着時間やICU在室期間，入院期間を短縮させる．
- 抜管前のステロイド治療は小児の抜管後の喉頭浮腫などの合併症を減少させた．喘鳴（RR：0.57，95％CI：0.40～0.81），再挿管（RR：2.23，95％CI：1.15～4.32）で減少した．
- ICU退室後の離脱困難な患者の半数以上は，長期ウィーニングセンターで離脱可能となる．3カ月以内のウィーニング失敗例は離脱しやすい．
- 高位頸髄損傷やALS（筋萎縮性側索硬化症）のような治癒しない疾患により長期人工呼吸が必要とされるときには，3カ月間ウィーニングを試み，失敗するまでは，永久的人工呼吸管理は考慮すべきではない．
- 長期人工呼吸依存の症例では，ウィーニングは自発呼吸トライアルをゆっくり，徐々に時間をかけて行うべきである．

9 栄養状態の評価

　急性呼吸不全の低栄養は，創傷治癒の遅延，機能不全臓器の機能回復の遅延，感染に対する自己防衛機構の低下などを招く．また，多臓器不全の重症患者の転帰を左右する．

　一方，慢性呼吸不全の臨床経過と呼吸理学療法の効果は栄養状態に反映し，COPDの栄養障害と予後，呼吸筋力，運動耐容能，免疫能，健康に関連したQOL（HRQOL）とは密接な関係がある．

❽ 栄養状態の指標

　栄養状態を把握するためには以下のような指標を用いる（表12）．

■ 身体計測

　体重，％IBW（ideal body weight），BMI（body mass index），除脂肪体重が簡便な指標である．

■ 生化学的検査

　総蛋白やアルブミンよりも，プレアルブミン，トランスフェリン，レチノール結合蛋白などのrapid turnover protein（RTP）や，蛋白筋肉代謝の指標である血漿アミノ酸（分枝鎖アミノ酸（BCAA），芳香族アミノ酸（AAA），BCAA/AAA）の分析が有用である．

　そのほかよく用いるものに，窒素バランス，PNI（prognostic nutritional index：予後栄養指数），CHI（creatinine height index：クレアチニン身長係数）などがある．

■ 基礎エネルギー消費量（BEE）

　基礎エネルギー消費量は，Harris-Benedictの式を用いて算出する．また，安静時エネルギー消費量（REE）は「REE＝1.2×BEE」から算出するか，実際に呼気ガス分析器でVO_2，VCO_2を測定してWeirの式を用いて算出する．

❙ 慢性呼吸不全の栄養障害の特徴

　慢性呼吸不全では，アミノ酸インバランスを伴う蛋白・エネルギー栄養障害が特徴的である．原因は代謝亢進であり，安静時エネルギー代謝（REE）は予測値の120〜140％に増大している．

　体重減少は，閉塞性換気障害とは独立した予後決定因子である．体重自体の減少よりも骨格筋の喪失がCOPDなどの慢性呼吸不全の予後に強く関係している．

❙ 運動療法と栄養状態の指標

　運動療法は十分な栄養管理が必要であるため，栄養状態の指標をもとに行わなければならない．

　以下に運動療法と栄養状態の関係を示す．

■ PNI，CHI，％IBWが悪化
　運動療法を中止する．
■ PNIが悪化傾向，CHIが正常
　栄養療法を導入する．
■ PNIが正常で，CHIが悪化
　運動療法は続行する．
■ PNI，CHIが悪化
　運動療法は中止する．
■ ％IBWが80％以下
　なんらかの栄養指導が必要である．

表12 栄養状態の指標

指標	評価
① BMI＝体重(kg)/身長(m²)	19.8以下　：低体重 19.8～24.2：適正体重 24.2～26.4：肥満傾向 24.6以上　：肥満
② IBW(理想体重)＝身長(m²)×22 　%IBW＝(測定体重/理想体重)×100	70以下　　：重度低栄養 70～79　　：中等度低栄養 80～89　　：軽度低栄養 90～109　：普通体重 110～119：肥満傾向 120以上　：肥満
③ 血清アルブミン値	3.0～3.5g/dl：軽度低下 2.5～3.0g/dl：中等度低下 2.5g/dl以下　：重度低下
④ PNI(予後栄養指数) ＝158－16.6(アルブミン g/dl)－0.78(上腕皮下脂肪厚mm)－0.2(トランスフェリンmg/dl)－5.8(リンパ球スコア) ※リンパ球スコア　0：＜1000, 1：1000～2000, 2：＞2000	50%以上　：ハイリスク 40～49%：中等度リスク 39%以下　：低リスク ※日本では下記の小野寺の式を用いることが多い PNI＝10×(アルブミン g/dl)＋0.05×(リンパ球数,/mm³) 50%以上　：正常 46～50%：軽度栄養障害 41～45%：中等度栄養障害 35～40%：重度栄養障害 35%以下　：重篤な栄養障害
⑤ CHI (クレアチニン身長係数) ＝尿中クレアチニン(mg/日)/理想体重での正常尿中クレアチニン(mg)	80%以上　：体蛋白枯渇なし～軽度 60～79%：中等度枯渇 59%以下　：高度枯渇
⑥ Harris-Benedictの式（基礎エネルギー消費量）	BEE 男性＝66.5＋(13.7×体重(kg))＋(5.0×身長(cm))－(6.8×年齢) 女性＝655.5＋(9.6×体重(kg))＋(1.8×身長(cm))－(4.7×年齢)
⑦ Weirの式（安静時エネルギー消費量）	REE＝1.44 (3.941×VO₂＋1.106×VCO₂)

第5章

スクイージング・体位排痰法のテクニック

1 スクイージング・体位排痰法の基本

　スクイージングの基本となる排痰体位は，痰のある肺区域を最も高い位置において，重力を利用し痰の移動を促進させる方法である．体位変換（体位ドレナージ），スクイージングを行う際には以下のポイント・注意点とともに正確な技術が必要となる．

■ 体位変換の手順

体位変換（体位ドレナージ）の際のポイント・注意点

- 頭低位は頭蓋内圧を上昇させたり，不整脈を誘発したりするので用いないことが多い．頭低位をとらなくても十分に痰は移動する．
- 呼吸のアセスメントが大切である．聴診，胸部X線，胸部CTで痰の貯留部位を確認する．体位変換後は上側肺と下側肺の呼吸音の変化と左右差を必ず確認する．
- ライン・ドレーン・チューブの接続，長さ，機器の作動状態を再確認する．
- 重篤な症例では，体位変換はモニターを確認しながらゆっくり少しずつ行う．
- 挿管している場合には，口腔内，カフ上部の吸引を行って，カフ圧，量を調節してから体位を変換させる．
- 人工呼吸器装着時は，1回換気量，最高気道内圧，呼気終末ポーズ，挿管チューブの位置，呼吸音を確認する．
- 心臓外科術後の場合，体位変換直後には，$S\bar{v}O_2$が5〜10％減少する．通常，5分以内にベースラインに戻るが，回復しない場合は，心拍出量や酸素含有量の低下，酸素消費量の増加を疑うべきであり，そのときには再度，体位変換しなければならない．
- IABP（大動脈内バルーンカテーテル）を挿入していても側臥位への体位変換による作動不良や合併症を認めない．
- カフなし気管内チューブ挿管時，気管軟化症，小児などでは圧迫によりエアーエントリー（換気）が低下することがある．また，下側肺が虚脱することもある．

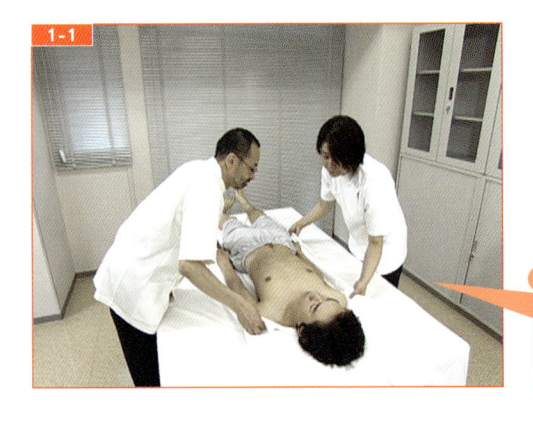

〔背臥位から側臥位にする場合〕

❶ 一側に移動させる．（1-1）
- バスタオルの上に寝ている患者を，バスタオルの両端を2人で保持しながら一側に移動させる．

POINT バスタオルの両端をしっかりと持ち，一側に移動させる．

1 スクイージング・体位排痰法の基本

❷ 丸太を転がすように側臥位にする．(1-2)

POINT ゆっくり少しずつ行う．

これはやってはダメ
- 血行動態が不安定な場合の体位変換は特に注意が必要．
- モニターを確認しながらゆっくり少しずつ行う．
- 一気に体位変換すると血行動態が乱れる．

〔側臥位から3/4腹臥位にする場合〕

❸ 枕を抱かせ，3/4腹臥位にする．(1-3)
- 大きい枕を抱かせれば，3/4腹臥位にすることができる．

ここがポイント
- ラインやチューブを整える．
- 上側の股関節を屈曲させる．
- 下側の股関節を伸展させる．

〔3/4腹臥位から腹臥位にする場合〕

❹ 下側の上肢を後方に引き出し，腹臥位にする．(1-4・5)
- 挿管している場合は，前額部と前胸部に硬い枕を置き，気道の開通を図る．
- 下腹部には薄い柔らかい枕を入れ，横隔膜の動きを妨げないようにする．

ここがポイント
- 腹部や圧迫部の皮膚の状態を確認し，心電図の電極は背側に貼る．
- 体位を変える際は，口腔内吸引を行ってカフ圧や量を一過性に上げてから行うと，人工呼吸器関連肺炎（VAP）の予防になる．

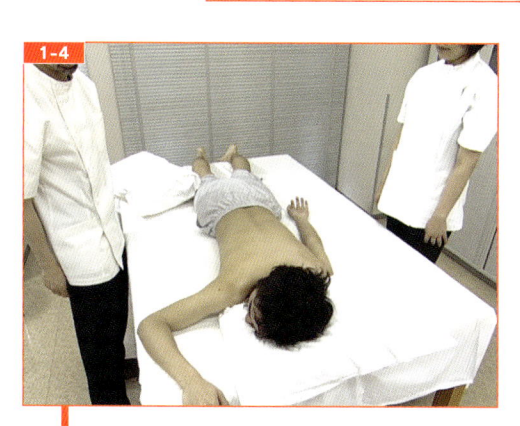

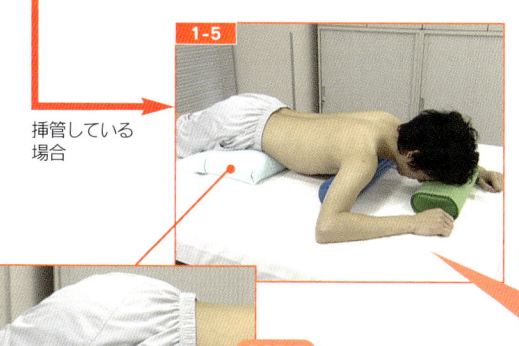

POINT
- 前額部と前胸部には硬い枕を入れる．
- 下腹部には柔らかい枕を入れる．
- 人工呼吸器装着時には，人工呼吸器のほうへ頸を回旋させる．

3/4腹臥位にする

挿管している場合

POINT 横隔膜の動きを妨げないように入れる．

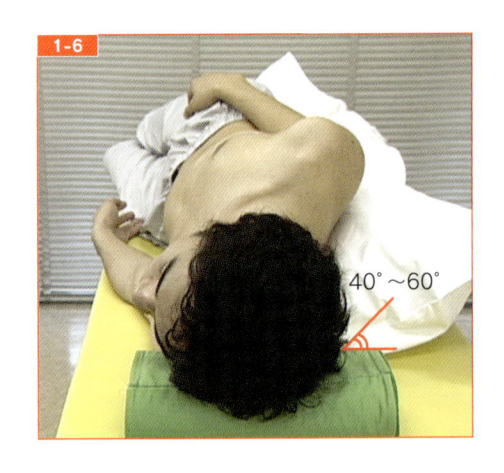

〔側臥位が困難な場合〕

40°～60°の側臥位をとる．（1-6）

■ 最も簡単な排痰体位は患側を上にした側臥位である．この体位が困難な場合※には最低でも40°～60°の側臥位をとる．

P ここがポイント

排痰体位は10～20分とると末梢から痰が移動するが，痰の性状や病態によっても異なるので，呼吸音や酸素化を確認しながらその時間を決定する．

※重症例では患者の耐性の問題や，チューブやラインにより教科書的な体位がとれないことが多い．そのため，図1のような修正した排痰体位を用いる．

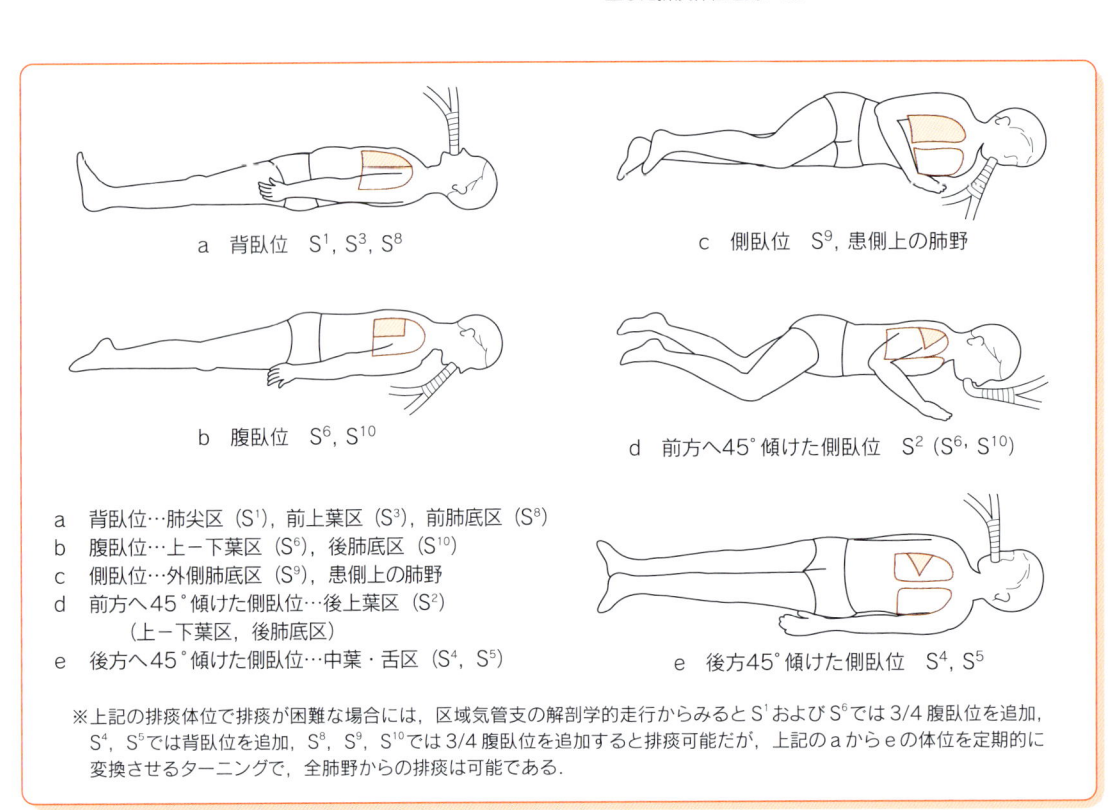

a　背臥位　S^1, S^3, S^8
b　腹臥位　S^6, S^{10}
c　側臥位　S^9，患側上の肺野
d　前方へ45°傾けた側臥位　S^2 (S^6, S^{10})
e　後方45°傾けた側臥位　S^4, S^5

a　背臥位…肺尖区（S^1），前上葉区（S^3），前肺底区（S^8）
b　腹臥位…上－下葉区（S^6），後肺底区（S^{10}）
c　側臥位…外側肺底区（S^9），患側上の肺野
d　前方へ45°傾けた側臥位…後上葉区（S^2）
　　　　（上－下葉区，後肺底区）
e　後方へ45°傾けた側臥位…中葉・舌区（S^4, S^5）

※上記の排痰体位で排痰が困難な場合には，区域気管支の解剖学的走行からみるとS^1およびS^6では3/4腹臥位を追加，S^4，S^5では背臥位を追加，S^8，S^9，S^{10}では3/4腹臥位を追加すると排痰可能だが，上記のaからeの体位を定期的に変換させるターニングで，全肺野からの排痰は可能である．

図1　修正した排痰体位と排痰効果が期待できる肺区域

1 スクイージング・体位排痰法の基本

■ スクイージングの基本手技

スクイージングでは，痰の貯留している肺野を徒手的に圧迫していく．スクイージングとは，「しぼり出す」ことを意味する．

ここでは，スクイージングを実施する際に必要な基本手技を解説する．

スクイージングをする際のポイント・注意点

- 胸腔ドレーン，フレイルチェスト，胸部開胸創の場合は，胸郭を覆うようにして軽いスクイージングを行い，反応をみながら少しずつ圧を強くする．
- 血行動態の不安定な症例での舌区へのスクイージングや，骨転移，骨粗鬆症，新生児には，はじめに弱い圧を加え反応をみながら少しずつ圧を強くする．
- 肺・胸郭のコンプライアンス（p.75参照）が低い場合には，胸郭外から肺実質までの圧の伝達は有効でないが，気道抵抗が高い肺では可能である．しかし，肺胞内圧が上昇しやすいので，呼気に同調しゆっくりしぼることが重要である．
- 聴診で呼吸音が小さい場合には，副雑音は聴こえにくい．しかし，スクイージング，あるいはバッグによる加圧換気をしながら聴診するとよく聴こえる．
- 人工呼吸中で重篤な病態では，気道内圧計，グラフィックモニター，SpO_2，$ETCO_2$，心電図モニター，血圧モニター，$S\bar{v}O_2$，心係数，頭蓋内圧などの呼吸・血行動態のモニターに注意し，患者の反応を見ながら行う．
- 人工呼吸中はPSV，PCV，CPAP，SIMVの自発呼吸時にスクイージングを行うと1回換気量が増加する．
- PEEP 5cmH_2Oでは，スクイージングにより気道内圧は平圧となることもあるので，酸素化に注意しながら行う．
- 気管支鏡では，亜区域気管支までの痰はとれるが，それより末梢の痰の除去は困難である．スクイージングと併用しながら行うと有効である．
- 胸腔ドレーンが挿入されていて排液を促したいときにもスクイージングは有効である．この際には，胸腔ドレーンの先端部位を下にした体位をとり，スクイージングを行う．

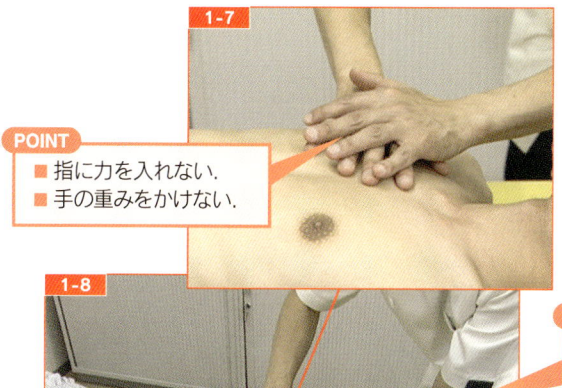

1-7

POINT
- 指に力を入れない．
- 手の重みをかけない．

1-8

❶ 適切な排痰体位をとり，手を置く．（1-7）
- 指には全く力を入れず軽く広げ，手の重みをかけないようにする．

❷ 患者の呼吸にしっかり合わせ，深呼吸を促しながら口すぼめ呼吸※で行う．（1-8）

※口すぼめ呼吸：口をすぼめて「フー」または「スー」という音をさせて息を吐く．

POINT
- 呼吸を妨げないように行う．
- 痛みを起こさないように行う．

これはやってはダメ

- 患者の吸気時に圧迫を加えてはいけない．
- 一カ所に力を集中させてはいけない（強い圧迫力が加わってしまう）．

99

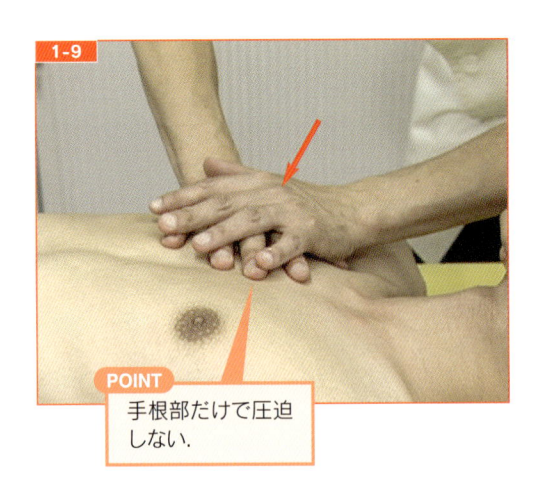

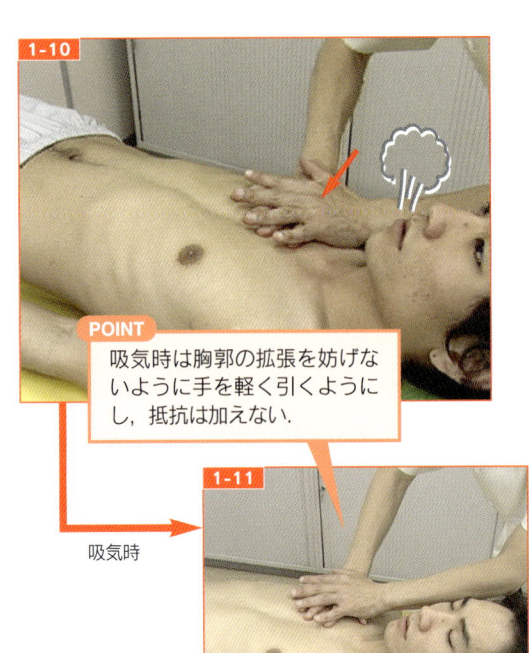

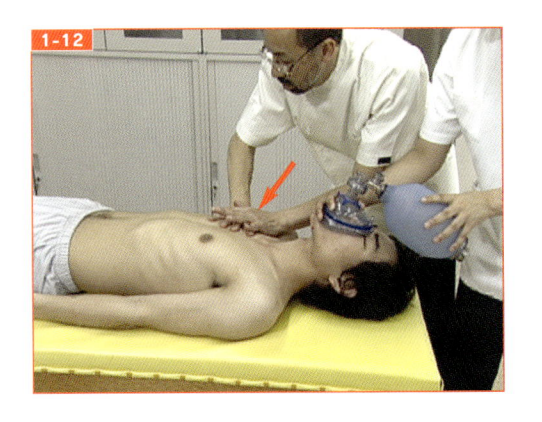

❸ 圧迫する．(1-9)
■ 手を置いた胸郭全体を動かすようなつもりで圧迫する．
■ 手根部だけで圧迫しない．

> **ここがポイント**
> ● 圧迫する力は軽く，呼吸を介助するようなつもりで圧迫する．
> ● 患者の呼吸が楽になるような圧迫を加える．
> ● 呼気のはじめは軽く圧迫し，呼気に合わせ少しずつ圧を強くする．

POINT 手根部だけで圧迫しない．

❹ 呼気終末時には最大呼気位までしぼり込むように圧迫を加える．(1-10)
■ この呼気終末のしぼり込むような圧迫が最も重要である．
■ 十分にしぼり出すと，その後の吸気は楽に吸え，受動的に深い吸気を促す．(1-11)

> **ここがポイント**
> ● 圧迫する方向は肋骨の動きに合わせる．胸郭が変形していれば，変形して動く方向に圧迫する．
> ● 呼吸に合わせたスクイージングの圧迫力は500g以下の軽い力である．
> ● 肺や胸郭が硬い場合には圧迫する力は強くなる．

POINT 吸気時は胸郭の拡張を妨げないように手を軽く引くようにし，抵抗は加えない．

吸気時

〔呼吸が浅く速い場合〕
バッグを用いてスクイージングを行う．(1-12)
■ 呼吸が浅く速く，すべての呼吸に合わせることが困難な場合はバッグによる加圧換気を行いながらスクイージングを行う（バギング；p.101参照）．
■ または，数呼吸に1回の割合でスクイージングする．

1 スクイージング・体位排痰法の基本

P ここがポイント

●スクイージングの呼吸曲線

スクイージングにより呼気終末肺気量位がFRC（機能的残気量）より低下していることから，呼気換気量が増加しているのがわかる．呼気換気量が増加すると，肺胸郭の弾性圧により受動的に次の吸気流量と吸気換気量が増加する．

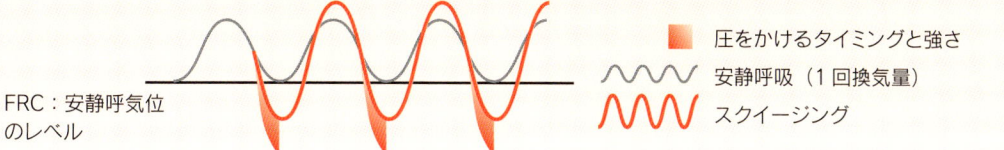

FRC：安静呼気位のレベル

- 圧をかけるタイミングと強さ
- 安静呼吸（1回換気量）
- スクイージング

おさらいしよう

排痰体位は区域気管支の走行に沿って，排痰部位を最も高い位置にするが，解剖学的な区域気管支の走行は個々の症例によってかなり異なっている．また，頭低位は急性呼吸不全だけでなく，慢性呼吸不全においても有効でないと報告されている．

線毛は重力に逆らって末梢から中枢気道に分泌物を移動させる．このことから排痰には排痰体位だけではなく，エアーエントリーの改善が最も重要であり，スクイージングの併用が有効であることがわかる．

■ バギングの実際　DVD▶3

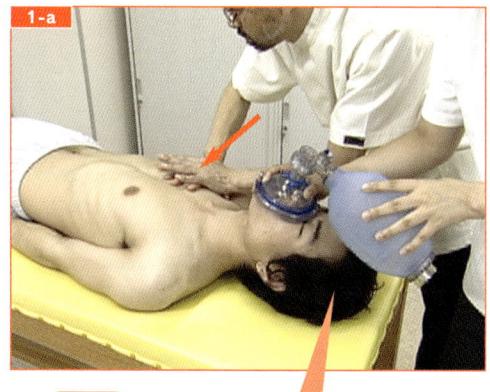

1-a

POINT
- バッグによる圧外傷，量外傷の危険性があるので，高い圧，大きい容量の換気に注意する．
- 呼吸に同調させることが重要．
- 最高気道内圧より低めの圧であれば問題ない．

〔目的〕

　バギング（bagging）は，無気肺や浅く速い呼吸などがあり，排痰手技を用いてもエアーエントリーが改善しない場合に行う．痰の移動にも有効である．

❶ 吸気時はバッグで加圧し，呼気時にスクイージングを併用する．(1-a)

❷ 痰を遊離・移動させる．

- 痰を遊離・移動させるにはバッグで加圧換気し，バッグから手を離すときは，スプリンギング（p.117参照）を行うように瞬間的に離す．
- I/E比*が0.9以下で呼気流量が吸気流量より10％速ければ痰は移動する．

※I/E比：吸気時間/呼気時間のこと．

- critical opening pressureが重要である（p.3参照）．
- この方法で改善しなければ次の方法を行う．

101

1-b

POINT
瞬間的に手を離すことによりエアーエントリーが改善する．

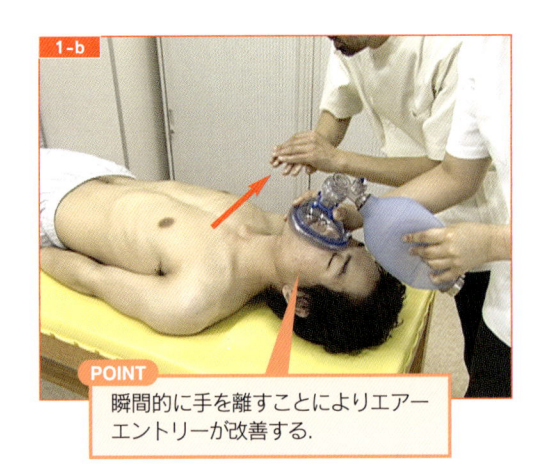

❸ バギングにスプリンギングを併用する．（1-b）
■ 吸気時はバッグで加圧し，呼気時にスプリンギングを行う．
■ 呼気時にバッグを加圧していた手を瞬間的に離すと呼気流量は速くなる．

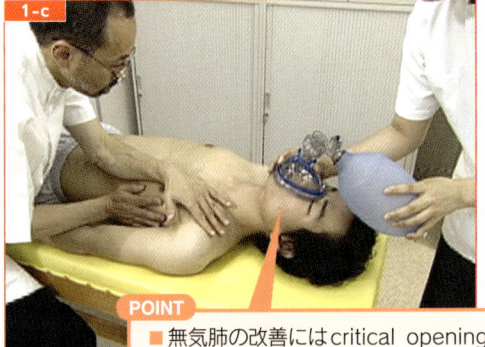

1-c

POINT
■ 無気肺の改善にはcritical opening pressureが重要である．
■ エアーエントリーを改善させることが第一である．

〔無気肺の改善が得られない場合〕
❸ 健側の胸郭を固定してバギングを行う．（1-c）
■ 最初はバッグに抵抗を感じる．
■ 痰が破れてエアーエントリーが行われると急に抵抗が減少する．
■ 痰が中枢気道まで移動し，ラトリングが感じられる．
❹ 健側の固定していた手は離す．
❺ 無気肺のある胸郭をバッグで加圧換気した後，スクイージングを行う．

Column

気管ボタン装着時のエアーエントリーの改善方法

　写真は気管ボタンを装着中の左無気肺，慢性心不全の患者である．無気肺の改善のために小児用のマスクで気管ボタン部を固定しバギングを行うが，マスクの固定が難しく酸素が漏れてしまう．そこで思いついた方法が，小児用挿管チューブを使用する方法である．気管ボタンに小児用挿管チューブを挿入しバギングを行うと，エアーリークもなく加圧可能であった．健側の胸郭を固定しバギングを行い，左肺へのエアーエントリーを改善させた．その後，手にラトリングといびき様音を感じるようになったので，バッグによる加圧とスクイージングを併用して行うと多量の痰が吸引され，無気肺が改善した．

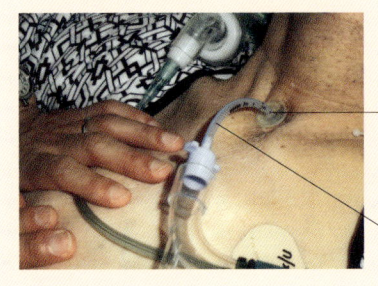

気管ボタン

小児用の挿管チューブ

1 スクイージング・体位排痰法の基本

ここがポイント

- 蘇生バッグにはアンビューバッグのような自己拡張式のものとジャクソンリースのような非自己拡張式（流量拡張式）のものがある.
- 自己拡張式のアンビューバッグの特徴は，リザーバーバッグを付けなければFIO_2 100％は保てないが，ガス供給なしで使用可能である. 欠点として，技術レベルの差による換気量・酸素濃度の違いが生じ，コンプライアンスや抵抗を感じにくく，PEEPをかけにくい.
- 非自己拡張式のジャクソンリースの特徴は，肺メカニクスを感じやすく，PEEPをかけやすい. 欠点は前者と同じく技術により換気量・酸素濃度の違いが生じることである.

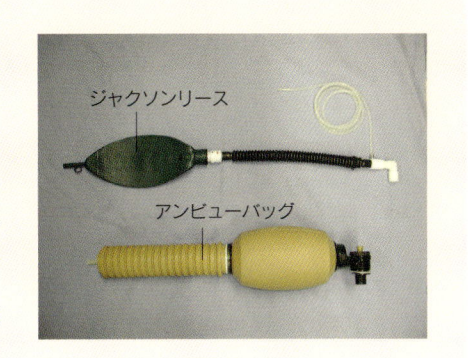

ここに気を付けよう

- 新生児では1回の肺の過伸展で肺損傷が起きるので，圧リリーフ弁が必要で，バッグに圧と容量のモニターを付けて行うべきである.
- 新生児を扱う場合には過度にならないようにminimal handlingを心がけるべきである.
- 下記の写真では，右上葉の無気肺があるので，まず左側臥位で左胸郭と右中下葉の胸郭を固定し，バギングを行い，右上葉へのエアーエントリーを改善させる（a）. そして，頸を中間位置に固定して，バギングとスクイージング（2横指）を併用して無気肺を改善させた（b）.

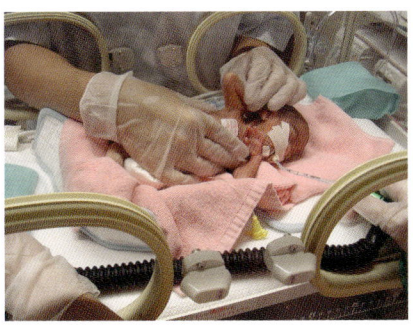

a

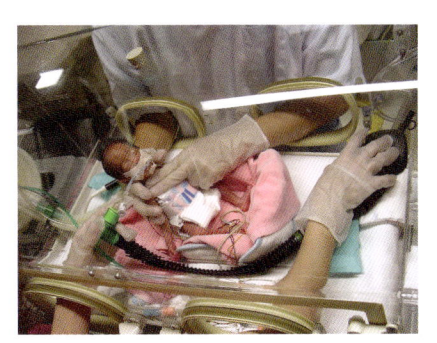

b

2 上葉のスクイージング

■ 体表から見た肺の位置

上葉は前方（正面）から見ると第4肋骨より上部にあり，肺尖区は第2肋骨より上部に位置する．側方から見ると上葉は第4肋骨と中腋窩線の交点より上部にあり，後方から見ると上葉は第2胸椎から腋窩に向かって引いた線より上部にある（**写真1**）．

■ スクイージングを行う際の排痰体位

● 背臥位で行う．

区域支の走行から排痰体位を考えると，肺尖区（S^1）は座位または後方へもたれた座位，後上葉区（S^2）は3/4の腹臥位，前上葉区（S^3）は背臥位である（p.44参照）．上葉支の走行からより簡便にして，上葉のスクイージングは背臥位で行う．

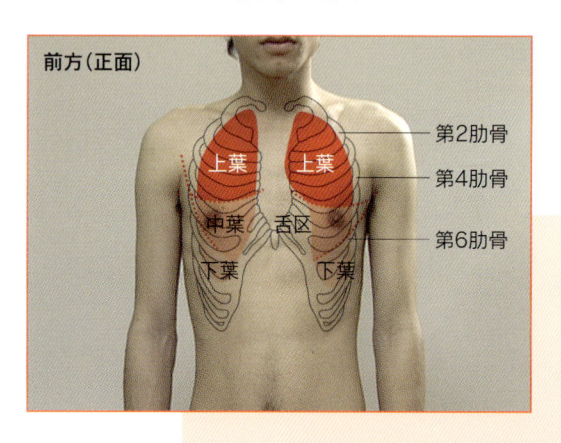

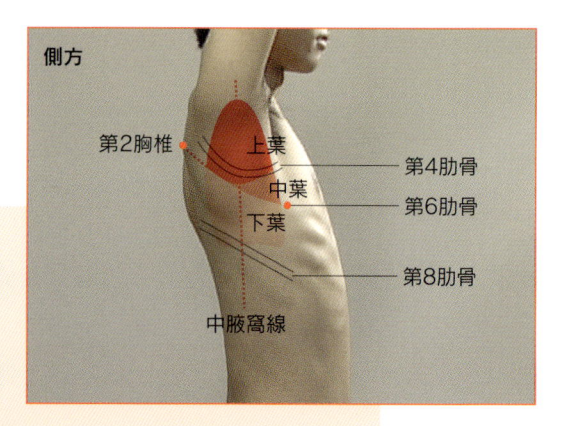

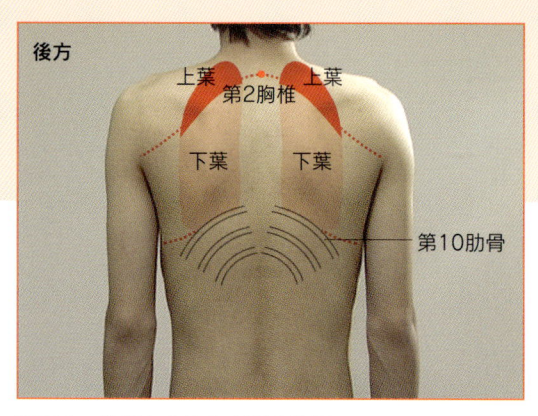

写真1　体表から見た上葉の位置

2 上葉のスクイージング

■ 手技の実際

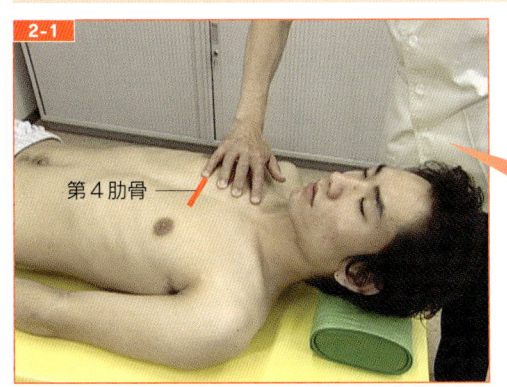

❶ 術者は患者の上方に位置する．
❷ 第4肋骨より上部の胸郭に，指を広げて軽く置く．(2-1)

POINT
- 術者は患者の上方に位置する．
- 指には力を入れずに置く．
- 手の重みをかけない．

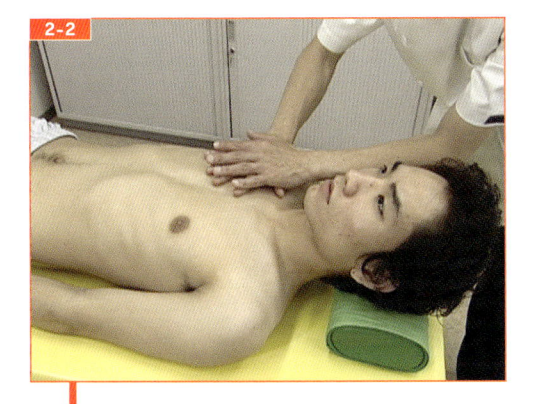

(2-1) 第4肋骨

❸ 胸郭を覆うような感じでもう一方の手を重ねる．(2-2)
❹ 吸気時は深吸気をさせながら，胸郭の拡張を妨げないように手をゆっくり引いてくる．

ここがポイント

胸骨正中切開をしている場合には，①創の部分に指がかかるように少し中枢側に手を置くか，②両側の上葉部に手を置いて両側同時に行う．

❺ 圧迫を加える．(2-3)
- 口すぼめ呼吸を行いながら，呼気のはじめには軽く圧迫を加え徐々に圧を強くし，呼気を促す．

(2-3) 呼気を促す

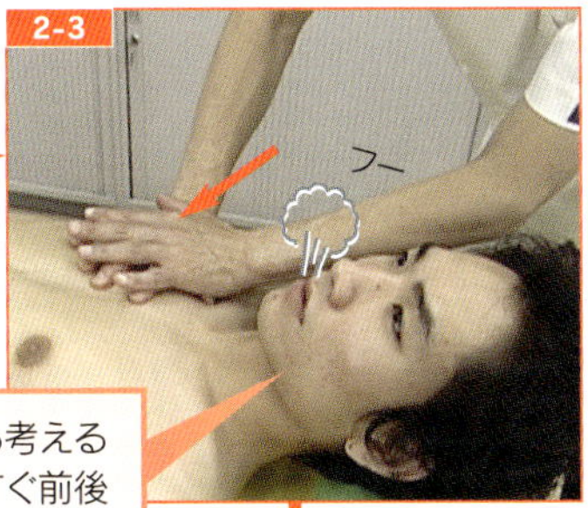

POINT
上部胸郭の動きから考えると圧迫方向はまっすぐ前後方向ではなく，斜め下方に向けて行う．

呼気終末時

❻ 呼気終末まで圧迫を加える．(2-4)
- 呼気終末時は圧迫する力は最も強く，呼気終末まで完全に吐ききるまでしぼるように圧迫する．

ここに気を付けよう

新生児・小児では右上葉，中葉が虚脱しやすい．その原因は側副気道のコーン（Kohn）孔が乏しいこと，主気管支の分岐角度や肺門リンパ節の圧迫などである．

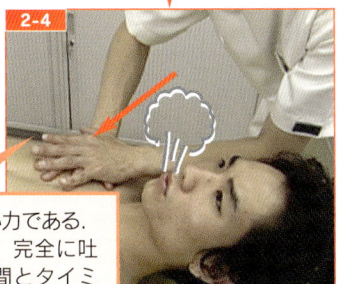

POINT
- 圧迫する力は軽い力である．
- 力の強さよりも，完全に吐ききるまでの時間とタイミングが大切．

105

3 中葉・舌区のスクイージング

■ 体表から見た肺の位置

中葉・舌区は前方（正面）から見ると，第4肋骨と第6肋骨に挟まれた部位である．側方から見ると第2胸椎と第6肋骨を結ぶ線と4肋骨に挟まれた部位にある（**写真2**）．背側では肩甲骨の下角より上部にある．中葉は外側中葉区（S^4）と内側中葉区（S^5），舌区は上舌区（S^4）と下舌区（S^5）に分けられる．

■ スクイージングを行う際の排痰体位

● 背臥位と側臥位の中間の体位で行う．

中葉・舌区の排痰体位は，解剖学的には3/4の背臥位で10°の頭低位であるが，スクイージングの体位は頭低位を除いた3/4の背臥位であり，背臥位と側臥位の中間の体位で行う．背側に枕を入れると行いやすい．

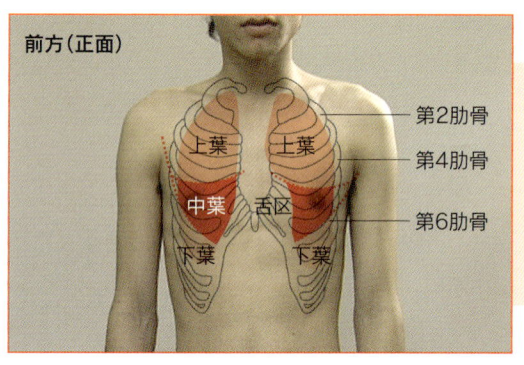

写真2　体表から見た中葉・舌区の位置

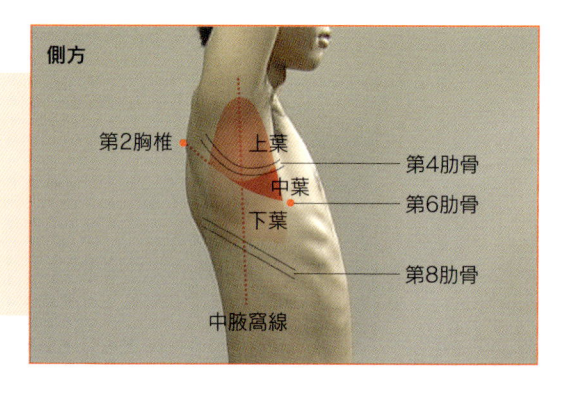

■ 手技の実際

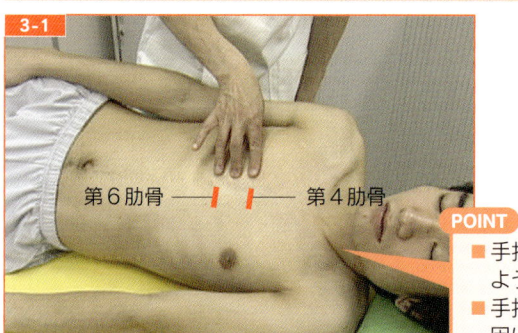

❶ 前胸部の手は第4肋骨と第6肋骨に挟まれた部位に指を広げて軽く置く．（3-1）
■ 女性の場合は乳房の大きさに合わせ手の形は少し丸くする．
■ 背側の手は肩甲骨の下角に指を広げて置く．

POINT
■ 手指の力を抜いてやさしく触れるように手を置く．
■ 手指に力が入っていると疼痛の原因になる．

3 中葉・舌区のスクイージング

❷ 圧迫を加える．(3-2)
- 術者は身体を患者に近づけ両肘を屈曲し，大胸筋を使って圧迫を加える．

これはやってはダメ
舌区のスクイージングは心臓を圧迫するので，血行動態が不安定な場合は注意する．

前後から圧迫する．

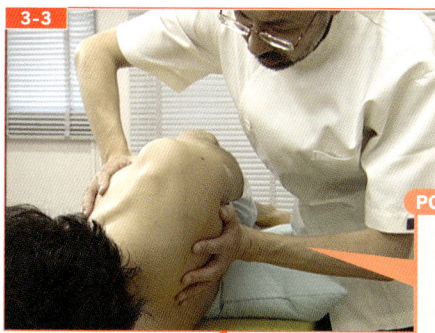

❸ 圧迫は手根部だけで押さないように，手掌全体で前後から圧迫を加える．(3-3)
- 少し下に引き下げるようにしながら圧迫すると肋骨の動きに合う．

POINT
- 胸郭の前後から圧迫を加える．
- 少し下方に引き下げながら胸郭を覆うようなつもりで圧迫を加える．
- 手をできるだけ広げて行う．

完全に吐ききるまでしぼるように圧迫する．

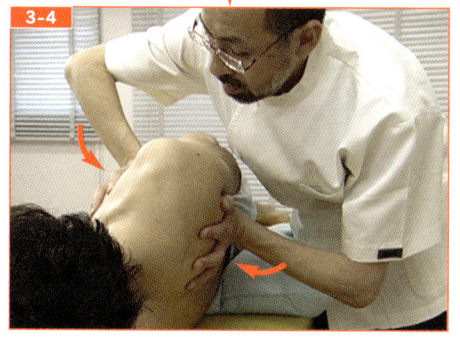

❹ 呼気終末まで圧迫を加える．(3-4)
- 呼気のはじめには軽く圧迫を加え，呼気終末まで完全に吐ききるまでしぼるように圧迫を加える．

ここに気を付けよう
- 中葉症候群とは中葉（まれに舌区）の無気肺とそれに続く感染によって起こる肺炎が繰り返されることをいう．気管支が圧迫されると起こりやすくなるのでスクイージングを行う際は注意が必要である．
- 中葉の気管支は周囲のリンパ節腫脹により圧迫されやすい．リンパ節腫脹は肺感染症，特に結核や悪性新生物によって生じる．
- 無気肺，感染炎症，リンパ節腫脹の悪循環により慢性炎症，気管支拡張症を続発する．

4 下葉のスクイージング

■ 体表から見た肺の位置

下葉は前方（正面）から見ると，第6肋骨と第8肋骨に挟まれた部位にある．側方から見ると中腋窩線と第8肋骨の交点より上部に位置し，後方から見ると第2胸椎から腋窩に向かって引いた線と第10肋骨に挟まれた部位にある（**写真3**）．

■ スクイージングを行う際の排痰体位

● 患側上の側臥位で行う．

下葉は，上-下葉区（S^6），内側肺底区（S^7），前肺底区（S^8），外側肺底区（S^9），後肺底区（S^{10}）の肺区域があり，解剖学的な排痰体位は，上-下葉区は腹臥位，内側肺底区は右側臥位で20°の頭低位，前肺底区は背臥位で30°の頭低位，外側肺底区は側臥位で20°の頭低位，後肺底区は腹臥位で30°の頭低位である．それらを簡略化して，下葉のスクイージング（または一側肺障害のスクイージング）の体位は患側上の側臥位で行う．

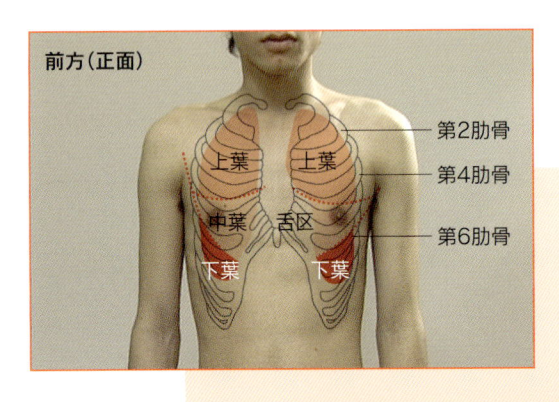

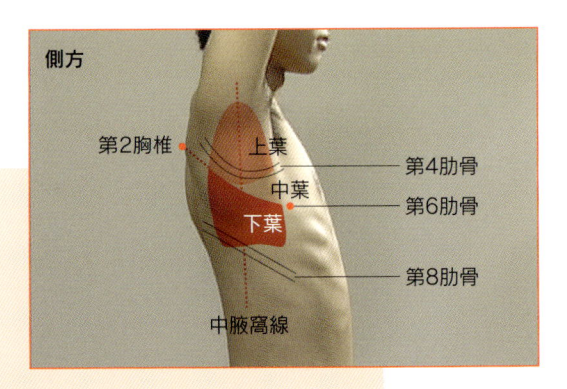

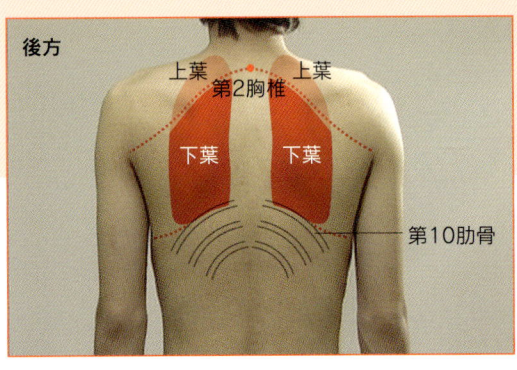

写真3　体表から見た下葉の位置

4 下葉のスクイージング

■ 手技の実際

4-1 第8肋骨／中腋窩線

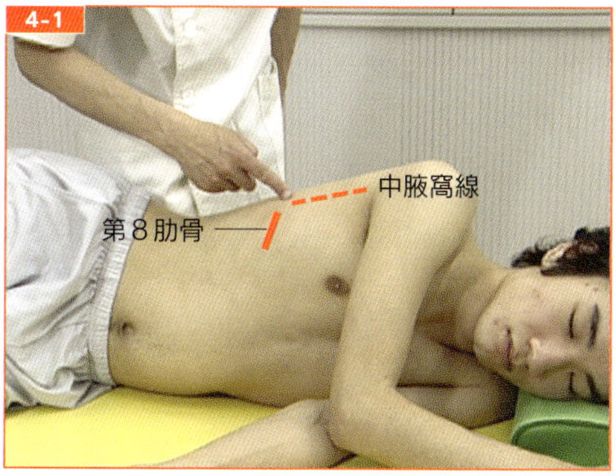

❶ 手は下部胸郭を覆うように，中腋窩線と第8肋骨の交点より上部に置く．(4-1)

🖐 これはやってはダメ
- 両側肺障害の場合，左側臥位で酸素化が低下したり，血行動態が悪化することがある．
- 一側肺障害の場合，特に肺炎，肺出血では患側を上にした側臥位をとると酸素化は改善するが，同時に下側の健側に分泌物や血液が流入し感染を広げる危険性もある（下側肺の聴診を頻回に行い，流入しているようであればただちに逆の側臥位をとる）．

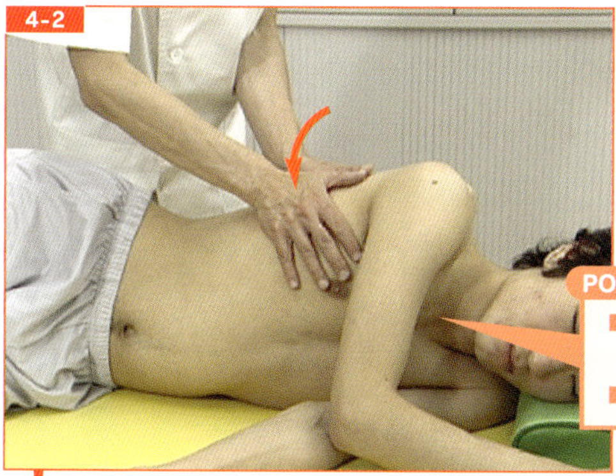

4-2

❷ 圧迫を加える．(4-2)
- 呼気時は胸郭を術者の方向に引き下げるように，術者の肘を軽度屈曲しながら圧迫する．

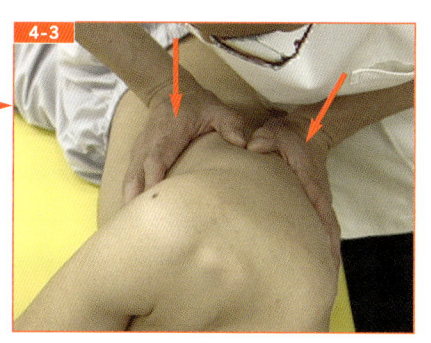

POINT
- 側胸部を真下に圧迫するのではなく弧を描くように引き下げる．
- 体重をかけないようにする．

4-3 呼気終末時

❸ 呼気終末まで圧迫を加える．(4-3)
- 呼気終末時には術者の手首を背屈させ，術者の身体が手の上に覆いかぶさるような状態になるまで圧迫する．

⚠ ここに気を付けよう
- 成人では一般に患側上の側臥位で酸素化が改善するが，胸郭が軟弱な新生児や小児では，下側肺が圧迫され酸素化が悪化することがある．
- 胸水が肺の50％以上あると患側上の側臥位では酸素化が悪くなる．患側上の側臥位で酸素化が改善するか否かは健側肺（下側肺）のクロージングボリューム（末梢気道の閉塞を反映している）に逆相関し，換気割合に依存している．

🅿 ここがポイント
滑らかな動きが出るように，足台の上に立って高い位置から行うと行いやすい．しかし，体重をかけないように注意すること．

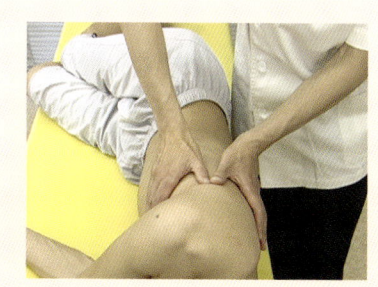

109

5 後肺底区のスクイージング

■ 体表から見た肺の位置

後肺底区は後方から見ると第10肋骨部より上部に位置する．側方では中腋窩線と第8肋骨の交点より上部に位置する（**写真4**）．

■ スクイージングを行う際の排痰体位

● 腹臥位で行う．

後肺底区の排痰体位は，解剖学的には腹臥位で30°の頭低位であるが，後肺底区のスクイージングの体位は頭低位を省略し，腹臥位で行う．

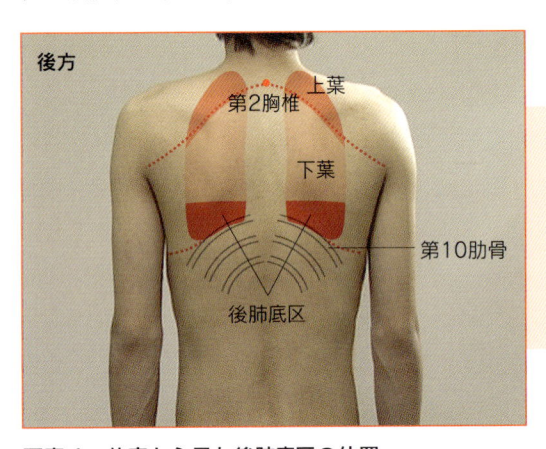

写真4　体表から見た後肺底区の位置

■ 手技の実際

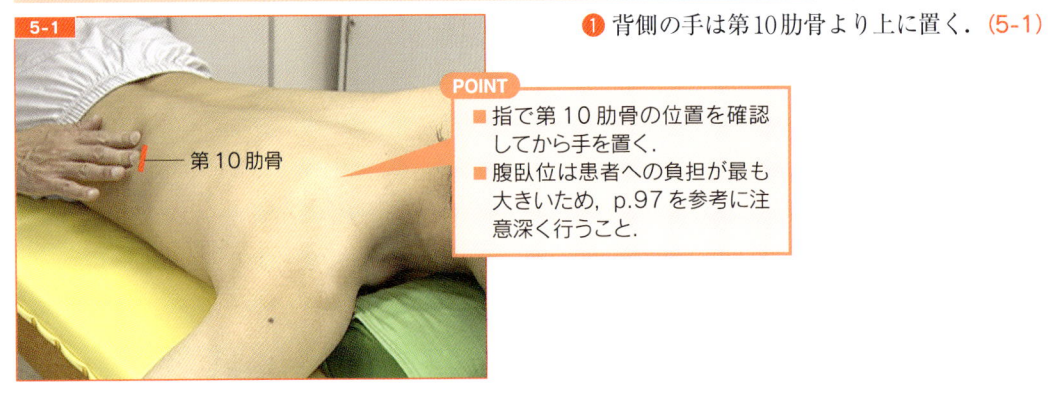

❶ 背側の手は第10肋骨より上に置く．(5-1)

POINT
- 指で第10肋骨の位置を確認してから手を置く．
- 腹臥位は患者への負担が最も大きいため，p.97を参考に注意深く行うこと．

5 後肺底区のスクイージング

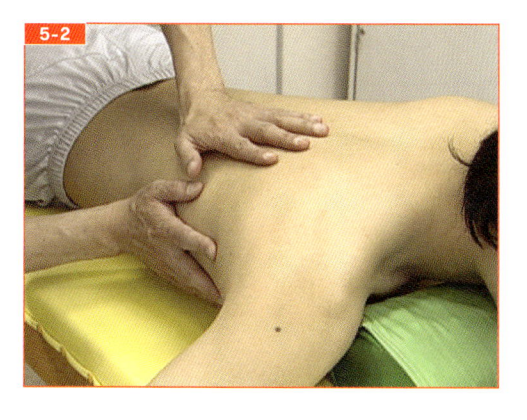

❷ 側胸部の手は中腋窩線と第8肋骨の交点より上部に置く．(5-2)

✋ これはやってはダメ

腹臥位は血行動態が不安定，顔面や骨盤骨折，熱傷や腹部の開放創，脊柱が不安定，頭蓋内圧の上昇を認める場合は禁忌である．

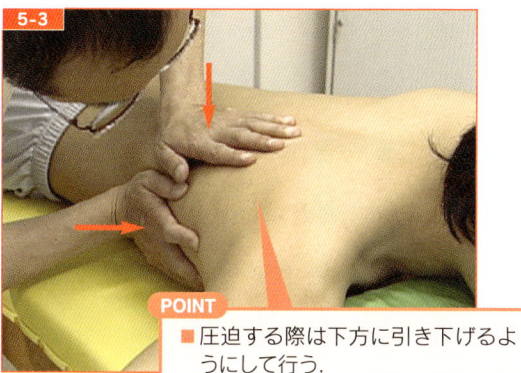

❸ 圧迫を加える．(5-3)
- 術者は両肘を軽度屈曲し，患者に近づく．
- 圧迫する方向は背側の手は背中から垂直に，側胸部の手は横方向から圧迫を加える．

❹ 呼気時に徐々に圧迫を加える．

❺ 呼気終末時には術者の手首を背屈させ，術者の身体が手の上に覆いかぶさるように（患者に近づくように）圧迫する．

POINT
- 圧迫する際は下方に引き下げるようにして行う．
- 肋骨の動きにより近づくように圧迫する．

📝 ここがポイント

- 腹臥位が困難な場合，特に挿管中には腹臥位は困難なので，3/4腹臥位（シムスの体位）をとり，同様にスクイージングを行う．
- 実際にベッドサイドで行う場合は，この3/4腹臥位が最も多い．
- 3/4腹臥位は腹臥位に比べて負担も少なく，より安全に行える．

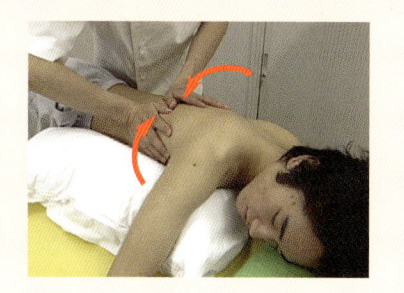

📖 おさらいしよう

成人で最も無気肺になりやすい肺区域は下葉であり，中でも後肺底区である．

人工呼吸中の重症呼吸不全（ARDS，肺水腫，肺炎，肺挫傷など）では背臥位でいるため，重力の影響で背側荷重側肺に滲出液，気道内分泌物，血液などが貯留し，荷重側肺障害（下側肺障害）を起こしやすい．この場合には腹臥位にすることで換気－血流のマッチングが改善し，酸素化が改善する．その効果は呼吸不全早期に導入したほうがより確実である．

111

6 両側後肺底区のスクイージング

■ 体表から見た肺の位置

「後肺底区のスクイージング」の項を参照する（p.111）．

■ スクイージングを行う際の排痰体位

● 腹臥位で行う．
両側後肺底区のスクイージングの体位は腹臥位をとる．

■ 手技の実際

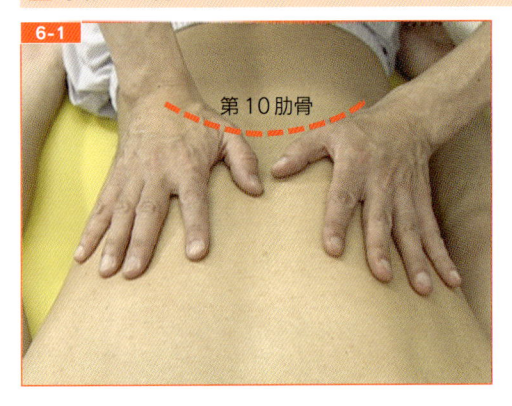

❶ 両手を背側左右の第10肋骨より上方に置く．(6-1)

第10肋骨

ここがポイント
- 主な適応は両側の荷重側肺障害（下側肺障害）である．
- 腹臥位では負担が大きい場合は，3/4腹臥位を左右交互に行う（p.111参照）．

❷ 圧迫を加える．(6-2・3)
■ 呼気時に下方に引き下げるように圧迫する．

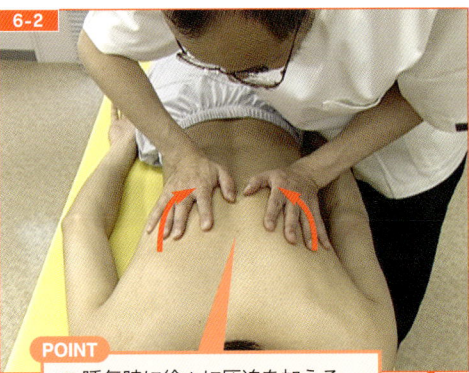

POINT
- 呼気時に徐々に圧迫を加える．
- 呼気終末時には術者の身体が手に覆いかぶさるように圧迫する．
- 肋骨の動きにより近づくように圧迫する．

横から見ると

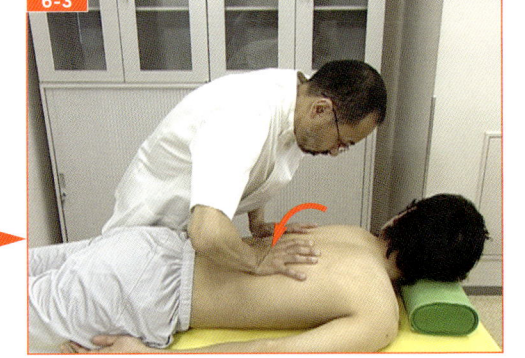

7 中枢気道に痰がある場合のスクイージング

■ スクイージングを行う際の排痰体位

● 背臥位で行う．

体位は背臥位で，両側上部胸郭のスクイージングを行う．下部胸郭のスクイージングよりも上部胸郭のスクイージングのほうが呼気流量は大きくなるからである．

■ 手技の実際

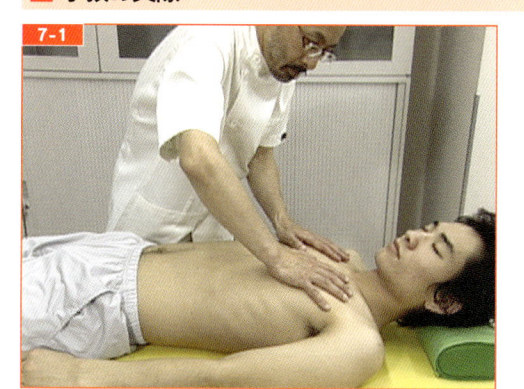

〔患者の下方から行う方法〕

上方から行うよりも咳の介助がしやすいため，ライン・チューブ・ベッドの位置等に問題がなければ下方から行う．

❶ 指を広げた両手を上部前胸部（乳頭より上部で鎖骨に触らない）に置く．(7-1)

P ここがポイント

- 吸気時にいびき様音や呼気時に水泡音（手にガラガラというラトリングを感じる）が肺野全体に同じように聴こえる場合には，痰は気管部にあり，この手技の適応になる．
- 中枢側の痰を除去しないと末梢の呼吸音は聴こえない．
- 吸引を行う前に行うと痰の喀出に有効である．

❷ 圧迫を加える．(7-2)

■ 呼気時に，下方に胸郭を少し引き下げるように圧迫する．

これはやってはダメ

- ハフィングや咳の介助（p.119参照）のように強く圧縮してはいけない．
- 他部位に行うスクイージングよりも強く圧迫してはいけない．

POINT
- 呼気時に，下方に引き下げるよう圧迫する．
- 体重をかけずにやさしく圧迫する．

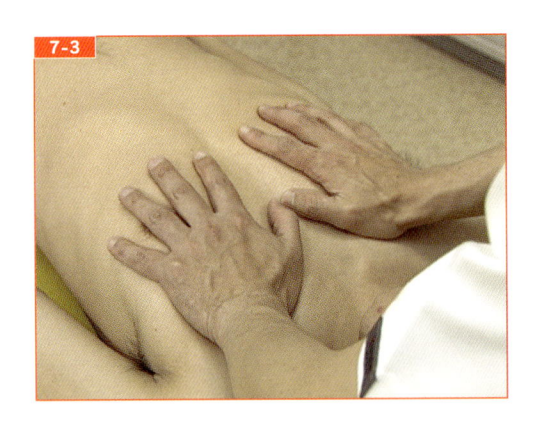

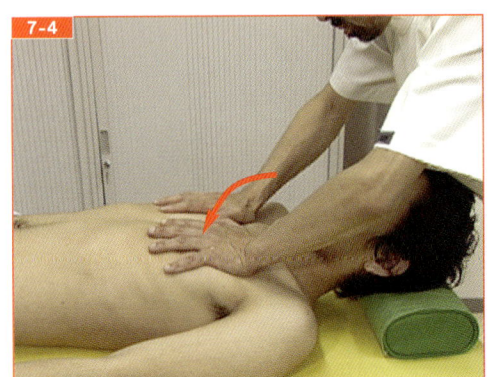

〔患者の上方から行う方法〕

❸ 指を広げた両手を上部前胸部（乳頭より上部で鎖骨に触らない）に置く．(7-3)

Ｐ ここがポイント
中枢気道にすでに痰が上昇してきているときには，数回のスクイージングで痰が移動する．

❹ 圧迫を加える．(7-4)
■ 呼気時に，下方に胸郭を引き下げるように圧迫する．

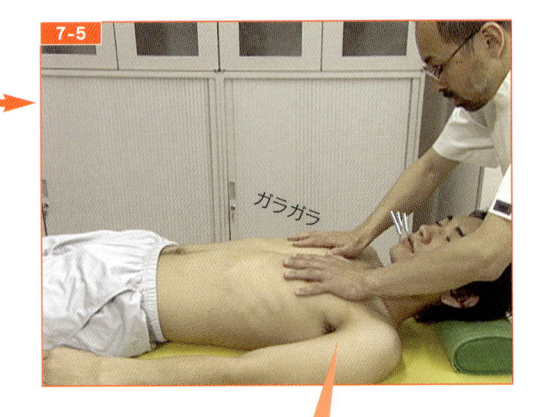

❺ 中枢気道に痰があると手に振動を感じる．(7-5)
■ 手には呼気時に振動（ラトリング）を感じ，吸気時にいびき様音が感じられる．
■ 数回のスクイージングで咳を誘発※することもある．

※応用手技としてバイブレーション（p.115参照）やスプリンギング（p.117参照）でも，咳を誘発する．

POINT
人工呼吸器の回路に水が溜まっていたり，HFO（高頻度振動換気）の振動やエアーマットの雑音を中枢気道の痰と間違えないようにする．

8 スクイージングの応用手技
バイブレーション，シェイキング

■ 手法と効果

- バイブレーション（vibration；振動法），シェイキング（shaking；ゆすり法）は，気道に振動を与え痰を遊離・移動させる方法である．また，スクイージングだけで痰が上昇してこない場合や，痰が多い症例ではバイブレーションにより咳を誘発し，痰を除去する．痰の除去には，バイブレーションのほうが効果的である（シェイキングにはエビデンスがない）．
- バイブレーションは，線毛のビート数に一致し，10Hz程度の振動である．
- シェイキングは，バイブレーションよりゆっくりしたゆすりで，寝ている人を起こすときにゆするような2Hz程度の振動である．
- バイブレーションもシェイキングも呼気時に振動させるが，シェイキングでは吸気時にエアーエントリーの改善のために行う場合もある．

■ バイブレーション，シェイキングを行う際の排痰体位

バイブレーション，シェイキングを行う体位と手を置く胸郭の部位はスクイージングと同じである．

■ 手技の実際

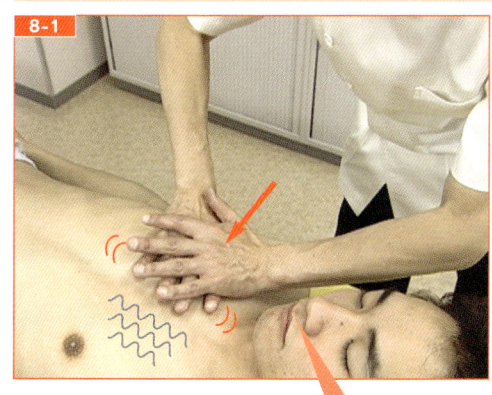

■ **上葉**：第4肋骨より上部の胸郭に行う．(8-1)
1. 最大吸気位から呼気終末位まで行う．
2. 患者の呼気が小刻みに切れるように振動をかける．
3. 圧迫は加えず前後に振動させる．
  （他の部位にも❶～❸同様の手順で行う）

■ **中葉**：第4肋骨と第6肋骨に挟まれた部位に行う．(8-2)

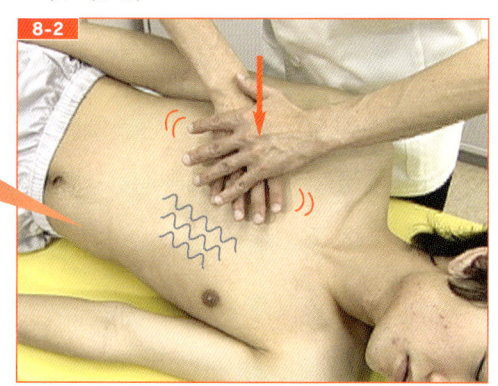

POINT
- 最大吸気位から呼気終末位まで行う．最大吸気位から行わないと振動は肺実質に伝わらない．
- 圧迫は加えず前後に振動させる．

■ **下葉**：中腋窩線と第8肋骨の交点より上の側胸部に行う．(8-3)

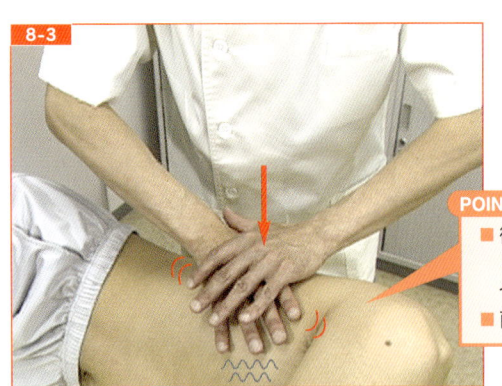

POINT
- 術者の両肘を屈曲させ肩を固定し，利き手を下に置くほうが行いやすい．
- 前腕を前後に小刻みにゆする．

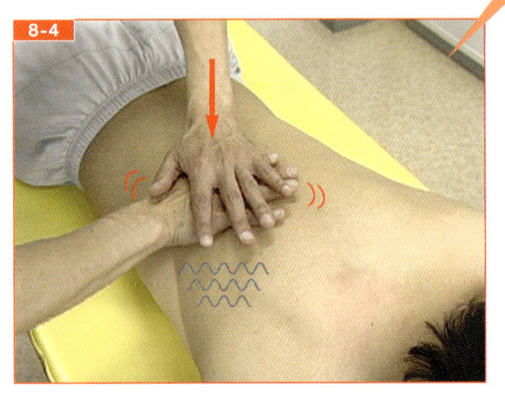

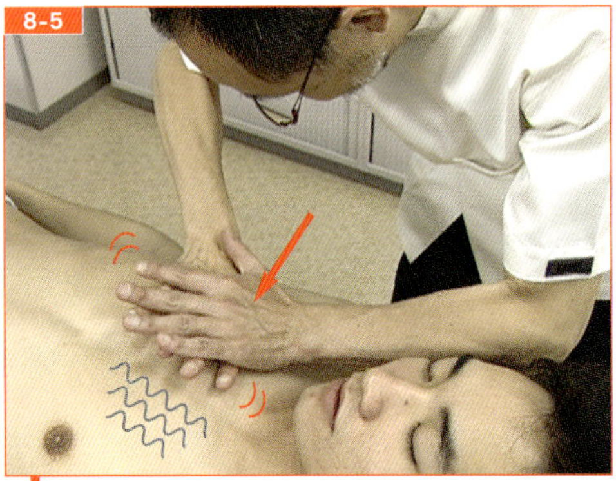

■ **後肺底区**：第10肋骨より上方の後胸部に行う．(8-4)

ここに気を付けよう
- シェイキングは成書には「より粘稠痰に有効」と記述してあるが，エビデンスはない．そのため筆者はほとんど行わない．
- 新生児で挿管されていない場合に患側を上にした側臥位をとり，胸郭全体を持ち上げるように（吸気時あるいは吸気呼気関係なく）ゆする方法もあるが，十分なエビデンスはない．

〔応用編〕　DVD▶⑫

スクイージングしながらバイブレーション，スプリンギングを併用するとより有効である．(8-5・6)

これはやってはダメ

血小板が2万/mm³以下では肺出血を起こしやすいので禁忌である．

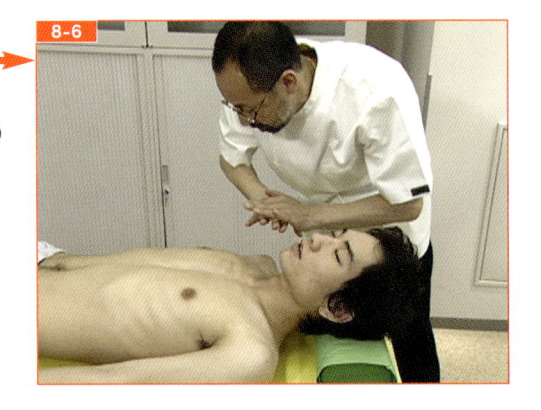

圧迫した手を
すばやく離す
(p.117参照)

9 スクイージングの応用手技
スプリンギング

■ 手法と効果
- スプリンギング（springing：跳躍法）は，スクイージングのみで痰が上昇してこない場合や，エアーエントリーの改善のために行う．呼吸音の低下した部位や無気肺に対して行うと効果的である．
- 呼気終末位を保持して急に手を離すことにより，肋骨のバネのような動きを利用し，吸気流量を急に増加させる．この手法により咳を誘発させ，痰を除去する．
- 呼吸音が小さく，副雑音が聴こえない場合にスプリンギングを行うと，呼吸音が増加して副雑音が聴きとれることもある．

■ スプリンギングを行う際の排痰体位
スプリンギングを行う体位と手を置く胸郭の部位はスクイージングと同じである．

■ 手技の実際

9-1

POINT
- 呼気終末位の保持後，吸気のはじめまで少し圧迫した状態を保持する．
- 「息を吸って」と声かけをする．

■ **上葉**：第4肋骨より上部の胸郭に行う．(9-1)
❶ 呼気位を保持する．
■ スプリンギングの際の呼気はスクイージングと同じで，呼気終末位まで十分に呼出するよう圧迫し，呼気位を保持する．
❷「息を吸って」と指示を出す．
■ 胸郭を最大呼気位に圧迫をした状態で，患者に「息を吸って」と指示を出す．

9-2

POINT
- 圧迫した手は一気にすばやく離す．

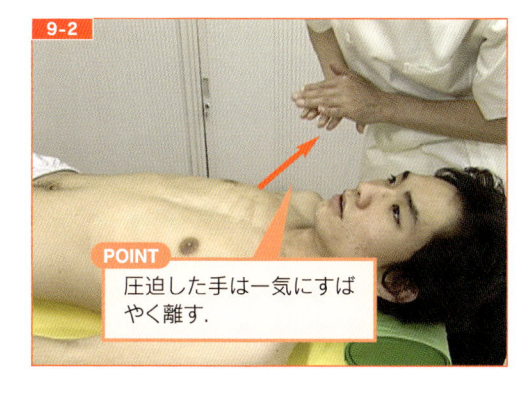

❸ 一気に手を離す．(9-2)
■ 胸郭の拡張を手に感じたら一気にすばやく手を離す．
（他の部位にも❶〜❸同様の手順で行う）

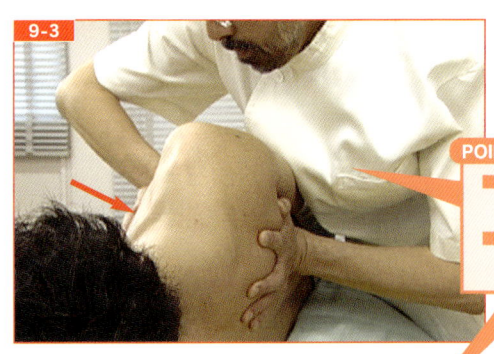

■ 中葉：第4肋骨と第6肋骨に挟まれた部位に行う．（9-3）

POINT
- 呼吸のタイミングを合わせることが重要．
- 呼吸のタイミングが合わないと呼吸が苦しくなる．

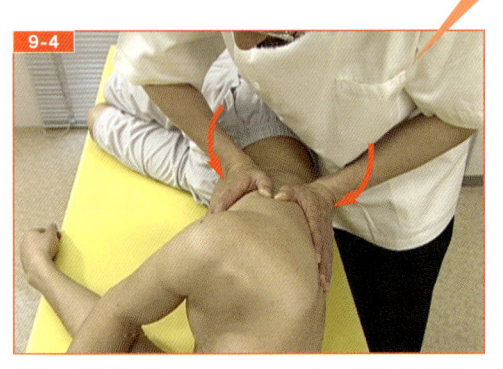

■ 下葉：中腋窩線と第8肋骨の交点より上の側胸部に行う．（9-4）

ここがポイント
患者の協力が得られない場合には，最大呼気位まで圧迫した後，突然手を離すと同じような効果が得られる．

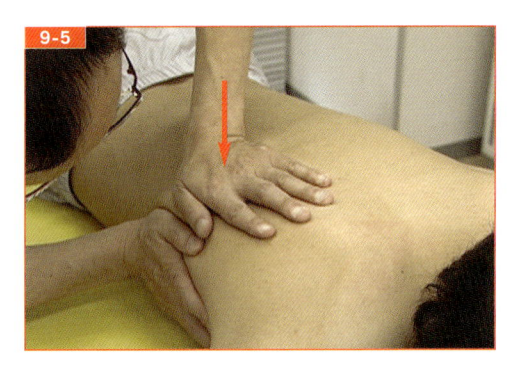

■ 後肺底区：第10肋骨より上方の後胸部に行う．（9-5）

これはやってはダメ
- フレイルチェスト，肋骨骨折，新生児では侵襲が大きいので避ける．
- 喘息発作では咳を誘発するので避ける．

Column

排痰手技によるflow-volume曲線の変化

　安静時にくらべ，スクイージングでは，PEF（最大呼気流量：①），$\dot{V}_{25}$（②）が増大しており，中枢気道，末梢気道においても流量が増大していることがわかる．呼気換気量が増えると受動的に吸気換気量も増える．スプリンギングでは，最大吸気流量（③）が急激に増大していることがわかる．

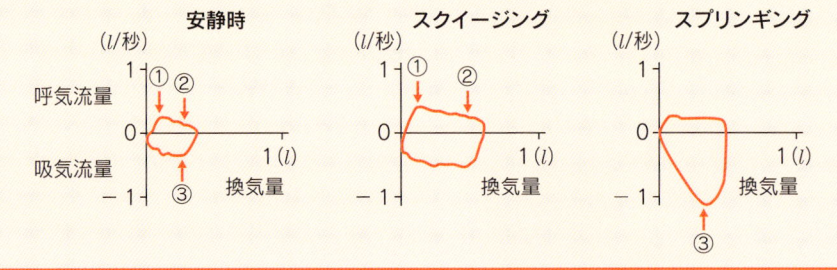

10 咳の介助法，ハフィング，気管圧迫法

■ 手法と効果

- 咳は中枢気道からの痰の除去に有効で，第4～5気管分岐部より中枢側の痰を除去する．中枢気道まで痰が移動してきている患者に有効である．
- 強い咳は疲労しやすく侵襲が大きいので，その場合はハフィング（huffing；最大吸気位の後，一気に「ハッ～」と強制呼出させる）を行う．あるいは咳の前に行うと痰が除去されやすい．
- 気管圧迫法は自力で咳ができない患者に行い，気管を圧迫することにより咳を誘発させ，痰を除去する．

> **ここに気を付けよう**
> - 咳では頭蓋内圧が上昇する．一過性に上昇して下降する場合はよいが，上昇したまま低下しない場合には咳は誘発されない．
> - 重症クモ膜下出血でクリッピング前の場合は，咳を誘発するのは危険である．気管内吸引を行うときも咳を誘発させないように吸引する．
> - 喘息では気管支攣縮を起こしやすいので，咳を誘発するのは危険である．
> - 気管圧迫法や吸引チューブによる咳の誘発で，嘔吐反射を誘発することもある．特に小児では注意する．

■ 咳の介助法の実際

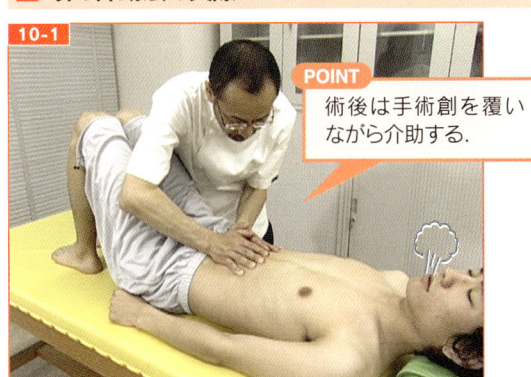

10-1
POINT: 術後は手術創を覆いながら介助する．

〔上腹部術後の患者の介助法〕
膝を立てた背臥位で，腹部創を保護しながら行う．(10-1)
❶ 術者の手は創部を覆うように置く．
❷ 患者には咳の前に必ず最大吸気を行わせる．
❸ 1～2秒間最大吸気位を保持した直後に咳を行わせる．
❹ 咳をするときに軽い圧迫を加える．
（他の方法でも❷～❹同様の手順で行う）

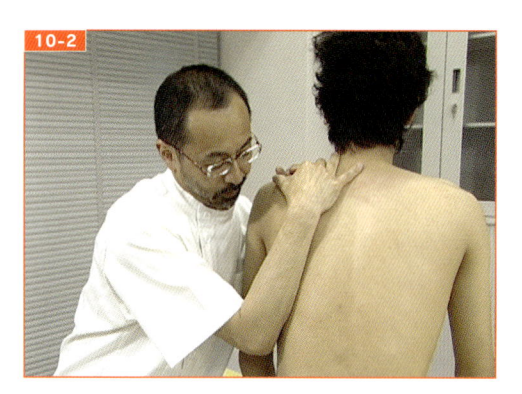

〔後側方切開の開胸創がある患者の介助法〕
　座位で前後から創を保護する．(10-2)

これはやってはダメ

気管形成術の術後早期，気胸では，強く深い咳※は避ける．
※強く深い咳とは，最大吸気位から腹筋を使って行う咳のことであり，軽く浅い咳とは，少量の吸気で腹筋をあまり使わずに行う咳のことである．

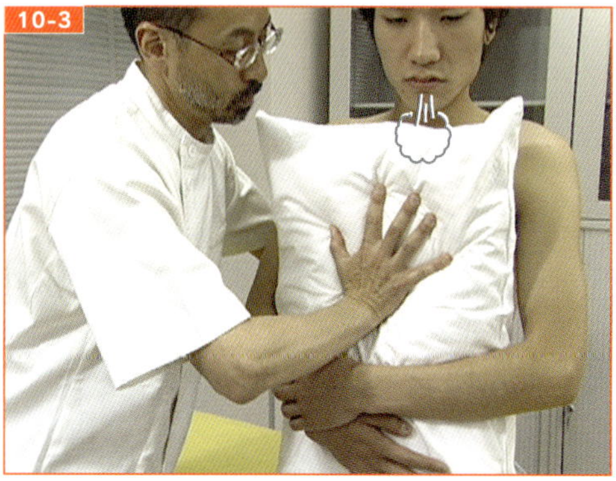

〔胸骨縦切開後の患者の介助法〕
　座位で前後から切開創を保護するか，枕で創部を保護する．(10-3)

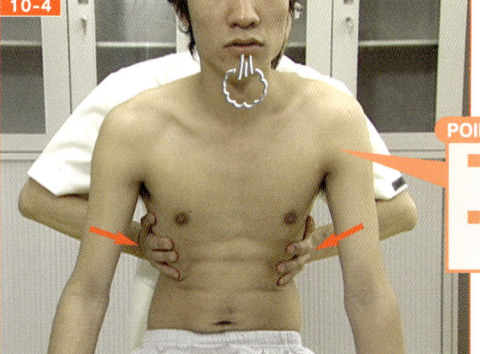

〔内科系の疾患がある患者の介助法〕
　下部側胸部を両手で保護する．胸郭を圧縮する．(10-4)

POINT
- 座位のほうが背臥位で行うよりも咳の力は強くなる．
- 背臥位の場合は膝を立てて行うと咳の力はより強くなる．

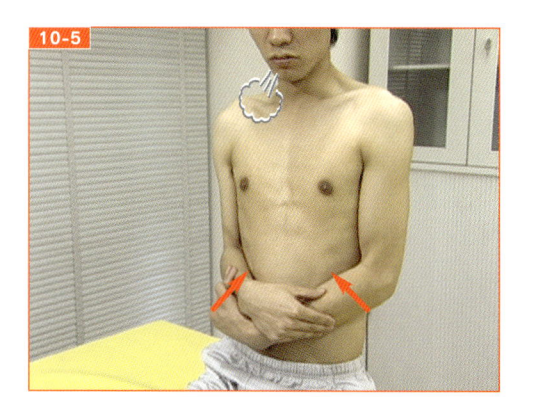

〔患者が自力で行う場合〕
　側胸部を上腕で，腹部を前腕で保護する．(10-5)

10 咳の介助法，ハフィング，気管圧迫法

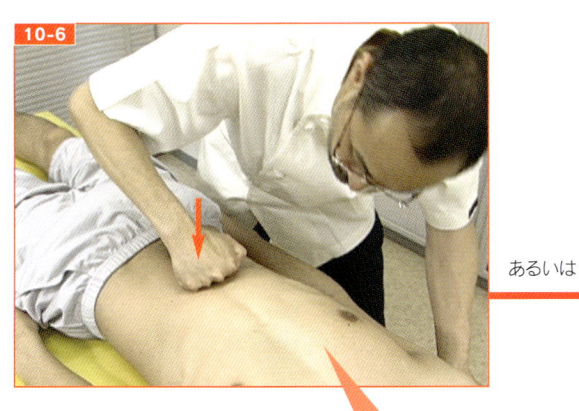

〔脊髄損傷がある患者の介助法〕

握りこぶしで上腹部を圧迫する（10-6），あるいは，前腕部で腹部を圧迫する．（10-7）

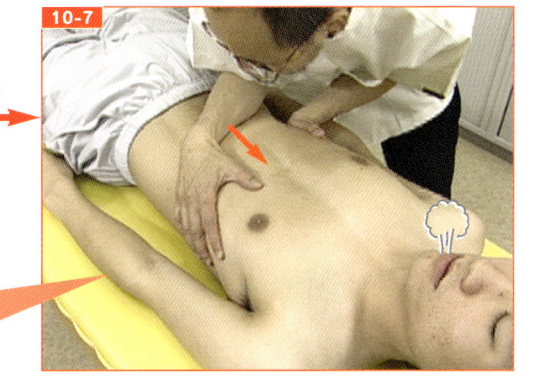

POINT
「内科系の疾患がある患者への介助法」のように下部側胸郭を圧迫するよりも効果的である．

■ ハフィングの実際

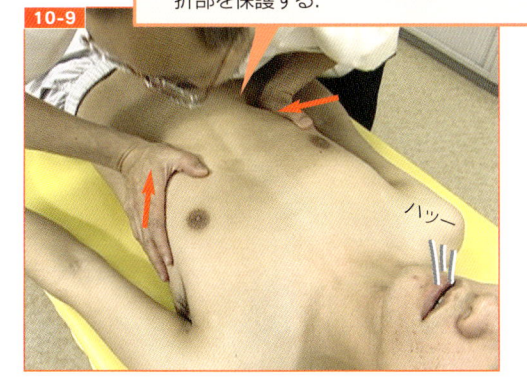

- ハフィングは，咳では侵襲が大きく，疲れてしまう患者に行う．

〔上胸部の介助法〕
1. 両手を上部前胸部に置く．
2. 最大吸気の後，ハッーと強制呼出するときに胸郭を圧縮する．（10-8）

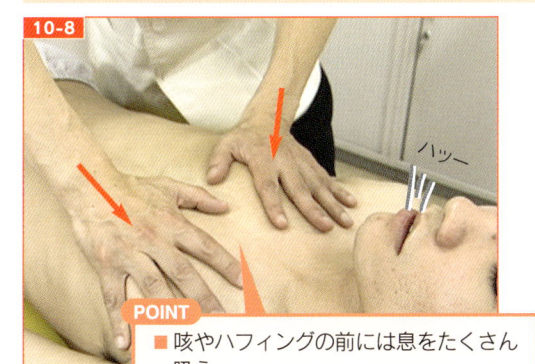

POINT
- 咳やハフィングの前には息をたくさん吸う．
- 呼気流量を速くするために圧縮する．
- 痛みを起こさないように術創や肋骨骨折部を保護する．

ここがポイント
- 咳との違いは最大吸気位の後，声門と口を開いて，一気に「ハッー」と強制呼出を行う．
- ハフィングよりも咳のほうが呼気流量は大きくなる．

〔下部側胸部の介助法〕
1. 両手を下部側胸部に置く．
2. 最大吸気の後，ハッーと強制呼出するときに胸郭を圧縮する．（10-9）

■ 気管圧迫法の実際

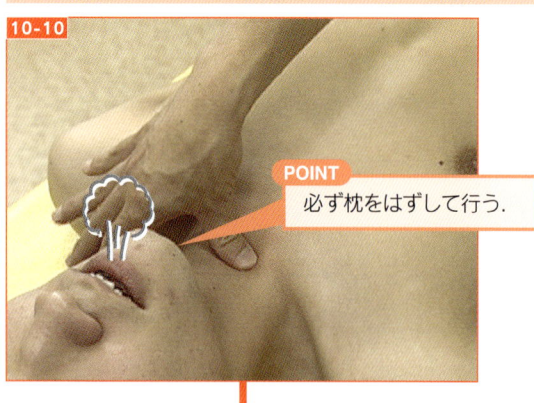

10-10

POINT: 必ず枕をはずして行う．

嘔吐反射が強い場合

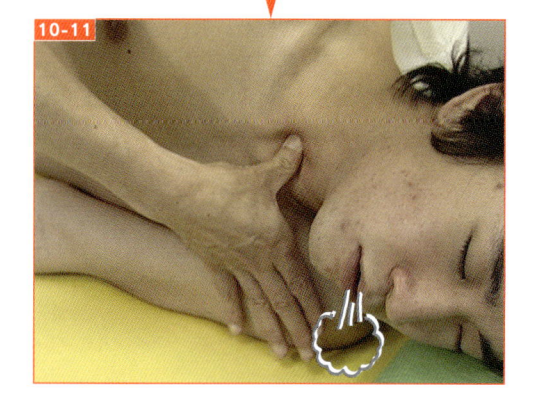

10-11

- 気管圧迫法は，自分で咳ができない場合※（意識障害や指示が入らないとき）に行う．

※新生児の生後1カ月間は，咳反射は不十分なので，清潔な「こより」を用いて鼻粘膜を刺激し，くしゃみを誘発させる．

❶ 胸骨上切根部（鎖骨上方）で気管の圧迫を行う．（10-10）
❷ 背臥位で行う場合は，気管が奥に沈まないように，必ず枕ははずして行う．
❸ 親指で瞬間的に気管を圧迫して咳を誘発させる．
❹ 嘔吐反射の強い場合では，側臥位で後頭部をおさえて圧迫する．（10-11）

おさらいしよう

挿管されていない場合で咳ができないときには，経口・経鼻吸引をする際に気管まで吸引チューブを挿入し，吸引しながら引いてくると咳を誘発させることができる．

Column

パーカッションには十分なエビデンスがない

　パーカッションとは，手をお椀のように丸くしてパカパカと叩き，気道に振動を与えて，痰を遊離させる方法である．叩く場所は，スクイージングを行うときと同様の位置に手を置いて叩く．このパーカッションには十分なエビデンスがなく，危険性や合併症を伴うことが多いため，筆者は行っていない．バイブレーションやシェイキングと同様の効果をねらい，施設によっては行われているが，患者への侵襲も考慮するとおすすめできない．

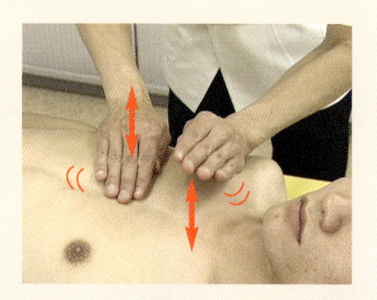

11 背側肺のエアーエントリーの改善法
ポストリフツ

■ 手法と効果

- ポストリフツ（post lifts；後肺底挙上法）は，骨盤骨折，大腿骨折などにより牽引中で，背臥位が強制されている場合や体位変換が困難な場合に行う．
- 背側に手を差し込み，指先でゆすることによってエアーエントリーの改善を行う．
- 後肺底区の肺炎や無気肺などの背側肺のエアーエントリーの改善に効果がある．

これはやってはダメ

脊髄損傷，特に腰椎損傷の急性期，不安定な脊柱などで背部を過伸展してはいけない症例には禁忌である．

■ ポストリフツを行う際の排痰体位

- **背臥位で行う．**
  背臥位が強制されている場合に行う．

ここがポイント

荷重側肺障害では，排痰体位は腹臥位をとるのが最も有効であるが，困難であれば3/4腹臥位，側臥位，40°〜60°の背臥位を試みる．これらの体位が困難な場合は，ポストリフツを行う．

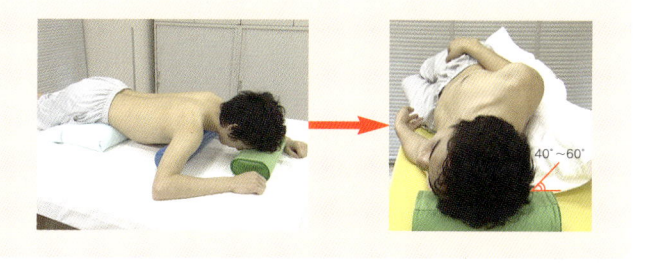

■ 手技の実際

11-1

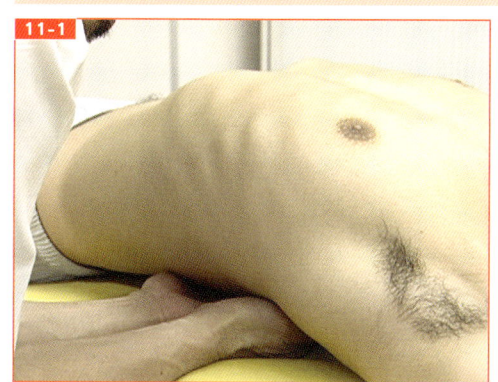

❶ 術者は背臥位の患者の側方に位置する．
❷ 背側に手を差し込む．（11-1）
■ 両手をそろえ脊柱の棘突起に指先があたるように背側に手を差し込む．

123

11-2

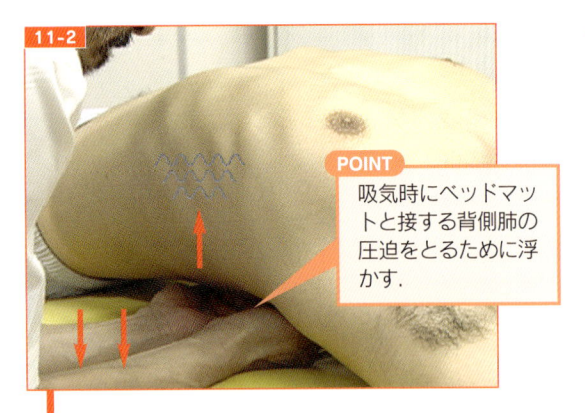

POINT
吸気時にベッドマットと接する背側肺の圧迫をとるために浮かす．

背部から見ると

11-3

11-4

❸ 指先でゆする．（11-2・3）
■ 吸気時に指を伸転位のまま，MP関節※を屈曲させて一側の後肺底部を持ち上げて指先でゆする．

※MP関節：指のつけ根の関節のこと．

❹ ゆするのと同時に両方の手と前腕部でベッドマットを押さえつける．
■ ベッドと背部に隙間を作り，浮かせる．
❺ 呼吸音が改善するか確かめる．

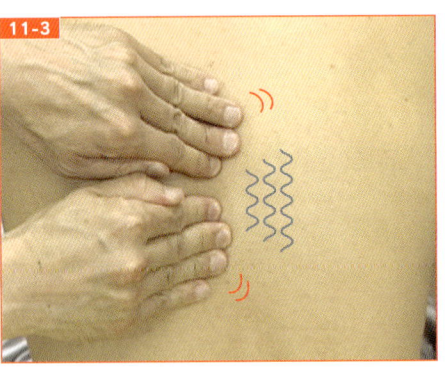

> **ここに気を付けよう**
> ポストリフツと同じような効果が期待できるものに，吸気時に上肢を持ち上げるシルベスター法や背部に両手を回して両側背側部を持ち上げる方法もある．しかし，この単独の方法では改善は難しい．

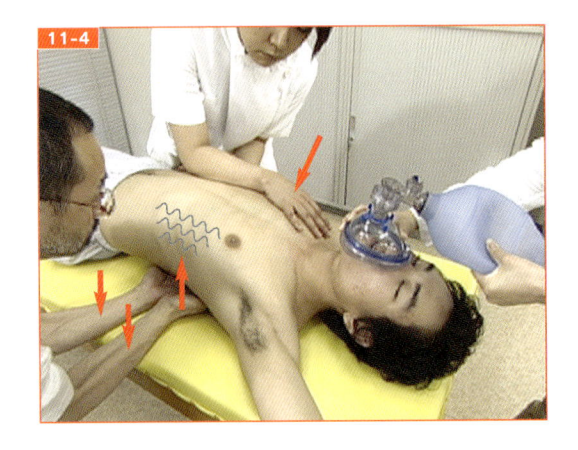

〔応用編〕
ポストリフツをしながら健側胸郭の固定，バギングを行う．（11-4）
■ ポストリフツだけでは無気肺の改善は難しく，ポストリフツと健側胸郭の固定およびバギングの併用は有効である．
■ エアーエントリーが改善されたら，その部位に呼気時にスクイージングを行うとより有効である．

第6章

アプローチの実際

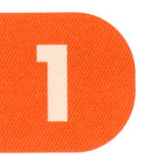

1 非挿管下の頸髄損傷患者にスクイージングと排痰介助を施行した例

DVD▶17

【患者】
52歳，男性．

【診断名】
第6頸椎前方脱臼骨折，尿路感染．

【既往歴】
28歳時に蓄膿手術，48歳時に肋膜炎にて内服治療．20歳よりタバコ1箱/日．

【現病歴】
2004年10月10日，杉を伐採中に5mの高さから背部より転倒し受傷した．救急車にて搬送される．同日，観血的整復法による前方固定（2椎），後方固定（2椎）の手術を受け，救急病棟に入院となる．酸素療法は鼻カニューレで4l/分，SpO_2 90～92％を維持しており，入室後のバイタルサインは安定していた．自己排痰は可能で安定していた．36病日以降からSpO_2が90％以下となったため，インスピロン6l/分，FIO_2 0.35にて呼吸管理を行う．37℃の発熱が続く．胸部X線では肺炎の所見はない（**写真1**）．尿から*Pseudomonas aeruginosa*（3＋）が認められ，尿路感染と診断

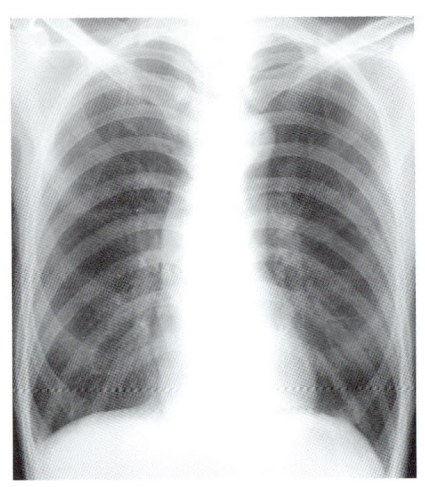

写真1　胸部X線
（明らかな肺炎，無気肺は認められないが，上肺野の中央陰影が不明瞭で中枢気道の痰を疑わせる．）

された．現在は整形外科病棟に転棟し，全身状態は安定しているが，呼吸筋（肋間筋）麻痺により自力での排痰は困難で肺炎，無気肺になりやすい状態である．

■ アセスメント

- **血液検査**：WBC 9,900，RBC 406万，Hb 12.6g/dl，Hct 38.8％，Plt 19.8万，CRP 14.1mg/dl，TP 5.6g/dl，BUN 9.5mg/dl，Cr 0.42mg/dl，CK 19IU/l．
- **動脈血液ガス検査**：インスピロン6l/分，FIO_2 0.35の設定で，SpO_2 95％，pH 7.485，$PaCO_2$ 33.5Torr，PaO_2 73.8Torr，HCO_3^- 24.7mEq/l，BE 1.9mEq/l，SaO_2 95.9％．
- **喀痰培養**：*Pseudomonas aeruginosa*（3＋），*Enterobacter aerogenes*（2＋）が認められる．
- **視診**：呼吸パターンは肋間筋麻痺による，シーソー呼吸（吸気時に腹部が盛り上がり，上胸部が陥没する），Litten徴候（横隔膜胸側付着部が，吸気時に下方へ呼気時に上方へ移動する），Hoover徴候（吸気時に下部肋間が陥没する）が認められる（p.64参照）．
- **触診**：左上葉にラトリングを認める．
- **聴診**：左上葉から舌区に呼気時に水泡音，両側後肺底区に捻髪音が聴こえる．
- **画像診断**：胸部X線では明らかな無気肺や肺炎像はないが，上肺野の中央陰影が不明瞭，右下葉の陰影の増加が認められる．受傷前には

1 非挿管下の頸髄損傷患者にスクイージングと排痰介助を施行した例

COPDの診断は受けていないが，喫煙歴と黄色膿性粘稠痰の存在から慢性気管支炎様の所見を示しており，やや透過性の増加，肺過膨張，横隔膜平低化を認めている．

■ **その他**：頸部にはフィラデルフィア装具を装着しているため，体位変換時には頸部に注意する．

■ ケアの実際

1-1

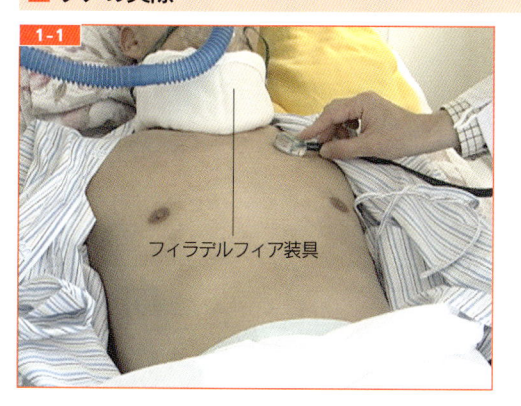

フィラデルフィア装具

❶ 聴診を行う．（1-1）
■ 左上葉から舌区に呼気時に水泡音，両側後肺底区に捻髪音が聴こえる．
■ 左上葉，舌区の中枢気道，両側後肺底区の末梢に気道内分泌物が存在する．

P ここがポイント
● 断続性ラ音は，呼気性のものと吸気性のものがある（p.69）．
● 呼気性は気道内分泌物を意味し，吸気性は気道の開口音を意味する．

1-2

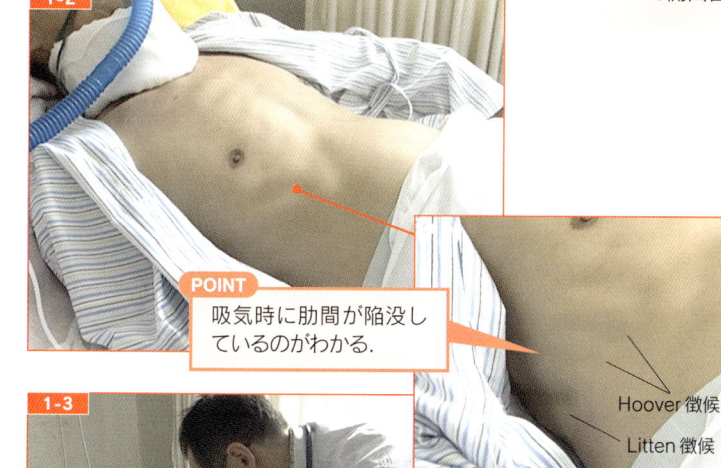

POINT
吸気時に肋間が陥没しているのがわかる．

Hoover徴候
Litten徴候

❷ 視診，触診を行う．（1-2）
■ Litten徴候，Hoover徴候がみられる．
■ 胸腹部に肋間筋麻痺によるシーソー呼吸（p.64参照）がみられる．
■ 左上葉にラトリングを感じる．

1-3

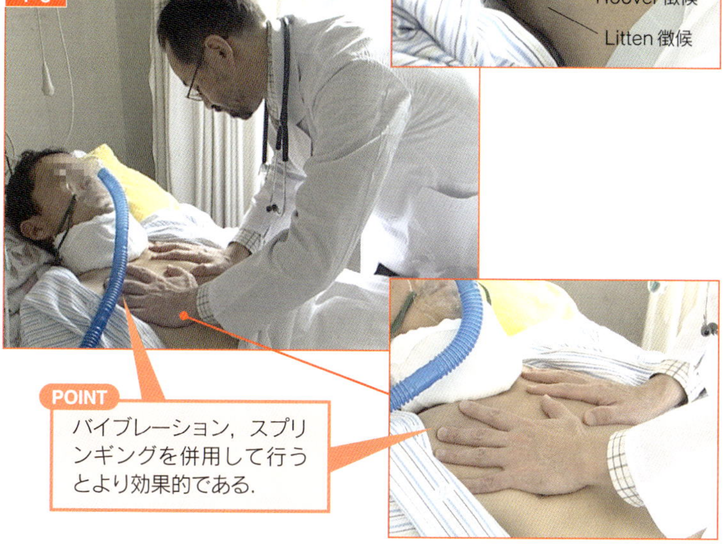

POINT
バイブレーション，スプリンギングを併用して行うとより効果的である．

❸ 上葉のスクイージングを行う．（1-3）
■ スクイージングは若い肺区域，あるいは中枢側から行うため，まずは上葉の中枢気道の痰を除去する．
■ 背臥位で，左上葉，両側上葉のスクイージングを行う．

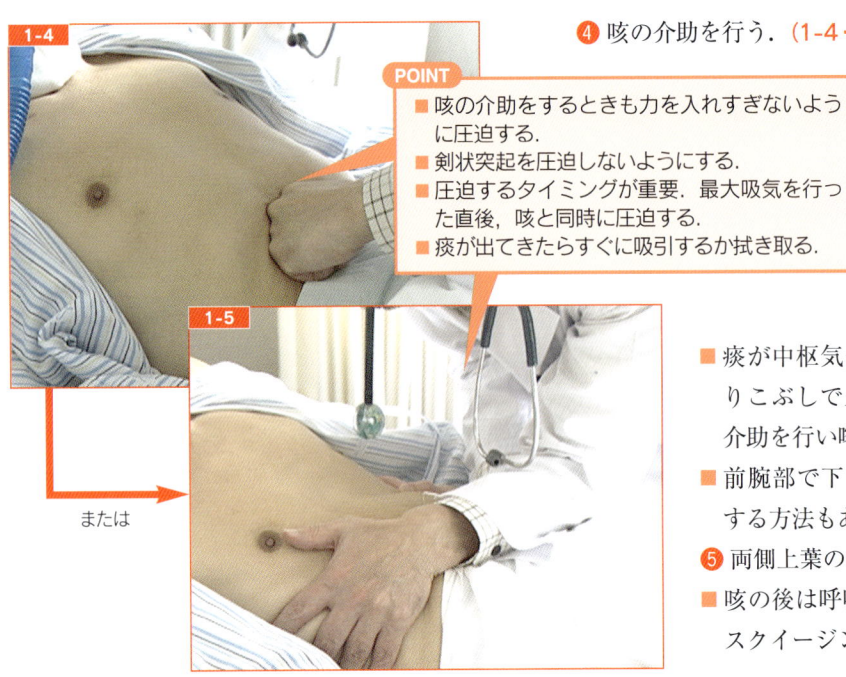

❹ 咳の介助を行う．（1-4・5）

POINT
- 咳の介助をするときも力を入れすぎないように圧迫する．
- 剣状突起を圧迫しないようにする．
- 圧迫するタイミングが重要．最大吸気を行った直後，咳と同時に圧迫する．
- 痰が出てきたらすぐに吸引するか拭き取る．

または

- 痰が中枢気道に移動してきたら握りこぶしで上腹部を圧迫し，咳の介助を行い喀痰させる．
- 前腕部で下部胸郭と上腹部を圧迫する方法もある．

❺ 両側上葉のスクイージングを行う．
- 咳の後は呼吸を安定させるために，スクイージングを行う．

❻ 聴診を行う．
- 痰が除去されたかどうか確認する．

❼ ❸～❻の方法を繰り返す．黄色膿性粘稠痰が6回喀出した．
- 左上葉の痰は除去されたので，次に舌区の痰を除去する．

❽ 右3/4背臥位にする．（1-6）
- 舌区からの喀痰を促すため，体位は右3/4背臥位にする．
- 体位変換後は，必ず聴診を行い，呼吸音を評価する．

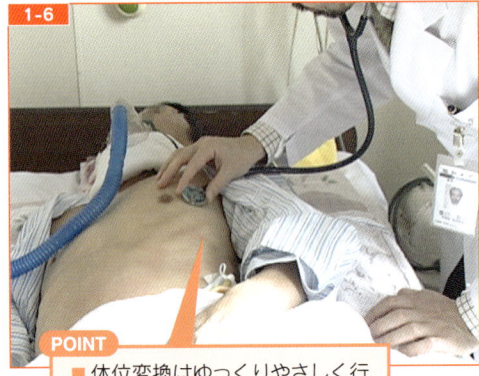

POINT
- 体位変換はゆっくりやさしく行う．
- 体位変換後も必ず聴診を行う．

❾ 舌区のスクイージングを行う．（1-7）
- スクイージングにバイブレーション，スプリンギングを併用する．
- 手にラトリングを感じたら咳の介助を行う．

❿ 聴診を行う．
- 痰が除去されたかどうか確認する．

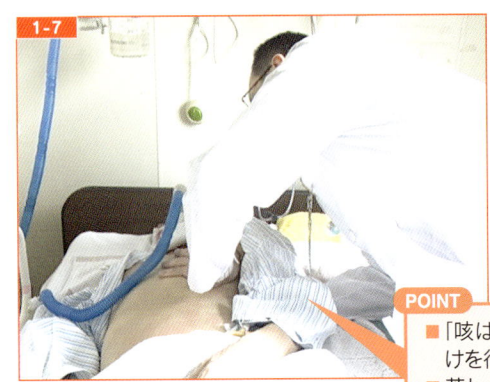

POINT
- 「咳はできますか」などの声かけを行う．
- 苦しくないかどうかを確認しながら行う．

1 非挿管下の頸髄損傷患者にスクイージングと排痰介助を施行した例

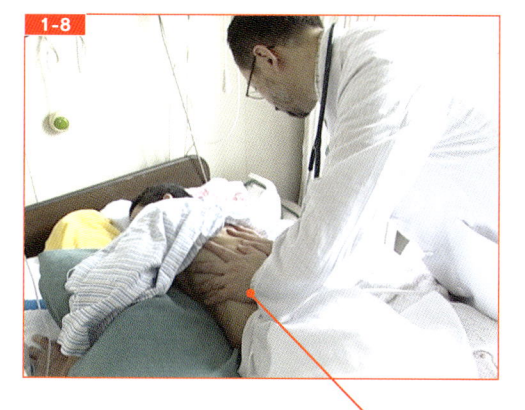

⓫ 右3/4腹臥位にする.
- 中枢気道からの排痰が行われたら,次に左後肺底区の末梢気道からの喀痰を促すため,右3/4腹臥位にする.

⓬ 左後肺底区のスクイージング※を行う.(1-8)
- スクイージングにバイブレーション,スプリンギングを併用する.

※次に左3/4腹臥位にし,右後肺底区のスクイージングを行う.腹臥位では,負担が大きいので,左右交互に行う.

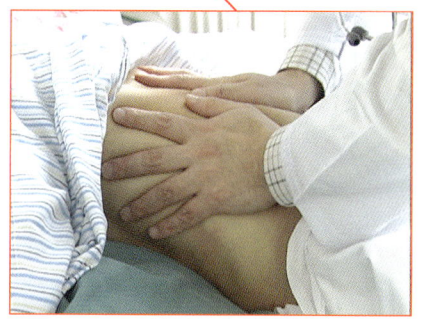

⓭ 咳の介助を行う.
⓮ 聴診を行う.
- 痰が除去されたかどうか確認する.

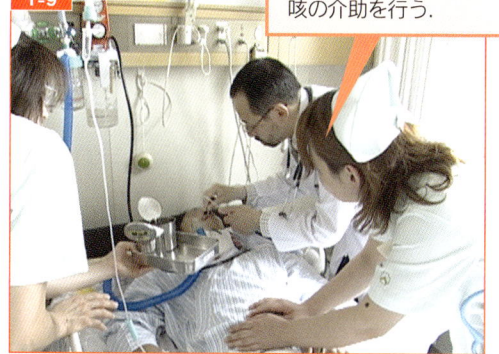

POINT
吸引時でも咳が誘発された場合は,腹部を圧迫し,咳の介助を行う.

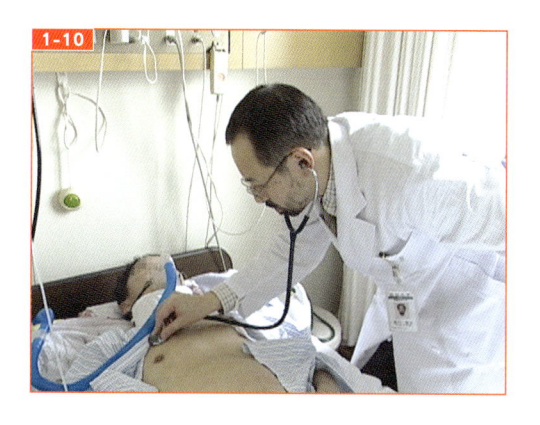

⓯ 吸引を行う.(1-9)
- 吸引する際に咳を誘発させた場合には,咳の介助を忘れないようにする.

ここがポイント
十分な痰の除去が困難な場合には,経口あるいは経鼻で気管内まで吸引カテーテルを挿入し,咳を誘発させて吸引を行う.

⓰ 聴診を行う.(1-10)
- 排痰後は,左上葉から舌区では副雑音が消失し,肺胞呼吸音が強く聴こえる.
- 両側後肺底区の捻髪音は低下し,肺胞呼吸音が聴こえるようになる.

⓱ 動脈血液ガス検査で酸素化を確認する.
- インスピロン6l/分,FIO$_2$ 0.35にて,pH 7.450,PaCO$_2$ 38.3Torr,PaO$_2$ 96.0Torr,HCO$_3$ 26.0mEq/l,BE 2.1mEq/l,SaO$_2$ 97.6%と酸素化が改善した.

129

■ その後（肺・胸郭のコンプライアンス低下を予防する）

　肋間筋麻痺による横隔膜のみの呼吸パターンは，吸気時に腹部が盛り上がり，上胸部が陥没するシーソー呼吸となる．この呼吸様式では上胸部の換気が減少し，上葉肺が虚脱しやすい．さらに，小さい1回換気量の呼吸では深呼吸をしないため，肺・胸郭のコンプライアンスが低下する．また，背臥位の生活が続くと胸郭は扁平胸となってしまうため注意が必要である．

　本症例では，現在は気道内分泌物が多く，排痰法が主な適応になる．徐々に喀痰量が減少してきたら肺・胸郭のコンプライアンスの低下を予防するために次の方法を行う必要がある．

- ■ **エアーシフト法**：季肋部で横隔膜を手で抑制し，上胸部に換気を移動させ上葉肺を拡張させる．
- ■ **エアースタック法**：吸気を行った後，声門を閉じ，息こらえをする．さらに吸気し同じように声門を閉じ吸えなくなるまで繰り返し，声門を開いて呼気を行う．
- ■ 徒手胸郭圧迫法や肋間筋のストレッチ法で肺・胸郭のコンプライアンスを維持する．

　このように肺・胸郭を最大に拡張させることで，肺・胸郭のコンプライアンスの低下を予防する．自力での吸気が困難な場合は，マスクバッグ換気で吸気を行い，エアースタック法を繰り返す．

■ 肺・胸郭のコンプライアンスと呼吸不全の関係

　神経筋疾患による呼吸不全は，弾性組織の抵抗増加と呼吸筋力の弱さが浅く速い呼吸を招き，血中の二酸化炭素（$PaCO_2$）が蓄積して生じる．吸気筋力が正常値の30％以下で$PaCO_2$の蓄積が起きてくる．また，肺の抵抗が増す原因は，微小な無気肺がだんだん大きくなったり，胸郭の変形や結合組織が増加したりすることによる．しかし，肺・胸郭のコンプライアンスを保っていれば，呼吸筋力が低下しても楽に痰が出せ，人工呼吸器を使っても肺炎になりにくい．すなわち，深呼吸をしないで，肺・胸郭を十分に伸展させないことが呼吸不全の大きな発生原因であるといえる．

2 長期人工呼吸からの離脱目的で腹式呼吸とスクイージングを施行した例

【患者】
82歳，女性．

【診断名】
外傷性ショック，貧血，胸骨骨折，心タンポナーデ，左肋骨骨折，左肺挫傷，急性腎不全，左大腿骨転子間骨折．

【既往歴】
77歳時に大腸癌の手術，その後通院にて内服治療を続けていた．

【現病歴】
2004年9月7日，夫の運転する1.5トントラック同乗中に電柱に激突しフロント大破，下肢が挟まれたため，レスキュー隊が出動し病院へ搬送された．搬送後，血圧が90mmHgから50mmHgへ低下し，ショック状態であった．搬送から1週間経過後の胸部CTを示す（**写真1**）．

心タンポナーデ（**写真2**）には，2病日に心囊ドレナージで血性心囊液160ccを吸引し，9病日に心囊ドレナージを抜去した．出血性ショックによる急性腎不全は，CHDF（持続的血液ろ過透析）で軽快した．左肋骨3本の骨折により1病日に左血気胸となったが（フレイルチェストなし），8～12病日まで左トロッカを挿入することにより軽快した．左大腿骨転子間骨折には，29病日に骨折観血的整復固定術を行った．16病日に長期人工呼吸が予想されたため気管切開を行い，人工呼吸器装着となった．51病日，人工呼吸器からの離脱目的で呼吸理学療法が処方される．

【搬送時の検査所見】
WBC 10,900，RBC 304万，Hb 9.8g/dl，Hct 29.4％，MCV 96.6fl，MCH 32.1pg，MCHC 33.2％，Plt 35.4万，TP 5.9 g/dl，Alb 2.3g/dl，T-BIL 0.9 mg/dl，AMY 71U/l，CK 28 IU/l，AST 27IU/l，ALT 16IU/l，LDH 220IU/l，Gul 83 mg/dl，BUN 25.5mg/dl，Cr 0.8mg/dl，Na 37mEq/l，K 4.6mEq/l，Cl 102mEq/l，CRP 3.89mg/dl．

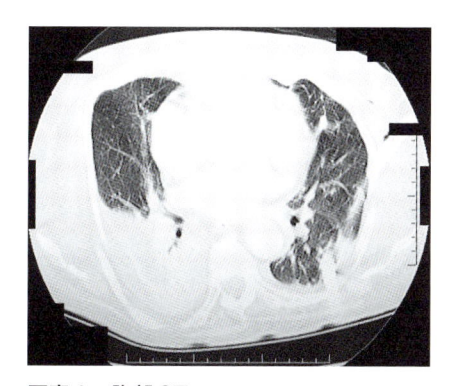

写真1　胸部CT
（右側では荷重側肺障害と胸水貯留，左側では肺挫傷が認められる．）

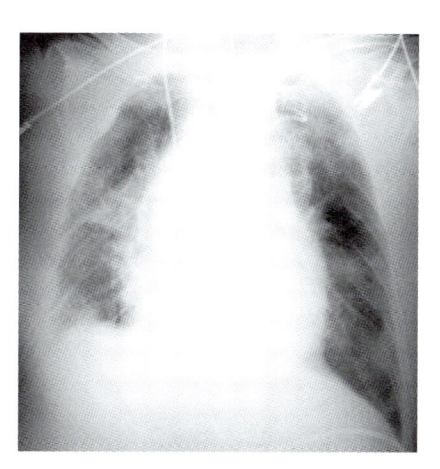

写真2　胸部X線
（中央陰影の拡大，心タンポナーデを認める．）

■ アセスメント

- **動脈血液ガス検査**：PEEP 5cmH₂O，FIO₂ 0.4，PSV 10cmH₂O の設定で，pH 7.455，PaCO₂ 46.8Torr，PaO₂ 117.2Torr，HCO₃⁻ 32.2mEq/l，BE 7.1mEq/l，Sat 98.4％.
- **呼吸状態**：PEEP 5cmH₂O，FIO₂ 0.4，PSV 5cmH₂O の設定で，V_T（1回換気量）0.21l，f（呼吸数）29回/分，f/V_T 138.1．1回換気量が小さく離脱困難と思われるので，PSV 10cmH₂O に変更した．変更直後は，V_T 0.44l，f 32回/分，f/V_T 72.7 となる．10分後，呼吸が安定してからは V_T 0.43l，f 25回/分，f/V_T 58.1 となる．
- **喀痰培養**：*Pseudomonas aeruginosa*（＋）＜10³ が認められる．
- **触診**：呼吸パターンは，上部胸式呼吸が優位で斜角筋の活動があり，横隔膜の動きが小さい．
- **聴診**：背臥位で両側後肺底区には終末時に捻髪音が強く聴こえる．

- **画像診断**：胸部X線（**写真3**）では，肺野の陰影が増加し，右肋骨横隔膜角，右心横隔膜角，左下行大動脈，左心横隔膜角が明瞭でなく，心陰影の拡大も認められる．さらに，右肺の胸水と左肺の浸潤影を認める．

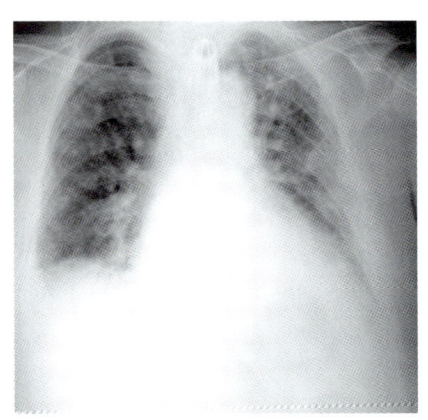

写真3　胸部X線
（右肺には胸水，左肺には浸潤影が認められる．）

■ ケアの実際

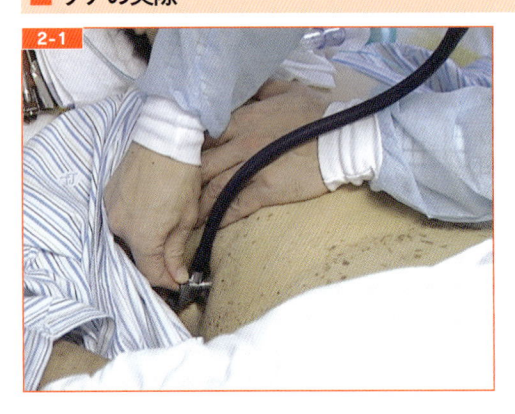

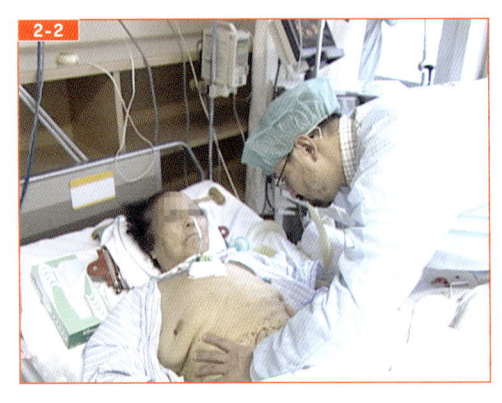

❶ 聴診を行う．（2-1）
- 聴診では，吸気終末時に捻髪音が強くなり，間質性の音が聴こえる．
- 右側臥位にして左後肺底区の聴診を行うと，捻髪音が減少し，肺胞呼吸音が大きく聴こえてくる（間質の水の存在）．
- 下側の右後肺底区には捻髪音がより強く聴こえる．
- 背臥位に戻して，左後肺底区の聴診を行うと捻髪音が聴こえる．

> **Pここがポイント**
> 聴診により原因となるのは肺実質の線維化ではないことがわかる（p.71 参照）．

❷ 触診を行う．（2-2）
- 上葉，中葉，下葉，横隔膜に手を置き，呼吸パターンを確認する．
- 浅く速い上部胸式呼吸をしているため，1回換気量が少ないのがわかる．

2 長期人工呼吸からの離脱目的で腹式呼吸とスクイージングを施行した例

❸ モニターを確認する．(2-3・4)
- 1回換気量が少ないため，PSVを5cmH₂Oから10cmH₂Oにする．
- PSVを上げると1回換気量が0.44lに増加した．

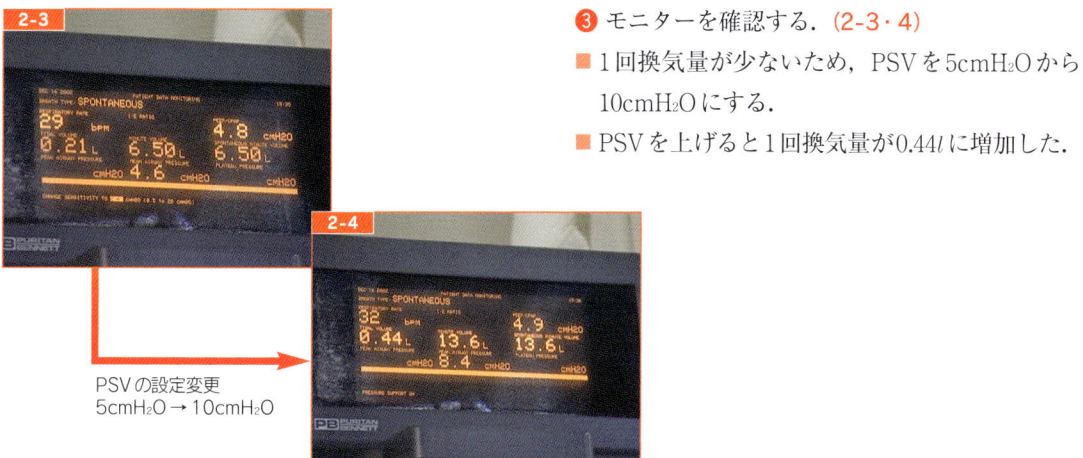

PSVの設定変更
5cmH₂O → 10cmH₂O

❹ 腹式呼吸を行う．(2-5)
- 人工呼吸器からの離脱を促進するために腹式呼吸を行う．
- 呼気時に上胸部と上腹部を軽く圧迫し，吸気時に上腹部に断続的に圧を加えていく．
- V_T 0.74l，f 22回/分，f/V_T 29.7と深くゆっくりした腹式呼吸を促すことができた．

POINT
- 腹式呼吸により1回換気量が増大する．
- 深い呼吸パターンとなる．
- 腹部に手をあてながら，声かけをし，深呼吸を促すと行いやすい．

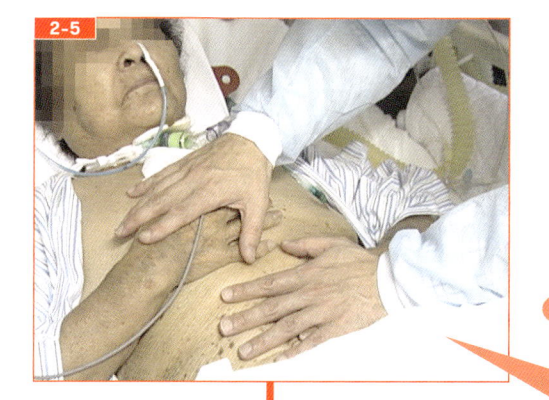

1回換気量の増大が確認できる

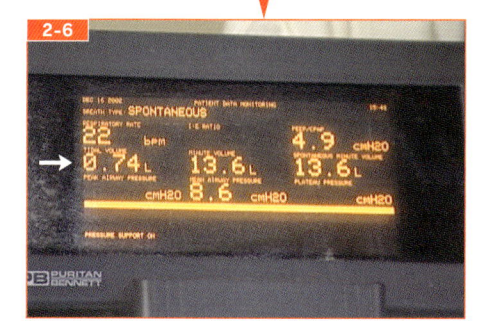

❺ モニターを確認する．(2-6)
- 腹式呼吸を行う前に比べて1回換気量が0.30l増大した．

PSV（cmH₂O）	1回換気量（l）
PSV変更前	5	0.21
PSV変更後	10	0.44
腹式呼吸後	10	0.74

❻ 右側臥位にする．
- 左後肺底区のスクイージングを行うため，右側臥位にする．

❼ 聴診を行う．
- 体位変換後は，必ず聴診を行い呼吸音を確認する．

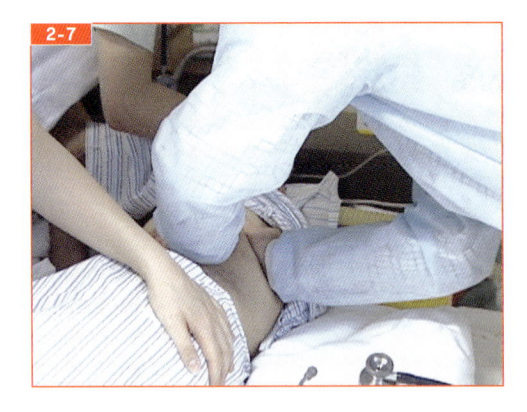

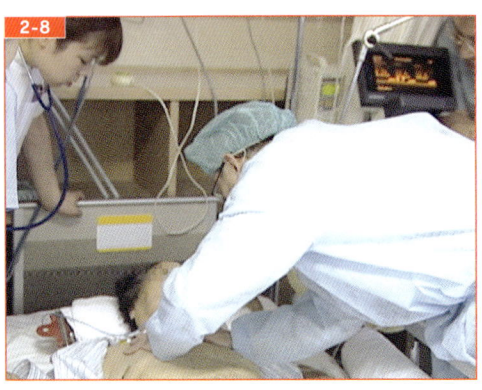

❽ 左後肺底区のスクイージングを行う．(2-7)
- 1回換気量を増大させるために，左後肺底区のスクイージングを行う．
- V_T 0.63l, f 25回/分, f/V_T 36.7と増大した．

❾ 聴診を行う．

❿ 背臥位に戻す．

⓫ 聴診を行う．
- 左後肺底区の捻髪音がやや減少する．

⓬ 両側上葉のスクイージングを行う．(2-8)
- 1回換気量を増大させるために，両側上葉のスクイージングを行う．

⓭ 腹式呼吸を行う．

⓮ 聴診を行う．
- スクイージングと腹式呼吸により左後肺底区の捻髪音が減少し，肺胞呼吸音が聴こえるようになる．

■ その後

人工呼吸器からの離脱を促進させるために深くゆっくりした腹式呼吸を行い，PSV 10cmH₂OでV_T 0.55l, f 22回/分, f/V_T 40となり，38病日に人工呼吸器離脱可能となった（**写真4・5**）．56病日には，気管切開チューブを抜管することができた．

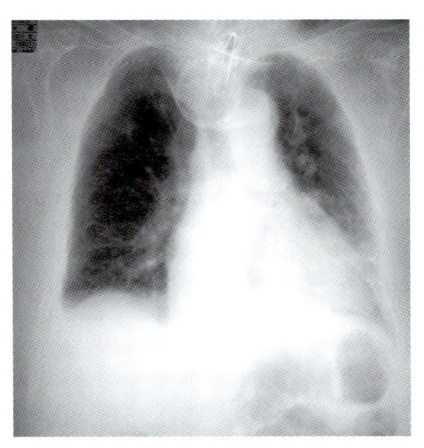

写真4　胸部X線
（両側の胸水が減少している．）

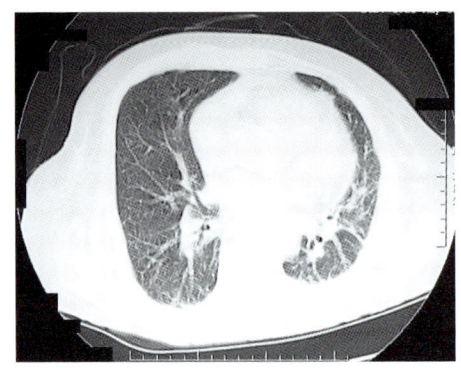

写真5　胸部CT
（荷重側肺障害が改善している．）

3 抜管の評価時に腹式呼吸とスクイージングを施行した例

【患者】
68歳，男性．
【診断名】
糖尿病，糖尿病性腎不全，肺水腫，肺炎．
【既往歴】
36歳時より高血圧，糖尿病のため治療中．
【現病歴】
2004年9月2日，20時頃より息苦しさがあったが，自宅で安静にしていた．9月3日，8時頃より息苦しさが悪化し，救急車要請．車内で意識が低下し（JCS[*]：Ⅲ-200），救命救急センターでは，呼吸状態が悪化し（SpO$_2$ 68％），意識障害（GCS[*]：E1, V1, M1）がみられた．胸部X線より，肺水腫と診断され，経口挿管，人工呼吸管理となる．9時23分には，心肺停止が認められたため心肺蘇生術を施行し，9時29分に心拍再開する．その後，VT（心室性頻脈）が出現し心停止となり，除細動，ボスミン投与で改善する．K 8.7mEq/lとなりCHDF（持続的血液ろ過透析）を施行し，K 4.3mEq/lと改善した．鎮静薬を中止したが，意識レベルは改善しないため，HD（血液透析）を施行した．その後，徐々に改善し12病日には人工呼吸器から離脱．インスピロン10l/分，FIO$_2$ 0.5にて呼吸管理を行い，意識レベルは改善した（GCS：E4, V5, M6）．

■ アセスメント

■ 血液検査：WBC 12,000, Hb 8.9g/dl, Hct 25.9％, Plt 20.4万, TP 5.6g/dl, Alb 2.9g/dl, A/G比1.1, AST 21U/l, ALT 31U/l, LDH 312IU/l, ALP 392IU/l, BUN 76.1mg/dl, Cr

---

[*] JCS：Japan Coma Scale（表1）
 GCS：Glasgow Coma Scale（表2）

表1 Japan Coma Scale（JCS）

Ⅰ 刺激しないでも覚醒している状態（1桁）
0. 清明
1. 大体意識清明だが，今ひとつはっきりしない
2. 見当識障害がある
3. 自分の名前，生年月日がいえない
Ⅱ 刺激すると覚醒する状態（2桁）
10. 普通の呼びかけで容易に開眼する
20. 大きな声または体を揺さぶることにより開眼する
30. 痛み刺激を加えつつ呼びかけを繰り返すとかろうじて開眼する
Ⅲ 刺激をしても覚醒しない状態（3桁）
100. 痛み刺激に対して，はらいのけるような動作をする
200. 痛み刺激で少し手足を動かしたり，顔をしかめる
300. 痛み刺激に反応しない

表2 Glasgow Coma Scale（GCS）

開眼 （E：eye opening）	E4 自発的に開眼 E3 言葉刺激により開眼 E2 痛み刺激により開眼 E1 開眼しない
言葉による応答 （V：verbal response）	V5 見当識あり V4 錯乱状態 V3 不適当な言葉 V2 理解できない声 V1 発声がみられない
運動による最良の応答 （M：best mortor response）	M6 命令に従う M5 痛み刺激部位に手足をもってくる M4 四肢を屈曲する（逃避） M3 四肢を屈曲する（異常屈曲） M2 四肢進展 M1 まったく動かさない

6.86mg/d*l*, Na 136mEq/*l*, K 3.5mEq/*l*, Cl 102mEq/*l*, Ca 8.0mg/d*l*, P 3.8mg/*l*, Glu 322mEq/*l*, CRP 1.44mg/d*l*.
- **呼吸管理**：インスピロン10*l*/分, FIO$_2$ 0.5, Tピース.
- **動脈血液ガス検査**：pH 7.407, PaCO$_2$ 32.7Torr, PaO$_2$ 95.7Torr, HCO$_3^-$ 20.1mEq/*l*, BE −3.5 mEq/*l*, Sat 97.4％.
- **バイタルサイン**：心拍数90回/分, 不整脈なし, 血圧 150/69mmHg, 呼吸数25回/分, SpO$_2$ 99％.
- **触診**：呼吸パターンは, 斜角筋の収縮はないが, 腹式呼吸は減弱している.
- **聴診**：副雑音はないが, 肺胞呼吸音は減弱している.
- **画像診断**：胸部X線（**写真1**）では異常は認めない.

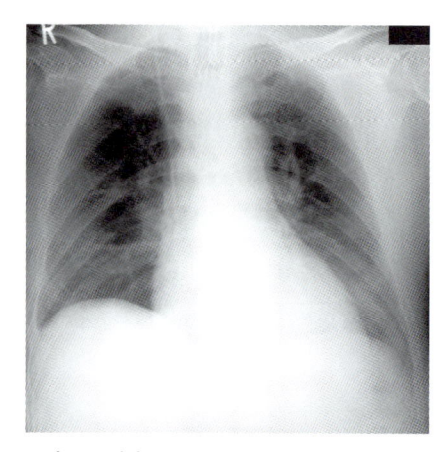

写真1　胸部X線
（特に異常は認められない.）

ケアの実際

❶ 聴診を行う. (3-1)
- 呼吸が浅く, 副雑音が聴こえないので, バッグによる加圧換気とスクイージングを併用して呼吸音を大きくしてから聴診を行う.

❷ 触診を行う.
- 上葉, 中葉, 下葉, 横隔膜に手を置き, 呼吸パターンを確認する.

❸ 両側上葉のスクイージングを行う. (3-2)
- 手にラトリングを感じたら, 吸引する.

❹ 両側下部胸郭のスクイージングを行う. (3-3)
- 1回換気量を増大させる.

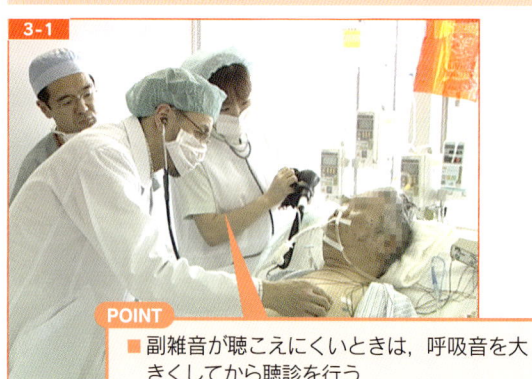

POINT
- 副雑音が聴こえにくいときは, 呼吸音を大きくしてから聴診を行う.
- バッグによる加圧換気とスクイージングにより呼吸音が大きく聴こえるようになる.

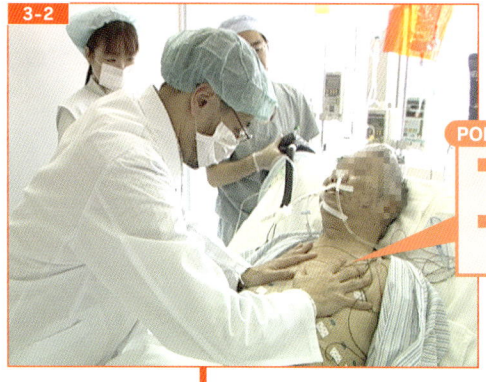

POINT
- 痰が中枢まで移動すると手にラトリングを感じる.
- スクイージング, 吸引を行った後には聴診を行う.

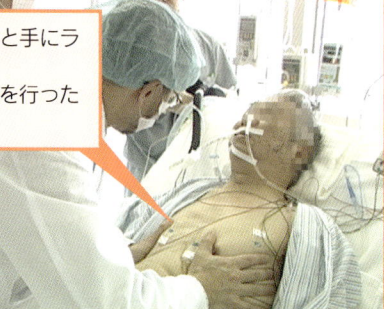

両側下部胸郭にもスクイージングを行う.

3 抜管の評価時に腹式呼吸とスクイージングを施行した例

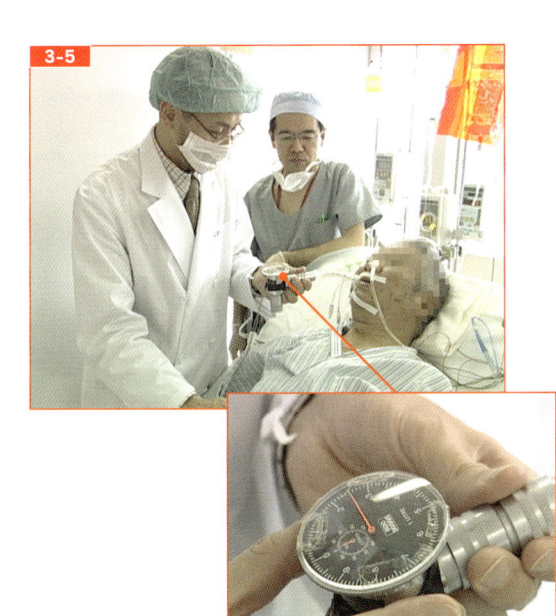

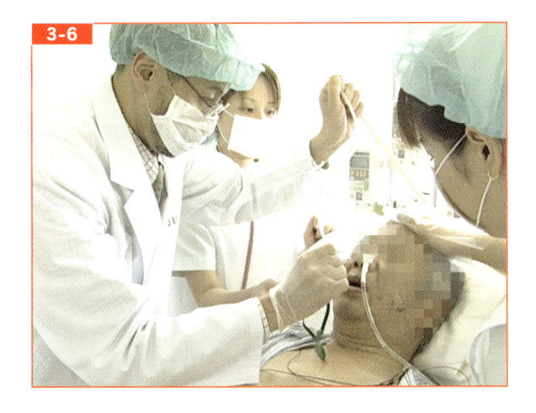

❺ 腹式呼吸を行う．(3-4)
- 腹式呼吸で深くゆっくりした呼吸を誘導すると深い呼吸パターンとなる．

POINT
- 腹式呼吸により1回換気量が増大する．
- 腹部に手をあてながら声かけをし，深呼吸を促す．

❻ 意識レベルを確認する．
- 意識レベルは鮮明である．

❼ 換気量を測定する．(3-5)
- ライトレスピロメータで換気量を測定すると，V_T 0.25〜0.30l，f 23回/分，MV 6.35l/分，f/V_T 76.7〜92，FVC 0.7l，MVV 14l/分であり，抜管可能である（p.89参照）．

❽ 呼吸筋力を測定する．
- マノメータで呼吸筋力を測定すると，PImax －25cmH$_2$O，PEmax 35cmH$_2$Oであり，抜管可能である．

❾ 頸の挙上を行う．
- 頸の挙上は5秒間可能であり，抜管可能である．下肢の挙上は臥床のため行えない．

❿ 抜管可能な条件が満たされているので，抜管を行う．

ここがポイント

【抜管可能な理学的所見】
- 覚醒していること．
- 過剰な気道内分泌物がないこと．
- 深呼吸が可能であること．
- 十分な咳が可能であること．
- 抜管の最も簡単な予測方法は，5秒以上の頭部挙上と下肢挙上である．

⓫ 吸引を行う．(3-6)
- 抜管施行後，経口吸引を行う．
- 経口吸引後，経鼻にて気管内まで吸引チューブを挿入させ吸引を行うと咳を誘発し，喀痰する．
- 痰は透明水様性痰であった．

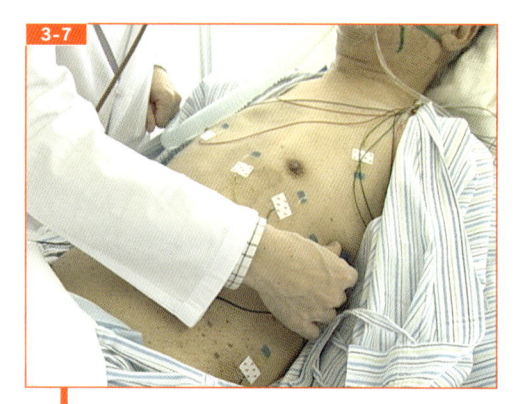

❷ 聴診，触診を行う．(3-7・8)
■ 呼吸音は肺胞呼吸音が強く聴こえ，副雑音は聴こえない．
■ 呼吸パターンは，腹式呼吸が改善し，頸部補助筋の活動はない．
■ 発声は可能で声門下の浮腫もない．

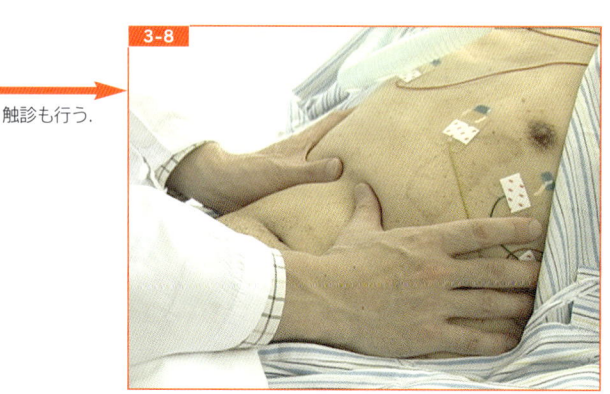

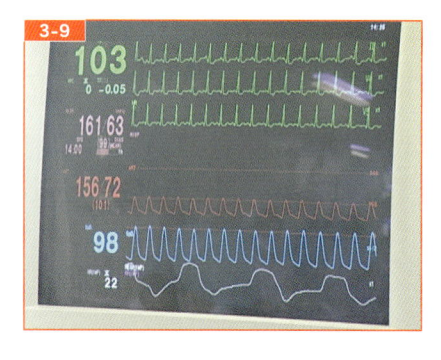

3-7

触診も行う．

3-8

3-9

❸ バイタルサインを確認する．(3-9)
■ バイタルサインは，心拍数103回/分，不整脈なし，血圧156/72mmHg，呼吸数19回/分，SpO_2 98％である．
❹ 動脈血液ガスを確認する．
■ 酸素マスクによる6l/分の酸素投与下での動脈血液ガスは，pH 7.477，$PaCO_2$ 34.1Torr，PaO_2 99.5Torr，HCO_3^- 24.7mEq/l，BE 1.7mEq/l，Sat 99％である．

■ その後（呼吸練習を行う）

　長い深呼吸を持続するための呼吸練習器具（インセンティブ・スパイロメトリー〈incentive spirometry；IS〉）を用いて肺の膨らまし療法（呼吸練習）を施行する．術後の肺合併症の予防だけでなく，呼吸筋の訓練にもなる．

　ISの主な適応は，上腹部手術，開胸術後の肺合併症の予防・治療であるが，抜管後にもISを用いた肺の膨らまし療法を施行する．この場合には容量型のものが有効である．COPDなどに対する呼吸筋トレーニングでは流量型のものが有効である．実際には，術後1病日までは1時間に1回の頻度で10回行い，最大吸気を3〜5秒間保持させる．その後，3日から1週間は行う．術前のVC（肺活量）あるいはIC（最大吸気量）の50％なら4時間ごと，60％なら1日4回，65％なら1日2回，75％に回復すれば中止する．

4 人工呼吸中の荷重側肺障害患者に腹臥位とスクイージングを施行した例

【患者】
52歳，男性．

【診断名】
右血気胸，右肋骨多発骨折，両側肺挫傷，第7胸椎骨折，出血性ショック，後頭部挫創，右肺破裂，肝破裂．

【既往歴】
22歳時に肺結核，26歳より統合失調症にて通院．

【現病歴】
統合失調症にて精神科デイケア通院中．2004年10月12日，自殺企図があり，線路に飛び込み，電車にはねられて受傷する．病院搬送時の血圧80/52mmHg，脈拍数109回/分，呼吸数22回/分，JCS II-10（p.135参照），右呼吸音減弱．16時50分より右上下葉切除術，試験開腹止血術を施行し，PCPS（経皮的心肺補助装置），人工呼吸管理となる．18病日に腹部洗浄ドレナージ，肝縫合術施行，PCPS離脱．20病日に気管切開術施行，24病日に左胸腔内チューブ抜去．31病日から呼吸理学療法を施行する．

【搬送時の動脈血液ガス検査】
pH 7.353，$PaCO_2$ 45.7Torr，PaO_2 26.4Torr，HCO_3^- 24.7mEq/l，BE －0.5mEq/l，SaO_2 48.3％．

【搬送時の血液検査】
WBC 16,400，RBC 239万，Hb 11.9g/dl，Hct 21.9％，MCV 91.6fl，MCH 28.9pg，MCHC 31.5％，Plt 14.0万．

【搬送時の画像所見】
受傷時は右多発肋骨骨折（8本），右肺挫傷，右血気胸，右肺門部肺動脈周囲に血腫を認める．左肺にも肺挫傷を認める（写真1）．

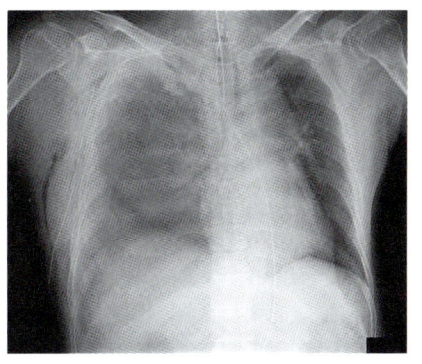

写真1　胸部X線
（右側の肋骨骨折，血気胸，肺挫傷が明らかに認められる）

■ アセスメント

■ 血液検査：WBC 9,600，RBC 293万，Hb 9.0g/dl，Hct 28.0％，MCV 95.8fl，MCH 30.7pg，MCHC 32.1％，Plt 41.1万，AST 125 U/l，ALT 235 U/l，LDH 278IU/l，T-BIL 1.0mg/dl，TC 102mg/dl，Na 136 mEq/l，K 4.7 mEq/l，Cl 96mEq/l，TP 6.1g/dl，Alb 2.8g/dl，CRP 9.33mg/dl

■ 動脈血液ガス検査：pH 7.488，$PaCO_2$ 33.9Torr，PaO_2 92.5Torr，HCO_3^- 25.4mEq/l，BE 2.5mEq/l，SaO_2 98.7％，SpO_2 98％

■ 呼吸状態：SIMV 6cmH_2O，V_T 0.5l，FIO_2 0.3，PSV 10cmH_2O，PEEP 4cmH_2O，吸気流量50l/分の設定で，腹臥位で呼気 V_T 0.47l，PIP 31cmH_2O，EIP 25cmH_2OでありCst 22.4ml/cmH_2O，Raw 7.2cmH_2O/l/秒，背臥位で呼気 V_T 0.47l，PIP 28cmH_2O，EIP 23cmH_2OでありCst 24.7ml/cmH_2O，Raw 6.0cmH_2O/l/秒である．肺・胸郭のコンプライアンスが低く硬い肺

であることがわかる.

- **喀痰培養**：*Pseudomonas aeruginosa*（2＋），ドレーン先培養では*Staphylococcus epidermidis*（3＋）が認められる.
- **視診**：吸気時に胸郭が陥没する. 軽度のシーソー呼吸と, のど仏の下方移動が認められる.
- **触診**：皮下気腫の有無を確認するために触診をするが認められない. 皮下気腫があれば, 圧迫すると「プチプチ」と握雪感がある空気を感じ, 聴診では握雪音を聴取する.
- **聴診**：両側上葉や中葉および舌区では肺胞呼吸音が聴こえる. 右背側は胸水のため下葉および背側の肺胞呼吸音は減弱し, 捻髪音が聴こえる. 左背側では強い捻髪音が聴こえる.
- **画像診断**：胸部X線（**写真2**）および胸部CT※（**写真3a～c**）では, 右肺野は一部エアーブロンコグラムを伴う無気肺になっており, 周囲には血胸, および気胸があり, 胸水を認める. 左肺野にはわずかな肺炎像を認める.

  ※胸部CTにて, 横に走行する線はアーチファクトである.

- **その他**：糞便よりMRSA（3＋）, *Pseudomonas aeruginosa*（3＋）が認められる.

写真3a　胸部CT
（気胸が認められる.）

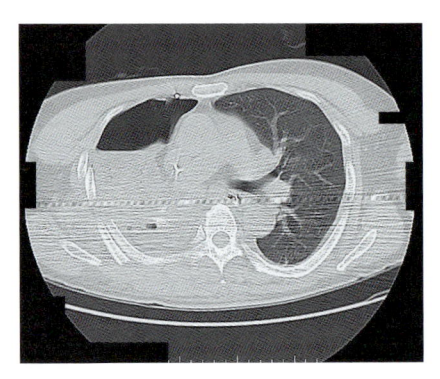

写真3b　胸部CT
（気胸, エアーブロンコグラムが認められる.）

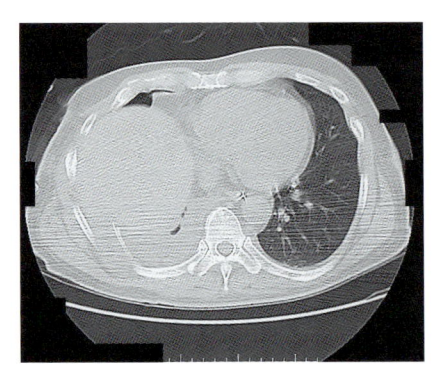

写真3c　胸部CT
（気胸が認められる.）

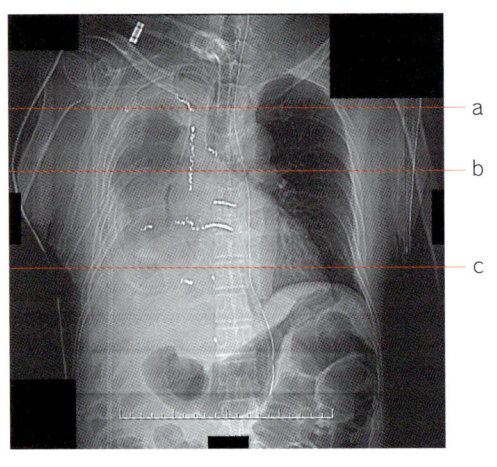

写真2　胸部X線
（a～cは, 写真3のa～cに対応. 右肺野には無気肺, 左肺野にはわずかな肺炎が認められる.）

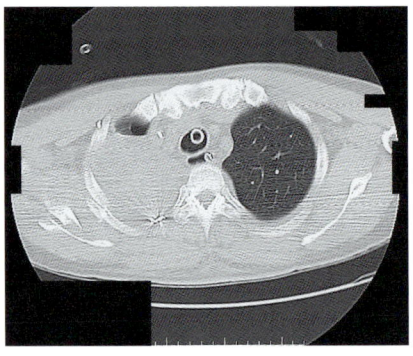

4 人工呼吸中の荷重側肺障害患者に腹臥位とスクイージングを施行した例

■ ケアの実際

❶ 聴診を行う．(4-1)
- 右背側では胸水のため下葉および背側の肺胞呼吸音は減弱し，捻髪音が聴こえる．
- 左背側では強い捻髪音が聴こえる．

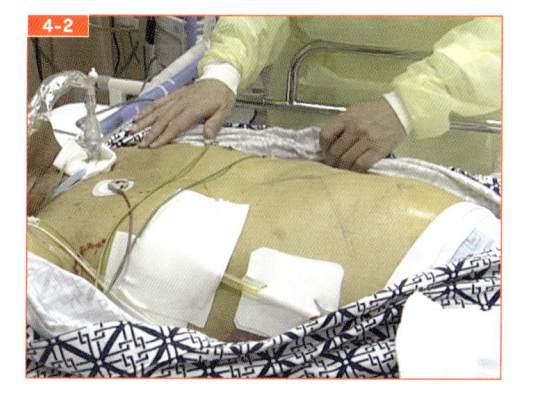

❷ 視診，触診を行う．(4-2)
- 軽度のシーソー呼吸と，のど仏の下方移動が認められる．
- 触診では特に異常は認められない．

❸ 腹臥位に体位変換するため，枕を準備する．(4-3)
- 両背側に問題があるため，腹臥位に体位変換する．
- 体位変換前には，口腔内，気管内，カフ上部の吸引を必ず行い，人工呼吸器関連肺炎（VAP）の発生を予防する．
- 枕は前額部と前胸部，下腹部に置く．(4-4)
- 気管切開部の閉鎖式吸引カテーテルを圧迫しないように，その高さより高く，硬い枕を準備する．

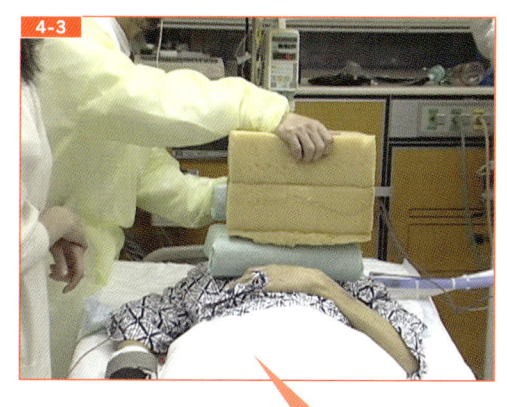

POINT
- 前額部，前胸部にはカテーテルを圧迫しないように硬めの枕を置く．
- 下腹部には，薄く柔らかい枕を置き，横隔膜の動きを抑制しないようにする．
- モニターや胸腔ドレーン，ラインに注意する．

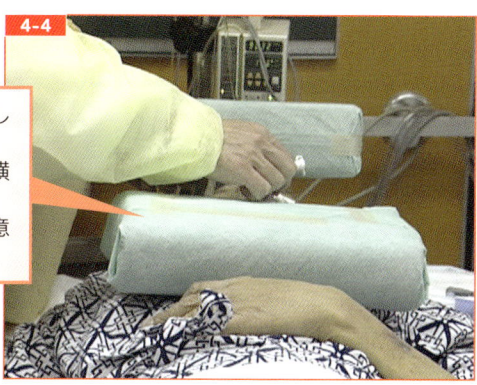

141

4-5

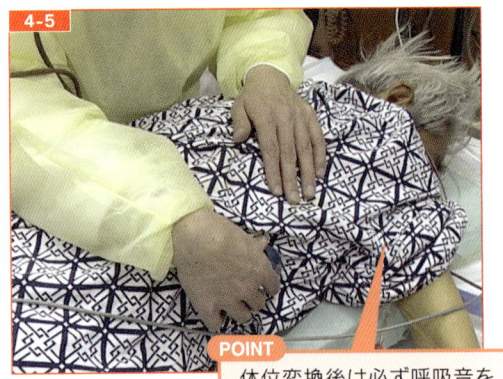

POINT
体位変換後は必ず呼吸音を確認する．

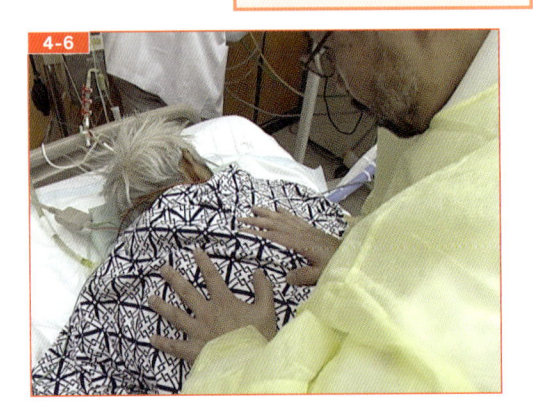

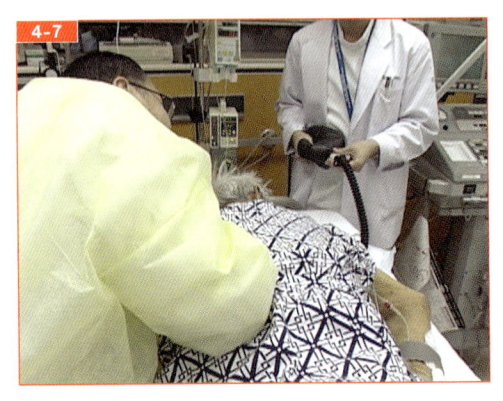

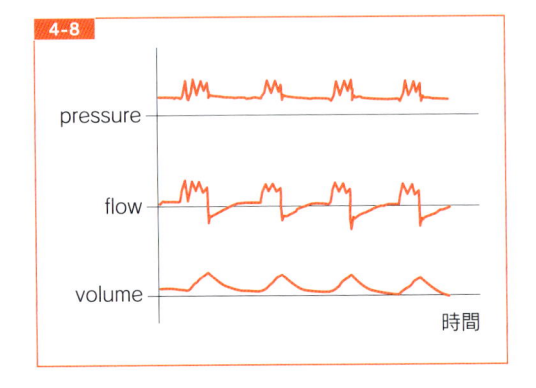

4-6

4-7

4-8

pressure

flow

volume

時間

❹ ベッドの一端に移動させる．
  ■ たくさんの人は必要ではなく，通常は3，4人いれば十分に行える．
❺ 左側臥位にして，左上肢を後方に引き出す．
❻ 腹臥位にする．
❼ 聴診を行う．（4-5）
  ■ 腹臥位にしたら，呼吸音を確認するため聴診を行う．
  ■ 右背側では肺胞呼吸音が強く聴こえる．右の胸水は腹側に移動し，腹側の肺胞呼吸音が減弱している．
  ■ 酸素化が改善し，SpO₂ 100％となる．
❽ 両側上－下葉区，後肺底区のスクイージングを行う．（4-6）
  ■ スクイージングにより酸素化と痰の移動を促す．
  ■ 手にラトリングを感じたため，吸引を行うと，少量の痰が吸引された．
❾ 聴診を行う．
  ■ 左背側に捻髪音が聴取された．
  ■ 末梢気道からの痰の移動はみられないことがわかる．
❿ バギングを行う．（4-7）
  ■ 右中葉はエアーブロンコグラムを伴う無気肺になっていたため，左胸郭を固定しバギングを行い，右中葉へのエアーエントリーを改善させた．
  ■ バギングを行う際は呼吸に同調させることが重要である（p.101参照）．

⓫ グラフィックモニターを確認する．（4-8）
  ■ プレッシャーおよびフロー波形では，吸気流量が足りないとひしゃげたMのような波形になる．
  ■ 呼気時のフローが波打っていることから中枢気道の痰の存在が疑われる．

4 人工呼吸中の荷重側肺障害患者に腹臥位とスクイージングを施行した例

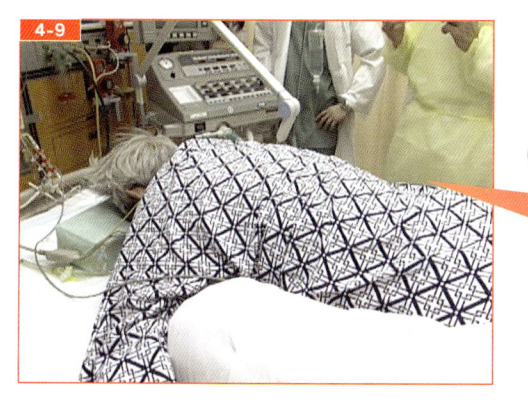

⑫ 腹臥位を2時間持続させる．(4-9)
- 酸素化と末梢からの痰の移動を促すため腹臥位を持続させる．

POINT
- ライン・チューブ・ドレーンが外れていないかどうか確認する．
- モニターを随時確認する．

⑬ 腹臥位2時間後，背側にラトリングを感じる．
⑭ 吸引を行う．(4-10・11)
- 黄色水様性痰が吸引される．
- 吸引チューブに痰が付いていたが，水を流すとすぐに取れたため，粘性が低いことがわかる．

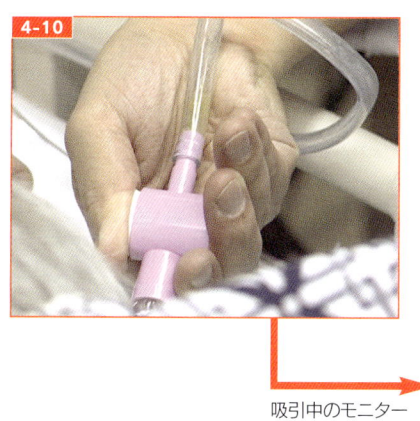

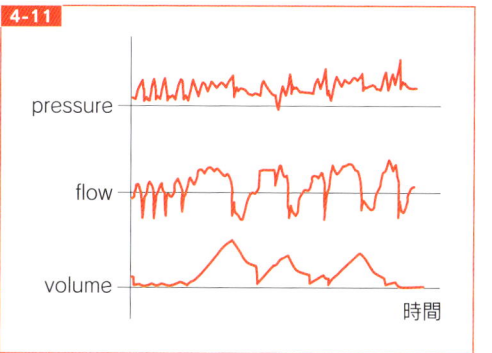

吸引中のモニター

⑮ グラフィックモニターを確認する．(4-12)
- ひしゃげたMのような波形が正常の波形に近くなる（p.72参照）．
- 酸素化が改善されたことがわかる．

⑯ 背側のラトリングが減少している．
- 吸引により痰が除去されたことがわかる．

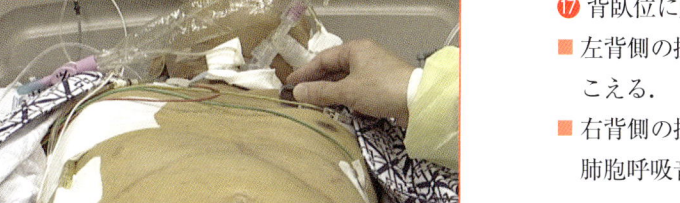

⑰ 背臥位に戻し，聴診を行う．(4-13)
- 左背側の捻髪音は消失し，肺胞呼吸音が強く聴こえる．
- 右背側の捻髪音も消失したが，胸水があるため肺胞呼吸音は減弱している．

143

⑱ 動脈血液ガス検査，肺・胸郭のコンプライアンスを確認する．
- pH 7.447，$PaCO_2$ 35.5Torr，PaO_2 152Torr，HCO_3^- 25.9mEq/l，BE 2.7mEq/l，SaO_2 100.7％と酸素化が改善した．
- 腹臥位では，呼気V_T 0.49l，PIP 29cmH$_2$O，EIP 22cmH$_2$OでありCst 27.2ml/cmH$_2$O，Raw 8.4cmH$_2$O/l/秒，背臥位では，呼気V_T 0.49l，PIP 25cmH$_2$O，EIP 19cmH$_2$OでありCst 32.7ml/cmH$_2$O，Raw 7.2cmH$_2$O/l/秒である．肺・胸郭のコンプライアンスが改善した．
- 末梢気道の開通が促進されたことがわかる．

その後

その後も腹臥位とスクイージングを施行することにより，右中葉の含気が改善した．39病日にTピース6l/分，FIO_2 0.5に変更し，pH 7.478，$PaCO_2$ 33.9Torr，PaO_2 126Torr，HCO_3^- 24.9mEq/l，BE 1.9mEq/l，SaO_2 100.3％となる．40病日には，トラキアマスク10l/分，FIO_2 1.0に変更し，pH 7.478，$PaCO_2$ 34.5Torr，PaO_2 97.2Torr，HCO_3^- 25.3mEq/l，BE 2.2mEq/l，SaO_2 98.9％となり，45病日にトラキアマスク3l/分，FIO_2 0.5（**写真4**），47病日に自発呼吸（room air）となる．53病日に気管切開チューブ抜去となる（**写真5**）．

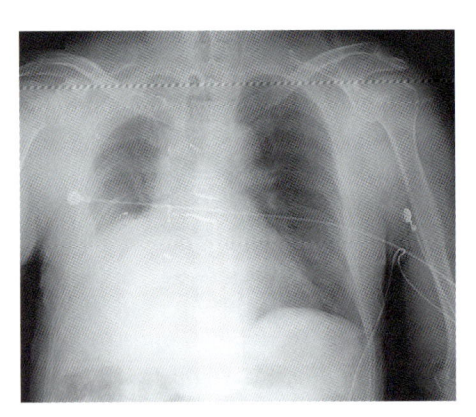

写真4　胸部X線
（右中葉の含気が改善している．）

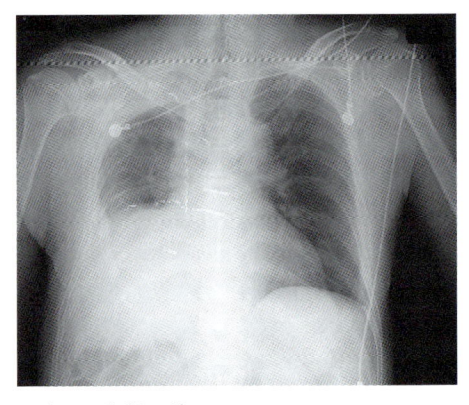

写真5　胸部X線
（右中葉の含気がより改善している．）

5 重度の荷重側肺障害患者に腹臥位とスクイージングを施行した例

【患者】
73歳，男性．

【診断名】
突発性間質性肺炎急性増悪，敗血症，サイトメガロウイルス肺炎，高血圧．

【既往歴】
69歳時に頸椎症，20～40歳時に煙草10本/日．

【現病歴】
2004年8月頃より咳嗽，右胸部痛などの症状が出現したため近医を受診し，抗生物質の投与を受ける．同年10月に入り血痰出現，10月9日より食欲不振あり，咳嗽，血痰が夜間に増強し，Y病院を受診する．11日には体動も困難な息切れ，労作時呼吸困難が増強し，12日にY病院を再受診する．低酸素血症，発熱（39℃）があり，CT検査で重症肺炎の診断を受け，当院に搬送される．来院時，意識鮮明，血圧140/88mmHg，脈拍83回/分，呼吸数24回/分，体温36.9℃，酸素マスク6l/分で，pH 7.427，$PaCO_2$ 38.1Torr，PaO_2 63.4Torr，HCO_3^- 24.3mEq/l，BE 0.9mEq/l，SaO_2 93.2％であった．聴診では，右全肺野に水泡音，左下肺野に捻髪音を聴取し，心雑音はなし．胸部X線では，左上葉を除き肺野の透過性減弱，右全肺野では網状陰影があり，右横隔膜不明瞭，左胸水が認められる．胸部CTでは，右全肺野，左上葉と下葉の一部にすりガラス様の間質性陰影があり，右肺門部には4.5×2cm大の腫瘤影が認められる．酸素療法を施行したが改善せず，2病日に挿管し人工呼吸管理となり，ステロイドパルス療法，抗生物質投与を開始する．胸部X線上では，一時改善が認められたが，9病日に陰影が悪化し，再度ステロイドパルス療法を施行し，11病日に気管切開となる．酸素化は改善傾向を示す．15病日に黄色膿性痰が多量にみられ，胸部X線では右下葉の浸潤影と急激な酸素化の悪化をきたし，新たな感染を起こしているのが認められた．33病日にサイトメガロウイルス肺炎が認められた．

【搬送時の血液検査】
WBC 17,600，RBC 378万，Hb 11.3g/dl，Hct 34.1％，Plt 19.4万，AST 33U/I，ALT 14U/I，LDH 401IU/l，CK 342IU/l，AMY 44IU/l，T-Bil 1.2mg/dl，Na 134mEq/l，K 4.4mEq/l，Cl 96mEq/l，Ca 9.6mg/dl，BUN 23.1mg/dl，Cr 1.25mg/dl，TP 7.2g/dl，Alb 2.6g/dl，BS 156mg/dl，CRP 35.73mg/dl，KL-6 1,030U/ml，SP-D 312ng/ml．

■ アセスメント

- **血液検査**：WBC 19,600，RBC 310万，Hb 9.2g/dl，Hct 29.0％，Plt 18.1万，AST 47U/I，ALT 48U/I，LDH 355IU/l，CK 512IU/l，Na 154mEq/l，K 4.4mEq/l，Cl 112mEq/l，BUN 83.8mg/dl，Cr 0.98mg/dl，TP 5.3g/dl，Alb 2.4g/dl，CRP 8.14mg/dl．
- **呼吸状態**：PCV 15cmH_2O，SIMV 16回/分，FIO_2 0.35，PSV 15cmH_2O，PEEP 8cmH_2Oの設定で管理．
- **動脈血液ガス検査**：pH 7.554，$PaCO_2$ 44.9Torr，PaO_2 78.5Torr，HCO_3^- 39.6mEq/l，BE 2.5mEq/l，SaO_2 96.2％．
- **バイタルサイン**：体温38.1℃，脈拍104/分，血圧150/60mmHg．
- **喀痰培養**：*Pseudomonas aeruginosa*（2＋）が認められる．

- **聴診**：左肺では，水泡音およびいびき様音が聴こえる．左右背側では，捻髪音および肺胞呼吸音の減弱を認め，左背側S⁶の無気肺を認める．
- **その他**：DICスコア*3点（SIRS 1点，血小板1点，PT 1点〈16.5秒〉，フィブリノゲン0点〈258〉，FDP 0点〈9.0〉；5日前は6点），水分バランス；尿量2,900m*l*，輸液量2,150m*l*．
- **画像診断**：胸部X線では，やや右上肺野の透過性は改善したが，右中下葉および左下葉の浸潤影，エアーブロンコグラムが認められる（**写真1・2a〜d***）．入院時の胸部CTと陰影の性状は変化している．重力の影響を受け，背側肺野には広範な浸潤影が主体となっており，肺野末梢には嚢胞形成がみられ，間質性肺炎の像を呈する．浸潤影には感染も混在している．左中葉にブラ，両側に胸水があり，心囊水腫も認められる．

※胸部CTにて，横に走行する線はアーチファクトである．

上記のような荷重側肺障害の改善には，体位変換，水分バランス，間質性肺炎の改善が必要である．

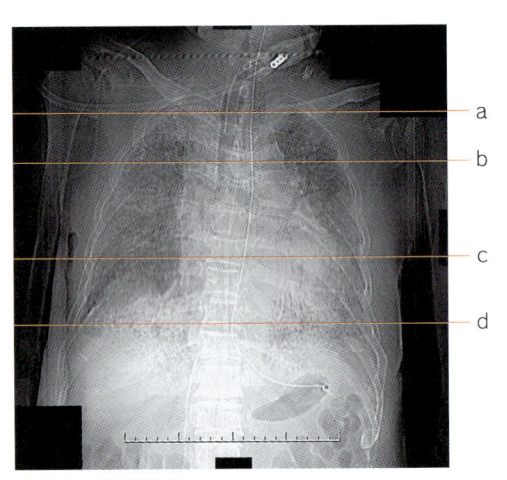

写真1　胸部X線
（a〜dは写真2のa〜dに対応．右中下葉および左下葉に浸潤影，エアーブロンコグラムが認められる．）

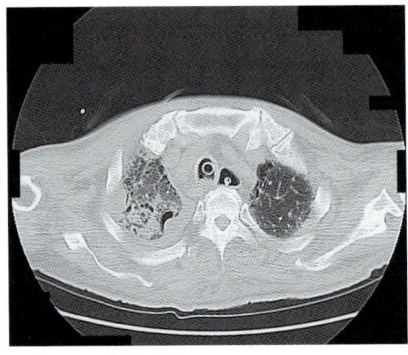

写真2a　胸部CT

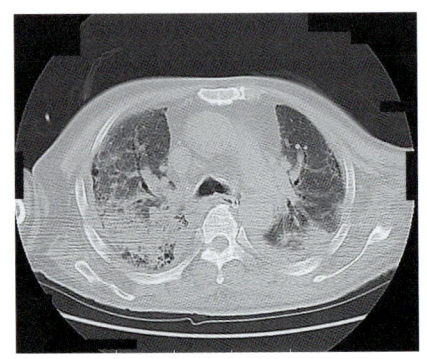

写真2b　胸部CT
（荷重側肺障害．エアーブロンコグラム，すりガラス状陰影，浸潤影が認められる．）

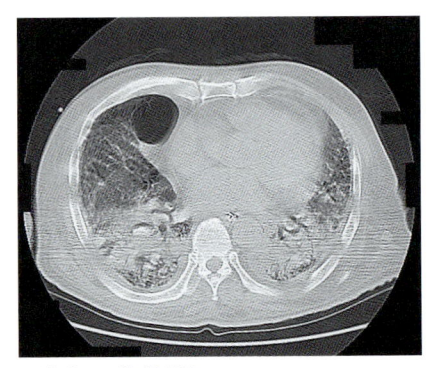

写真2c　胸部CT
（荷重側肺障害．左中葉にブラ，両側に浸潤影，胸水を認める．）

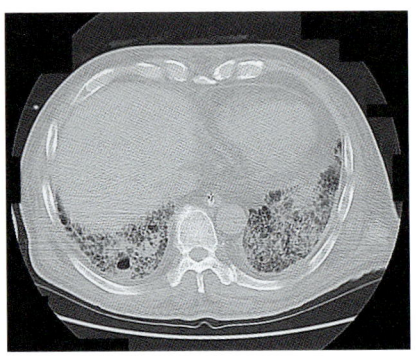

写真2d　胸部CT
（間質性肺炎．両側に胸水，蜂窩肺，嚢胞形成が認められる．）

5 重度の荷重側肺障害患者に腹臥位とスクイージングを施行した例

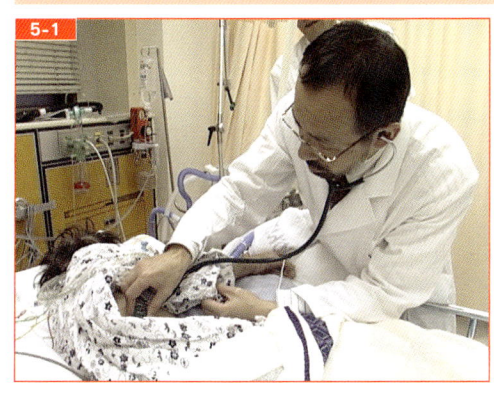

■ケアの実際

5-1

❶ 聴診を行う．(5-1)
- 左肺では，水泡音およびいびき様音が聴こえる．
- 左右背側では，捻髪音および肺胞呼吸音の減弱を認める．
- 左背側S^6の無気肺を認める．

❷ 視診を行う．
- 頸部補助筋（斜角筋）を使用しており，のど仏の下方移動が認められる．

❸ 左3/4腹臥位に体位変換する．

---

* **DICスコア**：DIC（disseminated intravascular coagulation）とは，播種性血管内凝固のことをいう．感染/敗血症の程度とDICの発生率は相関があり，救急症例の外傷性多臓器不全症（MOF）の予測にSIRS（全身性炎症反応症候群）とDICの重症度が関与することが報告されている．救急の領域ではDICが加わるとその後の集中治療はさらに困難となり，生命予後にも影響する．したがって救急領域ではDICと確定診断される前に治療を開始できれば理想的である．そのため，日本救急医学会と日本血栓止血学会では，旧厚生省によるDIC診断基準（1988年の改訂版）に対し，新しいDICの診断基準案（表1）が検討されている．

表1 救急領域のDIC診断基準（案）

	SIRS	血小板 (mm³)	PT	フィブリノゲン (mg/dl)	FDP (μg/ml)
0	0-2	12万≦	1.2> 秒> %≦	350≦	10>
1	≧3	12万> ≧18万 あるいは24時間以内に30%以上の減少	≧1.2 秒≦ %>	350>	10≦ <25
2	—	—	—	—	—
3		8万> あるいは24時間以内に50%以上の減少			25≦

DIC：5点以上あるいは4項目が1点以上

〈注意〉
1) 血小板数減少はスコアー算定の前後いずれの24時間以内でも可能
2) PT比（検体PT秒/正常対照値）ISI＝1.0の場合はINRに等しい．各施設においてPT比1.2に相当する秒数の延長または活性値の低下を使用してもよい
3) FDPの代替としてDダイマーを使用してよい．各施設の測定キットにより以下の換算表を使用する

SIRSの診断基準

体温	>38℃あるいは<36℃
心拍数	>90/分
呼吸数	>20回/分あるいは$PaCO_2$<32mmHg
白血球数	>12,000/mm³あるいは<4,000/mm³ あるいは幼若球数>10%

SIRS：2つ以上満たすとき

Dダイマー/FDP換算表

測定キット名	FDP 10μg/ml Dダイマー(μg/ml)	FDP 25μg/ml Dダイマー(μg/ml)
シスメックス	5.4	13.2
日水	10.4	27.0
バイオビュー	6.5	8.82
ヤトロン	6.63	16.31
ロッシュ	4.1	10.1

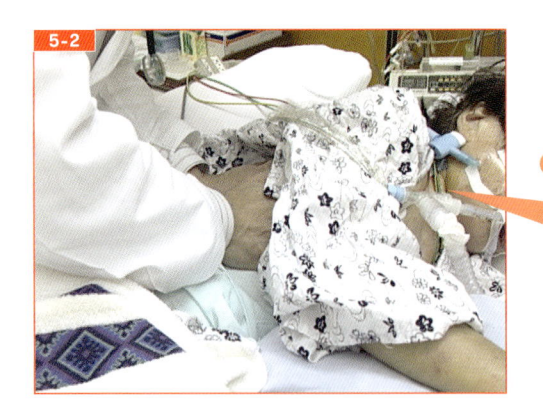

❹右後肺底区のスクイージングを行う．(5-2)
■ 1回換気量を増大させるため，スクイージングを行う．

POINT
腹臥位での両側後肺底区へのスクイージングが困難な場合は，左右交互に3/4腹臥位で行う．

■ 呼気V_Tは224ml．スクイージングにより541mlに増加する（5-3・4）

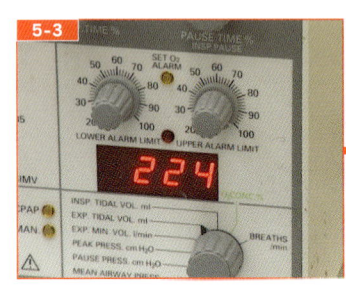

スクイージング中

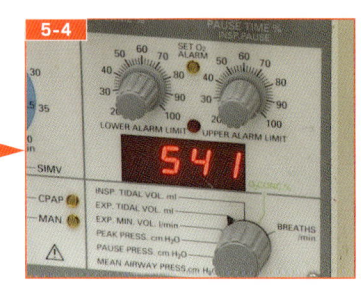

❺右3/4腹臥位に体位変換する．
❻左後肺底区のスクイージングを行う．(5-5)
■ 手にラトリングを感じる．

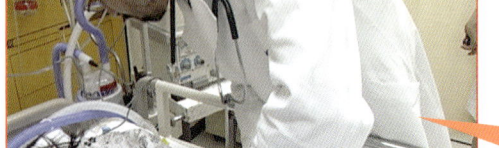

POINT
■ 中枢気道に痰が移動してくると手にラトリングを感じる．
■ ラトリングを感じたら，咳をさせるか吸引して痰を除去する．

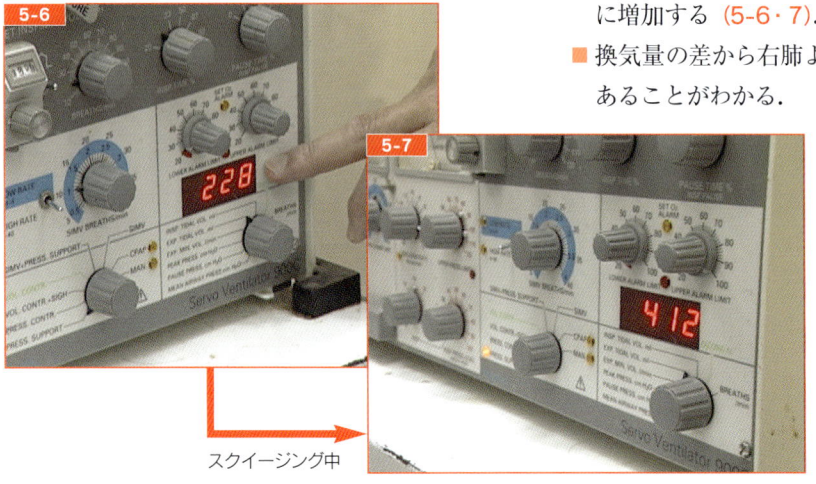

■ 呼気V_Tは228ml．スクイージングにより412mlに増加する（5-6・7）．
■ 換気量の差から右肺よりも左肺の障害が重症であることがわかる．

スクイージング中

5 重度の荷重側肺障害患者に腹臥位とスクイージングを施行した例

❼ 吸引を行う．(5-8)
- 吸引により黄色膿性痰が吸引された．

POINT
痰を吸引した後，水を吸引すると痰は吸引チューブから除去されたため，粘性は中等度であることがわかる．

❽ 聴診を行う．(5-9)
- 排痰後も左右背側に捻髪音が存在する．
- 腹臥位での呼吸管理を行うことにする．

❾ 腹臥位を2時間持続させる．
- 酸素化，痰の移動を促すため，排痰体位を持続させる．
- 腹臥位での呼気V_Tは200mlと低下したので，PCVを17cmH$_2$Oに上昇させた．
- 呼気V_Tは230mlに増加する．

❿ 2時間後，動脈血液ガス検査で酸素化を確認する．
- pH 7.582，PaCO$_2$ 40.2Torr，PaO$_2$ 125.4Torr，HCO$_3^-$ 36.6mEq/l，BE 1.8mEq/l，SaO$_2$ 99.1％と酸素化が改善した．
- PCV 15cmH$_2$OでV_Tは321mlになる．

⓫ 聴診を行う．
- 水泡音およびいびき様音は消失し，右肺の捻髪音はやや改善した．
- 左肺の捻髪音はまだ認められた．
- 翌日の胸部Ｘ線では，横隔膜陰影と両側網状陰影の改善がみられた．

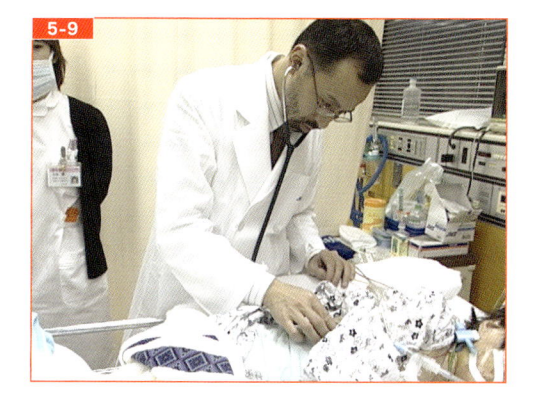

P ここがポイント
- 腹臥位にすると肺・胸郭のコンプライアンスが低下し，V_Tの低下が予測される．
- V_Tの低下が予測された場合，PCV・PSVのサポート圧を上げて，ある程度の換気量を保つ必要がある．

■ その後

腹臥位呼吸管理（看護師の人員が少ないときには，酸素化や呼吸音の改善にもよるが左右3/4腹臥位を2時間ごとに施行）とスクイージングにより酸素化が改善したが，45病日に酸素化が再び悪化し，新たな感染を疑い，抗生物質を投与した．54病日に肺炎が陰性化し，急性増悪期を乗り切り，56病日に内科病棟に転棟した．人工呼吸器からのウィーニングを進め，58病日にＴピースとなる．109病日に気管カニューレ抜去し，在宅酸素療法（労作時4l/分，安静時2l/分）を導入し，長期臥床によるADL低下のためリハビリテーション病院に転院した．

文献一覧

第2章 エビデンスの評価と適応

1) Ibanez J, Raurish JM, Abizanda R et al.：The effect of lateral positions on gas exchange in patients with unilateral lung disease during mechanical ventiulation. Intensive Care Med 1981；7：231-34.
2) Drakulovic MB, Torres A, Bauer TT et al.：Supine body position as a risk factor for nosocomial pneumonia in mechanically ventilated patients：a randomised trial. Lancet 1999；354：1851-58.
3) Chang S-C, Chang H-I, Shiao G-M et al.：Effect of body position on gas exchange in patients with unilateral central airway lesions. Chest 1993；103：787-91.
4) Krause MW, Van Aswegen H, De Wet EH et al.：postural drainage in intubated patients with acute labor atelectasis, a pilot study. S Afr J Physiother 2000；56：29-32.
5) Gattinoni L, Tognoni G, Pesenti A et al.：Effect of prone positioning on the survival of patients with acute respiratory failure. N Engl J Med 2001；345：568-73.
6) Choe KH, Kim YT, Shim TS et al.：Closing volume influences the postural effect on oxygenation in unilateral lung disease. Am J Respir Crit, Care Med 2000；161：1957-62.
7) Haefner SM, Bratton SL, Annich GM et al.：Complications of Intermittent Prone Positioning in Pediatric Patients Receiving Extracorporeal Membrane Oxygenation for Respiratory Failure. Chest 2003；123：1589-94.
8) Gentilello L, Thompspon DA, Tonnensen AS et al.：Effect of a rotating bed on the incidence of pulmonary complications in critically ill patients. Crit Care Med 1988；16：783-86.
9) Summer WR, Curry O, Hanponik EF et al.：Continuous mechanical turning of intensive care patients shortens length of stay in some diagnostic related groups. J Crit Care 1989；4：45-53.
10) Clemmer TP, Green S, Ziegler B et al.：Effectiveness of the kinetic treatment table for preventing and treating pulmonary complications in severely head injured patients. Crit Care Med 1990；18：614-17.
11) Fink MF, Helsmoortel CM, Stein PC et al.：The efficacy of an oscillating bed in the prevention of lower respiratory tract infection in critically ill victims of blunt trauma. Chest 1990；97：132-37.
12) Nelson LD, Choi SC：Kinetic therapy in critically ill trauma patients. J Intensive Care 1992；6：248-52.
13) de Boisblanc BP, Castro M, Everret B et al.：Effects of air-supported continuous postural oscillation on the risk of early ICU pneumonia in nontraumatic critical illness. Chest 1993；103：1543-47.
14) Traver GA, Tyler ML, Hudson LD, Sherrill DL, Quan SF：Continuous oscillation：outcome in critically ill patients. J Crit Care 1995；10：97-103.
15) Davis K, Johanningman JA, Campbell RS et al.：The acute effects of body position strategies and respiratory therapy in paralyzed patients with acute lung injury. Crit Care 2001；5：81-87.
16) Wang JY, Chuang PY, Lin CJ et al.：Continuous lateral rotational therapy in the medical intensive care unit. J Formos Med Assoc 2003；102：788-92.
17) Ersson U, Carlson H, Mellstrom A：Observations on intracranial dynamics during respiratory physiotherapy in unconscious neurosurgical patients. Acta Anaesth Scand 1990；34：99-103.
18) Paratz J, Burns Y：The effect of respiratory physiotherapy on intracranial pressure, mean arterial pressure, cerebral perfusion pressure and end tidal carbon dioxide in ventilated neurosurgical patients. Physiother Theort Pract 1993；9：3-11.
19) Hodgson C, Denehy L, Ntoumenopoulus G et al.：An investigation of the early effects of manual lung hyperinflation in critically ill patients. Anaesthsia and Intensive Care 2000；28：255-61.
20) Jellema WT, Groeneveld ABJ, Goudoever J et al.：Hemodynamic effects of intermittent manual lung hyperinflation in patients with septic shock. Heart & Lung 2000；29：356-66.
21) Barker M, Adams S：An evaluation of shingle chest physiotherapy treatment on mechanically ventilated patients with acute lung injury. Physiother Res Int 2002；7：157-69.
22) Maxwell LJ, Ellis ER：The effect of circuit type, volume delivered and rapid release on flow rates during manual hyperinflation. Austra J Physiother 2003；49：31-38.
23) Kim CS, Iglesias AJ, Rodriguez CR：Mucus transport by two-phase gas-liquid flow mechanism during periodic flow. Am Rev Respir Dis 1985；131：A373.
24) Pateman S, Jenkins S, Stiller K：Manual hyperinflation-effects of respiratory parameters. Physiother Res Int 2000；5：157-71.
25) Stiller K, Jenkins S, Grant R et al.：Acute lobar atelectasis：a comparison of five physiotherapy regimens. Physiother Theory Pract 1996；12：197-209.
26) Ntoumenopoulus G, Gild A, Copper DJ：The effect of manual lung hyperinflation and postural drainage on pulmonary complications in mechanically ventilated trauma patients. Anaesth Intensive Care 1998；26：496-592.
27) Barker M, Eales CJ：The effect of manual hyperinflation using self-inflating manual resuscitation bags on arterial oxygenation tentions and lung compliance -a meta-analysis of the literature-. S Afr J Physiother 2000；56：7-16.
28) Berney S, Denehy L, Pretto J：Head-down tilt and manual hyper inflation enhance sputum clearance in patients who are intubated and ventilated. Austra J Physiother 2004；50：9-14.

29) 木原秀樹, 中村友彦：NICUにおける呼気圧迫法による呼吸理学療法の有効性. 第6回新生児呼吸療法・モニタリングフォーラム抄録集, 2004. p.165.
30) 木原秀樹, 安河内聰, 里美元義：先天性心疾患術後における呼吸理学療法の導入, 日本小児循環器学会雑誌2002；18：29-32.
31) 木原秀樹, 宮川哲夫, 真喜屋智子ほか：NICUにおける無気肺に対する呼吸理学療法の有効性の検討. 日本新生児学会雑誌 2002；38：261.
32) Kreider ME, Lipson DA：Bronchoscopy for Atelectasis in the ICU：A Case Report and Review of the Literature. Chest 2003；124：344-50.
33) 宮川哲夫：呼吸理学療法の科学性. 人工呼吸 1998；15：91-104.
34) Poelart J, Lannoy B, Vogelaers D et al.：Influence of chest physiotherapy on arterial oxygen saturation. Acta Anaesthesiol Belg 1991；42：165-70.
35) Ntoumenopoulos G, Presneill JJ, McElholum M et al.：Chest physiotherapy for the prevention of ventilator-associated pneumonia. Intensive Care Med 2002；28：850-56.
36) Graham WGB, Bradley DA：Efficacy of chest physiotherapy and intermittent positive pressure breathing in the resolution of pneumonia. N Engl J Med 1978；299：624-27.
37) Britton S, Bejstedt M, Vedin L：Chest physiotherapy in primary pneumonia. BMJ 1985；290：1703-04.
38) Tydeman D：An investigation into the effectiveness of physiotherapy in treatment of patients with community acquired pneumonia. Physiother Pract 1989；5：75-81.
39) Bjorkqvist M, Wiberg M, Bodin L et al.：Bottle-blowing in hospital treated patients with community aquired pneumonia. Scand J Infect Dis 1997；29：77-82.
40) Bellone A, Lascoli R, Raschi S et al.：Chest physical therapy：patients with acute exacerbation of chronic bronchitis, effectiveness of three methods. Arch Phys Med Rehabil 2000；81：558-60.
41) Wollmer P, Ureing K, Midgren B et al.：Inefficiency of chest percussion in the physical therapy of chronic bronchitis. Eur J Respir Dis 1985；66：233-39.
42) 立石彰男, 鶴田良介ほか：人工呼吸中のMOF患者における肺理学療法の効果と安全性. 日本集中治療医学会誌 1994；1-S：136.
43) Berney S, Denehy L：The effect of physiotherapy treatment on oxygen consumption and hemodynamics in patients who are critically il. Aust J Phsiother 2003；49：99-105.
44) Chen XL, Ma PL, Li P：The effect of early chest physiotherapy on blood gas and circulatory function in old patients after thoracotomy. Zhonghua Hu Li Za Zhi 1996；31：70-72.
45) Connors AF Jr, Hammon WE, Martin RJ et al.：Chest physical therapy：The immediate effect on oxygenation in acutely ill patients. Chest 1980；78：559-64.
46) Weissman C, Kemper M, Damask MC, Askanazi J, Hyman AI, Kinney JM：Effect of routine intensive care interactions on metabolic rate. Chest 1984；86：815-18.
47) WeissmanC, Kemper M：Stressing the critically ill patient：the cardiopulmonary and metabolic responses to an acute increase in oxygen consumption. J Crit Care 1993；2：100-108.
48) Hammon WE, Connors AF Jr, McCaffree DR：Cardiac arrhythmias during postural drainage and chest percussion of critically ill patients. Chest 1992；102：1836-41.
49) Harding J, Kemper M, Weissman C：Midazolam attenuates the metabolic and cardiopulmonary responses to an acute increase in oxygen demand. Chest 1994；106：194-200.
50) Horiuchi-K, Jordan-D, Cohen-D et al.：Insights into the increased oxygen demand during chest physiotherapy. Crit Care Med 1997；25：1347-51.
51) Klein P, Kemper M, Weissman et al.：Attenuation of the hemodynamic responses to chest physical therapy. Chest 1988；93：38-42.
52) Harding J, Kemper M, Weissman C Harding：Alfentanil attenuates the cardiopulmonary response of critically ill patients to an acute increase in oxygen demand induced by chest physiotherapy. Anesth Analg 1993；77：1122-29.
53) Srivastava S, Chatila W, Amoateng-Adjepong Y et al.：Myocardial ischemia and weaning failure in patients with coronary artery disease：an update. Crit Care Med 1999；27：2109-12.
54) Gawlinski A, Dracup K：Effect of positioning on $S\bar{v}O_2$ in the critically ill patient with a low ejection fraction. Nurs Res 1998；47：293-99.
55) Winslow EH, Clark AP, White KM et al.：Effects of a lateral turn on mixed venous oxygen saturation and heart rate in critically ill adults. Heart & Lung 1990；19：557-61.
56) Hulzebos E HJ, Van Meeteren n LV, De Bie R A et al.：Prediction of postoperative pulmonary complications on the basis of preoperative risk factors in patients who had undergone coronary artery bypass graft surgery. Phys Ther 2003；83：8-16.
57) Alger FJ, Alvarez A, Salvatierra A et al.：Predicting pulmonary complications after pneumonectomy for lung cancer. Eur J Cardiothorac Surg 2003；23：201-08.
58) Stiller K, Montarello J, Wallance M et al.：Efficacy of breathing and coughing exercise in the prevention of pulmonary complications after coronary artery surgery. Chest 1994；105：741-47.
59) Brasher PA, McClelland KH, Denehy L et al.：Does removal of deep breathing exercise from a physiotherapy

program including pre-operative education and early mobilization after cardiac surgery alter patient outcomes. Aust J Phsiother 2003 ; 49 : 163-73.
60) Patman S, Sanderson D, Blackmore M : Physiotherapy following cardiac surgery : is it necessary during the intubation period? Aust J Physiother 2001 ; 47 : 7-16.
61) Fagevik Olsen, M, Josefson, K, Lönroth, H : Chest physiotherapy does not improve the outcome in laparoscopic fundoplication and vertical-banded gastroplasty. Surg Endosc 1999 ; 13 : 260-63.
62) Minschaert M, Vincentr JL, Ros AM et al. : Influence of incentive spirometry on pulmonary volumes after laparotomy. Acta Anaesthesiol Belg 1982 ; 33 : 203-09.
63) Christensen EF, Schultz P, Jensen OV et al. : Post operative pulmonary complications and lung function in high-risk patients : a comparison of three physiotherapy regimens after upper abdominal surgery in general anesthesia. Acta Anaesthesiol Scand 1991 ; 35 (2) : 9.
64) Fagevik Olsen M, Hahn I, Nordgren S et al. : Randomized controlled trial of prophylactic chest physiotherapy in major abdominal surgery.Br. J Surg 1997 ; 84 : 1535,1538.
65) Matte, P, Jacquet, M, Van Dyck, M et al.: Effects of conventional physiotherapy, continuous positive airway pressure and non-invasive ventilatory support with bilevel positive airway pressure after coronary artery bypass grafting. Acta Anaesthesiol Scand 2000 ; 44 : 75-81.
66) Westerdahl E, Lindmark B,Erikson T et al. : The immediate effects of deep breathing exercises on atelectasis and oxygenation after cardiac surgery. Scand Cardiovasc J 2003 ; 37 : 363-67.
67) Weindler J, Kiefer RT : The efficacy of postoperative incentive spirometry is influenced by the device-specific imposed work of breathing. Chest 2001 ; 119 (6) : 1858-64.
68) Johnson D, Kelm C, Thomson D et al. : The effect of physical therapy on respiratory complications following cardiac valve surgery. Chest 1996 ; 109 : 638-44.
69) Gosselink R, Schever K, Cops P et al. : incentive spirometry does not enhance recovery after thoracic surgery. Crit Care Med 2000 ; 28 : 679-83.
70) Vilaplana J, Sabate A, Ramon R et al. : Ineffectiveness of incentive spitometry as coadjuvant of conventional physiotherapy for the prevention of postoperative respiratory complications after thoracic and esophageal surgery. Rev Esp Anestesiol Reanim 1990 ; 37 : 321-25.
71) Froulund L, Mandson F : self-administered prophylactic postoperative positive expiratory pressure in thoracic surgery. Acta Anaesthsiol Scnd 1986 ; 30 : 381-15.
72) Johnson D, Kelm C, To T et al. : Postoperative physical therapy after coronary artery bypass surgery. Am J Respir Crit Care Med 1995 ; 152 : 953-58.
73) Jenkins SC, Soutar SA, Loukota JM et al. : Physiotherapy after coronary after surgery : are breathing exercises necessary? Thorax 1989 ; 44 : 634-39.
74) Senekal M, Eales C, Becker PJ : Penetrating stab wounds of the chest , when should chest physiotherapy commence? S Afr J Surg 1995 ; 33 : 61-66.
75) Miller HA, Taylor GA, Harrison AW et al. : Management of flail chest. Can Med Assoc J. 1983 ; 129 : 1104-07.
76) Erhard J, Waydhas C, Ruchholtz S et al. : Effect of kinetic therapy on the treatment outcome in patients with post-traumatic lung failure. Unfallchirurg 1998 ; 101 : 928-34.
77) Shackford SR, Virgillio RW, Peters RM : Selective use of ventilator therapy in flail chest injury. J Thorac Cardiovasc Surg 1981 ; 81 : 194-201.
78) Ciesla N, Klemic N, Imle PC : Chest physical therapy to the patient with multiple trauma. Two case studies. Phys Ther 1981 ; 61 : 202-05.
79) Romero S, Martin C, Hemandez L et al. : Effect on body position of gas exchange in patients with unilateral pleural effusion : influence of effusion volume. Respir Med 1995 ; 89 : 297-301.
80) Ciesla N : Chest physical therapy in the intensive care unit. Phys Ther 1996 ; 761 : 609-25.
81) Keohane M, Kannan S, George KA : Differential lung physiotherapy using a double lumen tube in flail chest and refractory lung atelectasis. Intensive Care Med 1999 ; 25 : 410-11.
82) 宮川哲夫：発作時の呼吸理学療法，牧野荘平 編；喘息治療のコツと落とし穴．中山書店，2003．p.184-85．
83) Barnabe V, Saraiva B, Stelmach B et al. : Chest physiotherapy does not induce bronchospasm in stable asthma. Physiother 2003 ; 89 : 714-19.
84) Maxwell GM : The problem of mucus plugging in children with asthma. J Asthma 1985 ; 22 : 131-37.
85) Pontifex E, Williams MT, Lunn R et al. : The effect of huffing and directed coughing on energy expenditure in young asymptomatic subjects. Australia J Physiother 2002 ; 48 : 209-13.
86) Fisher MM, Bowey CJ, Ladd-Hudson K : External chest compression in acute asthma : a preliminary study. Crit Care Med 1989 ; 17 : 686-87.
87) National Institute of Health : Guidelines for the diagnosis and management of asthma. NIH Publication 1997 : No.99-4051.
88) Echeverria Zudaire L, Tomico Del Rio M, Bracamonte Bermejo T et al. : Status asthmaticus : In respiratory physiotherapy necessary? Aller Immunopatho 2000 ; 28 : 290-91.
89) 宮川哲夫：喘息重積発作における理学療法－IPPBとスクイージングー，牧野荘平，石川孝 監；気道アレルギー 95．メディカルビュー，1995．p.295-99．

90) 宮川哲夫：呼吸リハビリテーションと呼吸理学療法のEBM．宮川哲夫ほか編；理学療法MOOK4 呼吸理学療法．三輪書店，1999．p.1-11．
91) Feldman J, Traver GA, Tanssig CM：Maximum expiratory flow after postural drainage. Am Rev Respir Dis 1979；119：239-45.
92) Wollmer P, Ursing K, Midgren B, Eriksson L：Inefficiency of chest percussion in the physical therapy of chronic bronchitis. Eur J Respir Dis 1985；66：233-39.
93) Newton DA, Bevans HG：Physiotherapy and intermittent positive-pressure ventilation of chronic bronchitis. Br Med J. 1978；2：1525-28.
94) Campbell AH, O'Connell JM, Wilson F：The effect of chest physiotherapy upon the $FEV_{1.0}$ in chronic bronchitis. Med J Aust 1975；1：33-35.
95) Vitacca M, Clini E, Bianchi L et al.：Acute effects of deep diaphragmatic breathing in COPD patients with chronic respiratory insufficiency. Eur Repir J 1998；11：408-15.
96) Gigliotti F, Romangoli I, Scano G：Breathing retraining and exercise conditioning in patients with chronic obstructive pulmonary disease (COPD)：a physiological approach. Respir Med 2003；97：197-204.
97) Bellone A et al.：Short-term effects of expiration under positive pressure in patients with acute exacerbation of COPD and mild acidosis requiring non-invasive positive pressure ventilation. Intensive Care Med 2002；28：581-85.
98) NICE (National Institute for Clinical Excellence) Guideline：COPD. Thorax 2004；54 (1)：231-32.
99) Jackson AB, Dijkers M, Devivo MJ et al.：A demographic profile of new traumatic spinal cord injuries：change and stability over 30 years. Arch Phys Med Rehabil 2004；85 (11)：1740-48.
100) Berny S, Stockton K, Berlowtz D et al.：Can early extubation and intensive physiotherapy decrease length of stay of acute quadriplegic patients in intensive care? A retrospective case control study. Physiother Res Int 2002；14：14-22.
101) Slonimiski M, Aguilera EJ：Atelectasis and mucus plugging in spinal cord injury：case report and therapeutic approach. Spinal Cord Med 2002；25：284-88.
102) Bugaresti JM, Tator CH, Szalai JO：Effects of continuous versus intermittent turning on nursing and non-nursing care time for acute spinal cord injuries. Paraplesia 1991；29：330-42.
103) Becker DM, Gonzales M, Gentilli A et al.：Prevention of deep venous thrombosis in patients with acute spinal cord injuries：use of rotating treatment tables. Neurosurgery 1987；20：675-77.
104) Mitsuyama T, Taira T, Takeda N et al.：Diaphragm pacing with the spinal cord stimulator. Acta Neurochir Suppl 2003；87：89-92.
105) Button BM et al.：Chest physiotherapy in infants with cystic fibrosis. to tip or not A five year study. Pediatr Pulmonol 2003；35：208-13.
106) Takahashi N, Murakami G, Ishikawa A：Anatomic evaluation of postural bronchial drainage of the lung with special reference to patients with tracheal intubation. Chest 2004；125：935-44.
107) Moran F, Bradley J：Non-invasive ventilation for cystic fibrosis (Cochrane Review). The Cochrane Library；Issue 4：2004.
108) Jones AP, Rowe BH：Bronchopulmonary hygiene physical therapy in chronic obstructive pulmonary disease and bronchiectasis. The Cochrane library；Issue3：Update software, 1998.
109) Snow V, Lascher S, Mottur-Pilson C et al.：Evidence base for management of acute exacerbations of chronic obstructive pulmonary disease. Ann Int Med 2001；134：595-99.
110) Van der Schans C, Prasad A, Main E：Chest physiotherapy compared to no chest physiotherapy for cystic fibrosis. The Cochrane Library：Issue 3；Update software, 2004.
111) Elkins MR, Jones A, van der Schans C：Positive expiratory pressure physiotherapy for airway clearance in people with cystic fibrosis. The Cochrane Library；Issue3：Update software, 2004.
112) Moran F, Bradley J：Non-invasive ventilation for cystic fibrosis. The Cochrane Library；Issue4：Update software, 2004.
113) K. Stiller：Physiotherapy in Intensive Care：Towards an Evidence-Based Practice. Chest 2000；118：1801-13.
114) 宮川哲夫：呼吸理学療法の効果．理学療法ジャーナル2002；36：961-64．
115) 宮川哲夫：呼吸器疾患に対する理学療法－気道クリアランス法のEBM－．理学療法ジャーナル2004；38：767-78．
116) Krause Mk, Hoehn T：Chest physiotherapy in mechanically ventilated children：A review. Crit Care Med 2000；28：1648-51.
117) Wallis C, Prasad A：Who needs chest physiotherapy? Moving from anecdote to evidence. Arch Dis Child 1999；80：393-97.
118) Brooks D, Crowe J, Kelsey CJ et al.：A clinical practice guideline on peri-operative cardiorespiratory physical therapy. Physiother Can 2001；53：9-25.
119) Pasquina P, Tramer MR, Walder B：Prophylactic respiratory physiotherapy after cardiac surgery：systematic review. BMJ 2003；327：1379.
120) Dodek P, Keenan S, Cook, D et al.：Evidence-based clinical practice guideline for the prevention of ventilator-associated pneumonia. Ann Internal Med 2004；141：305-13.
121) Holloway E, Ram FSF：Breathing exercises for asthma. Cochrane Database Syst Rev 2004；(1)：CD001277
122) British Thoracic Society：British guideline on the management of asthma. Thorax 2003；58 (1)：1-83.

123) Thomas J, DeHueck A, Kleiner M et al.：To vibrate or not to vibrate：usefulness of the mechanical vibrator for clearing bronchial secretions. Physiotherapy Canada 1995；47：120-25.
124) Stey C, Steuer J, Bachmann S et al.：The effect of oral N-acetylcystein in chronic bronchitis：a quantitative systematic review. Eur Resespir J 2000；16：253-62.
125) Poole PJ, Black PN；Mucolytic agents for chronic bronchitis or COPD. The cochrane Library；CD001287：Update software, 2000.
126) Bach PB, Brown C, Gelfand SE et al.：Management of acute exacerbations of chronic obstructive pulmonary disease：a summary and appraisal of published evidence. Ann Inter Med 2001；134：600-20.
127) McCrory DC, Brown C, Gelfand SE et al.：Management of acute exacerbations of COPD, A summary and appraisal of published evidence. Chest 2001；119：1190-209.
128) Overend TJ, Anderson CM et al.：The effect of incentive spirometry on postoperative pulmonary complications. A systematic review, Chest 2001；120：971-78.
129) Hess DR：The evidence for secretion clearance techniques. Respir Care 2001；46：1276-93.
130) Choi SC, Nelson LD：Kinetic therapy in critically ill patients：combined results based on meta-analysis. J Crit Care 1992；7：57-62.
131) Main E, Prasad A, van der Schans C: Conventional chest physiotherapy compared to other airway clearance techniques for cystic fibrosis. The Cochrane Library；Issue 1：Update softwar, 2005.
132) Hawkes CA, Dhileepan S, Foxcroft D：Early extubation for adultcardiac surgical patients. The Cochrane Library；Issue 1：Update softwar, 2005.
133) Flenady VJ, Gray PH：Chest physiotherapy for preventing morbidity in babies being extubated from machanical ventilation. Cochrane neonatal group：Abstracts of cochrane reviews. The cochrane Library；issue2：Update software, 2000.

■第3章　呼吸器の解剖とメカニズム

1) 牛木辰男，小林弘祐：カラー図解 人体の正常構造と機能Ⅰ呼吸器．日本医事新報社，2002.
2) Salathe M：Cilia and mucus. Marcel Dekker Inc, 2001.
3) 長岡　滋：新喀痰学．ライフサイエンス社，1994.
4) 三上正志：体位排痰法に必要な呼吸器の構造と機能の知識．看護技術 1999; 45: 16-24.
5) Selsby D, Jones JG：Some physiological and clinical aspects of chest physiotherapy. British J Anaesth 1991；64：621-31.

■第4章　アセスメントと評価

1) 宮川哲夫：呼吸のフィジカルアセスメント，宮川哲夫ほか編，呼吸理学療法．三輪書店，1999．p.72-82.
2) 宮城征四郎：問診および理学的所見の取り方，泉孝英ほか編，呼吸器レジデントマニュアル．第2版，医学書院，1998．p.62-74.
3) 宮川哲夫 監：ベッドサイドで活かす呼吸理学療法．デジッドブレーン，2003.
4) 吉澤靖之 編：臨床研修イラストレイテッド6呼吸器系マニュアル．羊土社，1998.
5) 鮎川勝彦，財津昭憲：肺理学療法と加湿および水分管理，並木昭義 編，ICUにおける肺理学療法の理論と実際－集中治療医学講座（12）．医学図書出版，1996．p.15-30.
6) 甲田英一ほか編：画像診断のための知っておきたいサイン．第2版，医学書院，1997.
7) Waugh JB, Deshpande VA, Harwood RJ: Rapid interpretation of ventilator waveforms. Prentice Hall Inc；1999.
8) A collective task force facilitated by the American College of Chest Physicians, the American Association for Respiratory Care and the American College of Critical Care Medicine：Evidence-based guidelines for weaning and discontinuing ventilatory support. Chest 2001；120：375-95.
9) 宮川哲夫：ウィーニングと呼吸筋訓練．人工呼吸 1996；13：38-42.
10) 宮川哲夫：救急・集中治療における呼吸理学療法のリスクファクターとモニタリング．理学療法 2003；20：924-32.
11) 宮川哲夫：EBMに基づいた看護アセスメント．Emergency Nursing 1999；12：822-31.
12) 宮城征四郎，喜屋武幸男，大滝美浩，知花なおみ：呼吸不全を伴う臨床症状と身体所見．Medical Practice 1997；14：223-27.
13) 日本呼吸療法医学会，多施設共同研究委員会；ARDSに対するClinical Practice Guideline．第2版，人工呼吸 2004；21(1)；44-61.

■第5章　スクイージング・体位排痰法のテクニック

1) 宮川哲夫：呼吸理学療法の科学性．人工呼吸 1998；15：91-104.
2) 宮川哲夫，繁田正毅：換気力学からみた排痰手技の検討．人工呼吸 1999；16：216.
3) 宮川哲夫：気道クリアランスの諸法．日本呼吸管理学会誌 2000；9：466-71.
4) 宮川哲夫：呼吸理学療法の効果．理学療法ジャーナル 2002；36：961-64.
5) 宮川哲夫：呼吸理学療法の手技．宮川哲夫 監：ベッドサイドで活かす呼吸理学療法．デジッドブレーン，2003．p.7-16.

索 引

あ行

亜区域気管支	39
アーチファクト	84, 140, 146
アルブミン濃度	49
安静時エネルギー消費量	92
アンビューバッグ	103
意識レベル	23, 60, 137
Ⅰ型肺胞上皮細胞	41, 46
1秒率	10
1秒量	10
1回換気量	5, 63, 75, 90, 96, 133
いびき様音	65, 68, 69, 113, 147
インセンティブ・スパイロメトリー	9, 20, 22, 25, 33, 138
咽頭	38
ウィーニング	17, 19, 72, 89, 91, 149
ウェーブ	72
運動耐容能	2, 92
運動療法	2, 92
エアーエントリーの改善	3, 50, 102, 115, 117, 123
エアーシフト法	130
エアースタック法	130
エアーブロンコグラム	82, 84, 85, 140, 146
エアーリーク	74
栄養状態	92
エビデンス	3, 4, 8
炎症性細胞	48
横隔膜	20, 54, 63, 97, 130
横隔膜の打診	67
嘔吐	5
オッズ比	9

か行

開胸	20
咳嗽	50, 53, 63
解剖学的死腔	39
下顎呼吸	60, 64
下気道の構成	39
喀痰	48
―― の分類	49
加湿療法	3
荷重側肺障害	9, 29, 67, 82, 85, 111, 112, 123, 131, 145
画像診断	5, 80
下部胸式呼吸	63
カプノメータ	77, 78
下葉	65, 108, 111
換気	2, 54
換気能	58, 76, 89
間欠的陽圧呼吸	9, 16, 27, 33
間質性陰影	82, 83
間質性肺炎	69, 146
間質性肺疾患	62
乾性ラ音	68
関節可動域	61
冠動脈バイパス手術	13, 17, 23
奇異呼吸	60, 64
気管	38, 65
―― の構成	42
気管圧迫法	119, 122
気管・気管支粘膜の構成	43
気管呼吸音	67
気管支の構成	42
気管支拡張症	3, 31, 62, 107
気管支鏡	3, 9, 13
気管支呼吸音	68
気管支喘息	62, 68
気管支体操	42, 44
気管支攣縮	5, 119
気管切開	51
気管短縮	64
気管内吸引	39
気胸	62, 65, 66, 82, 140
基礎エネルギー消費量	92
基底膜	41, 42
気道上皮細胞	48
気道内圧	5, 74
気道クリアランス	2, 45, 53
気道抵抗	43, 75, 79, 99
気道内分泌物	2, 5, 53, 59, 69, 90, 130
気道熱傷	4, 5
気道粘液	48
気道の構成	38, 39
気道分泌細胞	48
気道攣縮	68
機能的残気量	20, 55, 101
吸引	5, 9, 29, 129, 137, 143, 149
吸気終末ポーズ	73
95％信頼区間	9
急性呼吸窮迫症候群	4, 9, 11, 14, 17, 36, 76

急性呼吸不全	2, 11, 35, 62, 92	コーン孔	41, 46, 105	酸素化の改善	2, 3, 9
急性肺障害	76	呼気終末二酸化炭素濃度	5, 78	酸素消費量	2, 5, 11, 17, 96
吸入気の加温・加湿	38, 43	呼気終末ポーズ	73, 96	酸素摂取率	2, 18
吸入療法	3, 9	呼気終末陽圧	24, 64	酸素飽和度	77
胸郭外胸部圧迫法	25	呼気流量	51, 121	シェイキング	15, 115, 122
胸郭可動域訓練	2	呼吸音	69	自原性排痰法	3, 36
胸郭摩擦音	70	呼吸筋	51, 54, 63, 137	視診	60, 62, 63
胸腔内圧	50, 55, 88	――トレーニング	2, 138	システマティックレビュー	
胸水	62, 65, 66, 71, 80, 82, 131, 140, 146	――疲労	89, 90		8, 9, 31
		――麻痺	126, 130	持続的気道内陽圧	
胸部X線	5, 58, 60, 71, 80, 96	呼吸困難	17, 62, 90		3, 9, 20, 33, 35, 90
胸部外傷	3, 23	呼吸細気管支	39	持続的体位変換	9, 11, 23, 29, 35
胸部CT	5, 58, 60, 84, 96	呼吸数	63, 89	シーソー呼吸	
区域気管支	39, 101	呼吸動態	58, 77		60, 64, 127, 130, 140
口すぼめ呼吸	60, 64, 99, 105	呼吸努力	63	湿性ラ音	69
グラフィックモニター		呼吸パターン	63, 64, 130, 136	時定数	79
	5, 58, 72, 99, 142	呼吸不全	23, 130	自動周期呼吸法	3, 36
クララ細胞	41, 43	呼吸モニター	5	自発呼吸	17, 74, 89, 90
経口吸引	63, 122, 129, 137	呼吸練習	2, 3, 9, 16, 20, 28, 138	シムスの体位	111
頸静脈圧	87	呼吸理学療法の目的	2	ジャクソンリース	60, 103
頸髄損傷	29, 126	呼吸リズム	63	従圧式人工呼吸	72
経鼻吸引	63, 122, 129, 137	呼気陽圧	3, 9, 20, 29, 35	終末細気管支	39, 43
血気胸	23, 139	呼気流量	3	従量式人工呼吸	72
血胸	66, 140	混合静脈血酸素飽和度		主気管支	39, 42
血行動態			2, 5, 9, 13, 88	循環血液量	86
	5, 13, 17, 18, 23, 29, 58, 61, 86, 89, 97, 99, 109, 111			循環の指標	5, 86
		さ行		漿液性痰	49
血性痰	49	細気管支	39	小気管支	39, 43
ゲル層	45	最高気道内圧	11, 72, 74, 96, 101	上気道の構成	38
効果量	9	最大吸気流量	118	上部胸式呼吸	63, 132
喉頭	38	最大呼気流量	73, 118	上腹部術後	3, 20, 119
後肺底区	110, 112	細葉	46	小葉	46
高頻度振動換気	71, 114	鎖骨の打診	66	上葉	65, 104
後負荷	88	酸塩基平衡	58, 76, 77	触診	60, 62, 63, 65
誤嚥	62	酸素運搬量	2, 18	食道外科	3
鼓音	66	酸素化能	58, 76, 89	ショック	5
				シルエットサイン	82, 83, 85

心筋梗塞	17, 71			2相性気道内陽圧	9, 20
心筋酸素消費量	5, 17	**た行**		二相流	50
神経筋疾患	4			粘液性痰	49
心係数	88, 99	体位排痰法	2, 3, 8, 31, 58, 96	粘液線毛エスカレータ機構	45, 46, 53
人工呼吸器	2, 3, 58, 67, 70, 89, 91, 131, 139	体位変換	9, 17, 96	粘液膿性痰	49
人工呼吸器関連肺炎	11, 16, 33, 97, 141	体表から見た肺の位置	65, 104, 106, 108, 110, 112	粘稠痰	70, 116
心臓外科	3, 20, 33, 96	多核白血球	49	捻髪音	69, 127, 132, 149
心拍出量	3, 61, 88, 96	濁音	66	粘膜下分泌腺	41, 42, 43
心不全	87	打診	60, 62, 65	脳圧モニター	88
水泡音	70, 113, 127, 147	断続性ラ音	69, 70	脳灌流圧	12, 88, 99
頭蓋内圧	5, 12, 61, 88, 96, 99, 111, 119	タンパク分解酵素	49	脳外科	3
スプリンギング	3, 5, 9, 102, 114, 116, 117, 127	中枢気道	5, 50, 59, 65, 75, 101, 113, 118, 119, 128	脳血管障害	4
清音	66	中葉症候群	107	膿性痰	49
正常呼吸音	67	中葉・舌区	65, 106	脳性麻痺	4
静的コンプライアンス	75, 79	聴診	60, 62, 67, 70, 96, 99, 128	脳浮腫	5
喘鳴	69	低酸素血症	5, 17, 76	囊胞性肺線維症	4, 28, 31
声門	38, 51	笛様音	68	のど仏の下方移動	60, 64, 140, 147
脊髄損傷	4, 29, 121, 123	等圧点	50		
咳の介助	30, 113, 119, 128	疼痛	5, 23	**は行**	
──器具	3	頭低位	3, 5, 9, 17, 35, 96, 101, 106, 110		
絶対湿度	39, 45	動的コンプライアンス	75	肺うっ血	82
喘息	3, 4, 25, 67, 118, 119	動脈血液ガス	5, 58, 76, 77	肺炎	3, 11, 15, 23, 62, 67, 71, 82, 85, 107, 109, 111, 140
前負荷	88	動脈血酸素分圧	2, 76	肺音	67
線毛運動	43, 45	動脈血酸素飽和度	77	肺合併症の予防・治療	2
線毛細胞	41, 43	動脈血二酸化炭素分圧	5, 13, 76	肺活量	89, 138
早期抜管	90	努力性肺活量	10, 15, 27	肺気腫	62, 66, 67, 84
早期離床	2, 3, 20	貪食細胞	46	肺機能の改善	3
相対湿度	38, 45			肺・胸郭コンプライアンス	74, 99, 130, 139, 144, 149
ゾル層	43, 45	**な行**		肺区域	5, 44, 98
		軟骨	41, 42	肺外科	3
		Ⅱ型肺胞上皮細胞	41, 46	肺梗塞	5
		二酸化炭素排出量	11	肺挫傷	23, 62, 67, 111, 131, 139

杯細胞	41, 43	ファイティング	74	モニタリング	2, 5, 58, 61, 73, 89
肺サーファクタント	46	フィジカルアセスメント		問診	60
肺出血	5, 10, 24, 116		5, 58, 60, 63		
肺水腫	62, 67, 71, 84, 111	腹臥位			

や行

薬物療法	3, 9, 17, 25, 28
葉気管支	39, 42

ら行

ライトレスピロメータ	137
ラトリング	5, 62, 65, 102, 113, 114, 126, 136, 148
ランダム化比較試験	4, 8
両側後肺底区	112
リラクセーション	2
リンパ節腫脹	107
ループ	72
連続性ラ音	68
肋間筋麻痺	126, 130

欧文

A-aDO$_2$	10, 13
Abdominal paradox	60, 64
ALI	76
ARDS	4, 9, 11, 14, 17, 36, 67, 76, 111
auto-PEEP	72, 89
BEE	92
BiPAP	9, 20
BMI	92
Cdyn	75
COPD	3, 5, 11, 27, 31, 34, 63, 79, 90
CPAP	3, 9, 20, 33, 35, 90, 99

バイタルサイン	60, 86, 89, 138
排痰体位	5, 9, 25, 96, 99
肺動脈圧	88
肺動脈カテーテル	88
肺動脈楔入圧	17, 88
肺の構成	46
バイブレーション	3, 5, 9, 15, 24, 27, 115, 122, 127
肺胞	39, 41, 46, 50
肺胞管	39
肺胞呼吸音	68, 70, 71, 129, 132, 134, 138, 143
肺胞性陰影	82
肺胞道	41, 46
肺胞内圧	55, 74, 99
肺胞嚢	39, 41, 46
肺胞の構成	46
肺胞壁の構成	46
肺野の打診	66
パーカッション	3, 9, 10, 15, 17, 23, 25, 27, 122
バギング	9, 13, 20, 100, 101, 124, 142
ハフィング	5, 17, 20, 25, 50, 59, 113, 119, 121
パルスオキシメータ	5, 77, 88
鼻咽頭	38
鼻腔	38, 45
非侵襲的陽圧換気	9, 24, 34
日内変動	49
びまん性汎細気管支炎	4

	4, 9, 110, 112, 123, 139, 141, 143, 145
副雑音	67, 68, 71, 99, 117, 136
腹式呼吸	89, 131, 133, 135, 137
フコース濃度	49
不整脈	5, 17, 90, 96
プラトー圧	72, 74
フレイルチェスト	23, 25, 118
プレッシャー波形	74, 142
フロー波形	72, 142
平滑筋	39, 41, 42
ヘモグロビン酸素解離曲線	77, 78
泡沫性痰	49, 87
飽和水蒸気量	39
ポストリフツ	9, 123
ボリューム波形	74

ま行

マクロファージ	46, 53
末梢気道	3, 45, 50, 65, 118, 144
──の閉塞	63
慢性気管支炎	4
慢性呼吸不全	2, 35, 76, 92
慢性閉塞性肺疾患	3, 11, 27, 31, 34, 63
ミラー・ジョーンズの分類	49
無気肺	3, 9, 11, 13, 15, 20, 23, 30, 62, 65, 66, 71, 82, 85, 102, 111, 130, 140
無線毛細胞	41, 43
メタ分析	3, 8, 9, 31, 35

CPP	12, 88	Hoover徴候	60, 64, 127	PEF	73, 118
critical opening pressure	3, 9, 13, 50, 101	HRQOL	2, 8, 61, 92	PEP	3, 9, 20, 29, 35
		FVループ	72	PIP	72, 74
Cst	75, 89	IABP	17, 96	pressure	72, 142
DICスコア	147	ICP	5, 12, 88	PSV	89, 99, 133, 149
EBM	3, 4, 8	ICU	5, 16, 18, 32, 77	PVループ	72
EIP	73, 74	IPPB	9, 16, 27, 33	Raw	75, 89
EPP	50	Japan Coma Scale	135	REE	92
ERO_2	2	kinetic bed	3, 9, 11, 23, 35	RCT	4, 8
ES	9	Litten徴候	127	SIMV	71, 89, 99
$ETCO_2$	5, 60, 78, 99	NPPV	9, 24, 34	SaO_2	77
flow	72, 142	OR	9	SpO_2	5, 99
Forresterの分類	87	$PaCO_2$	5, 13, 76, 89, 130	$S\bar{v}O_2$	2, 5, 9, 13, 17, 19, 96
FRC	20, 55, 101	PaO_2	2, 5, 76, 89	VCV	72, 74
Glasgow Coma Scale	135	PCV	72, 89, 99, 149	volume	72, 142
HFO	71, 114	PEEP	24, 64, 72, 74, 103		

謝　辞

　本書を書き上げるまでに，たくさんの皆様にお世話になり，心より御礼を申し上げたいと存じます．数々の臨床を築かせていただきました大久保内科呼吸器科クリニック，太田綜合病院附属太田西ノ内病院救命救急センター，大田病院呼吸器科，木原病院呼吸器科，神戸大学医学部附属病院看護部，公立昭和病院救命救急センター，同呼吸器科，同看護部，同呼吸ケアチーム，国立循環器病センター看護部の呼吸ケア従事者，昭和大学藤ヶ丘病院RICU，昭和大学リハビリテーション医学診療科，信州大学医学部附属病院看護部，聖マリアンナ医科大学病院，聖マリアンナ医科大学横浜市西部病院救命救急センター，長野県立こども病院総合周産期母子医療センター新生児科，日本医科大学附属千葉北総病院看護部，日本医科大学附属病院救命救急センター，同呼吸ケアチーム，船橋市消防局の救急隊の皆様方に深謝致します．

　また，本書の症例を撮影させていただきました太田綜合病院附属太田西ノ内病院救命救急センター，同呼吸ケアチーム，日本医科大学付属病院救命救急センター，同呼吸ケアチーム，木原病院呼吸器科の皆様には重ねて御礼を申し上げたいと思います．そして何よりも最後まで煩雑な校正に目を通され，多くのご助言をいただき，すばらしい本に仕上げていただきました中山書店編集部の皆さんに深甚な謝意を表します．

　そして，最後に，筆者の愛する家族，かおる，龍之助，りりか，ののかに本書をささげたいと思います．

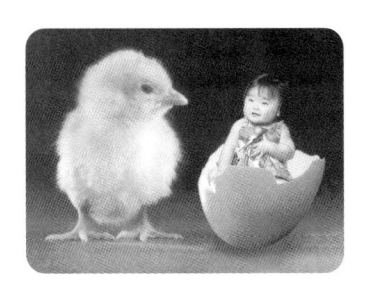

私事で恐縮ですが，特定非営利活動法人（NPO）のJRCN（日本呼吸ケアネットワーク）を設立いたしました．この法人の目的は，広く社会・一般市民に対して呼吸ケアに関する情報を積極的に発信・啓蒙するとともに，医療従事者に対して呼吸ケアの専門の情報提供と技術の向上を図ることです．その活動内容は，①呼吸ケアに関する講習会，研究会等を通じた普及，啓発の事業，②呼吸ケアに関するホームページ，出版物等を通じた情報提供の事業，③呼吸ケアに関する調査研究事業，④米国呼吸ケア協会（AARC）の出版物の翻訳・出版等を行っています．事務局は昭和大学附属豊洲病院リハビリテーション部（http://www.jrcn.net）にあります．皆様の御入会をお待ちしております．

附属動画 DVD-VIDEO について

・本書の付属DVDはDVD-VIDEOです．再生にはDVD-VIDEO対応の機器をご使用ください．DVD-VIDEOに対応したパソコンでもソフトウェア環境などにより，まれに再生できない場合がございますが，弊社での動作保証は致しかねますので，あらかじめご了承ください．
・このDVDに収録された動画の著作権は著者が保有しています．また，これらの動画の複製権は小社が保有しています．本DVDの無断複製を禁じます．
・本DVDの図書館での利用は館内閲覧にかぎるものとします．
・このDVDは日本以外の国で再生できません．
・このDVDをパソコンで再生される場合，以下の環境を推奨します．

● Windows
DVD-Videoプレーヤーソフトがインストールされた DVD-ROM ドライブ付 PC
OS：Microsoft Windows XP
CPU：Pentium III 700MHz 以上
メモリ：256MB 以上

● Macintosh
Apple DVD Player のインストールされた DVD-ROM ドライブ付 iMac 以上
OS：Mac OS 9.2 〜 10.3
CPU：PowerPC G4 以上
メモリ：128MB 以上

Microsoft，Windows は米国 Microsoft Corporation の米国及びその他の国における登録商標です．
Macintosh，Mac OS は米国 Apple Computer, Inc の米国及びその他の国における登録商標です．

中山書店の出版物に関する情報は，
小社サポートページを御覧ください．
https://www.nakayamashoten.jp/
support.html

【館外貸出不可】
本書に付属のDVD-VIDEOは，図書館およびそれに準ずる施設において，
館外へ貸し出すことはできません．

動画でわかる　スクイージング
安全で効果的に行う排痰のテクニック

2005年 2月25日	初版第 1 刷発行
2005年 7月 1日	第 2 刷発行
2005年10月20日	第 3 刷発行
2005年11月30日	第 4 刷発行
2006年 9月25日	第 5 刷発行
2007年 9月28日	第 6 刷発行
2008年 3月25日	第 7 刷発行
2008年 4月25日	第 8 刷発行
2010年 6月 5日	第 9 刷発行
2012年 2月15日	第10刷発行
2014年 7月10日	第11刷発行
2018年 3月22日	第12刷発行
2024年 4月10日	第13刷発行

編　著 ……………… 宮川哲夫
　　　　　　　　　　（みやがわてつお）
発行者 ……………… 平田　直
発行所 ……………… 株式会社　中山書店
　　　　　　　　　〒112-0006　東京都文京区小日向4-2-6
　　　　　　　　　TEL 03-3813-1100（代表）
　　　　　　　　　https://www.nakayamashoten.jp/

DTP・印刷 ………… 株式会社　トライ

Published by Nakayama Shoten Co., Ltd.　　　　　　　　Printed in Japan
ISBN 978-4-521-01811-9

・本書の複製権・上映権・譲渡権・公衆送信権（送信可能化権を含む）は株式会
社中山書店が保有します．
・JCOPY〈出版者著作権管理機構 委託出版物〉
本書の無断複写は著作権法上での例外を除き禁じられています．複写される場
合は，そのつど事前に，出版者著作権管理機構（電話 03-5244-5088, FAX 03-
5244-5089, e-mail: info@jcopy.or.jp）の許諾を得てください．

・本書をスキャン・デジタルデータ化するなどの複製を無許諾で行う行為は，著
作権法上での限られた例外（「私的使用のための複製」など）を除き著作権法
違反となります．なお，大学・病院・企業などにおいて，内部的に業務上使用
する目的で上記の行為を行うことは，私的使用には該当せず違法です．また私
的使用のためであっても，代行業者等の第三者に依頼して使用する本人以外の
者が上記の行為を行うことは違法です．